Dr. med. Christiane Lentz/ Katrin Koelle

Endlich frei von Candida

Pilze im Körper erkennen und heilen

Weltbild

INHALT

Darmflora und Immunsystem sind die zwei bestimmenden Faktoren beim Kampf gegen eine Pilzerkrankung.

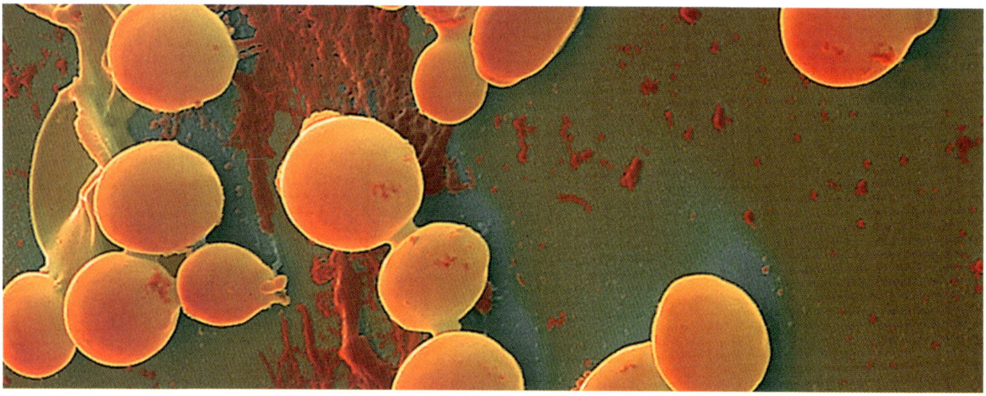

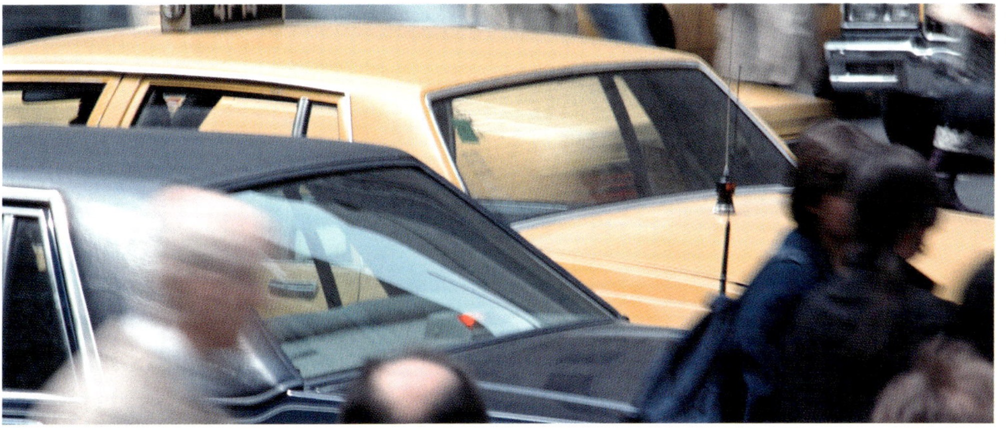

Die richtige Ernährung stellt die Weichen: Sie ist Voraussetzung zur Heilung und bietet Schutz vor Rückfällen.

Viele leckere Rezepte und Menüvorschläge zeigen, dass die Canida-Immundiät auch etwas für Genießer ist.

Pilze erkennen und bekämpfen

Pilze, die uns krank machen, kennt die Wissenschaft schon seit langer Zeit. Trotzdem hat es bis fast ins einundzwanzigste Jahrhundert gedauert, bis sich die Schulmedizin ernsthaft der Pilzerkrankungen angenommen hat.

Die Meinungen über die verschiedenen Krankheitsbilder und ihre Behandlungsformen gehen nach wie vor weit auseinander, doch scheint sich in den letzten Jahren so etwas wie ein »harter Kern« an Informationen herausgebildet zu haben. Diesen aktuellen Stand möchten wir mit diesem Buch an Sie weitergeben.

Ein großes Thema in diesem Zusammenhang ist die Darmökologie. Dieses Fachgebiet beschäftigt sich mit der Besiedelung der Darmschleimhäute durch verschiedenste Mikroorganismen, mit der so genannten Darmflora. Die schlimmsten Krankmacher unter den Hefepilzen siedeln sich dort an und dringen dann in andere Organe vor. Und in der Darmflora siedeln auch die Bakterien, die so wichtig für das körpereigene Abwehrsystem sind.

Es ist leicht, tausend Rezepte zu bekommen, doch schwer, wirkliche Heilung zu erlangen.

Chinesisches Sprichwort

Sie erfahren in diesem Buch vieles über die Ursachen von Pilzinfektionen, über die verschiedenen Erreger, wie Sie erkennen, ob Sie einen Pilz im Körper beherbergen, und was für Möglichkeiten es gibt, die ungebetenen Gäste wieder loszuwerden.

Die Behandlung von Pilzerkrankungen ist eigentlich gar nicht schwierig. Wir geben Ihnen einen Überblick über die Diagnose- und Therapiemöglichkeiten und sagen Ihnen, wie Sie einen geeigneten Arzt finden können.

Ein Großteil des Buches besteht aus den Ernährungsempfehlungen – der Candida-Immundiät. Denn dass die Ernährung eine entscheidende Rolle bei der Bekämpfung von Pilzerkrankungen spielt, ist inzwischen erwiesen.

Wir hoffen, dass Ihnen die Lektüre des Buches hilft zu erkennen, ob Sie unter einer Pilzerkrankung leiden und schnell und effektiv mit Ihren lästigen »Mitbewohnern« fertig zu werden.

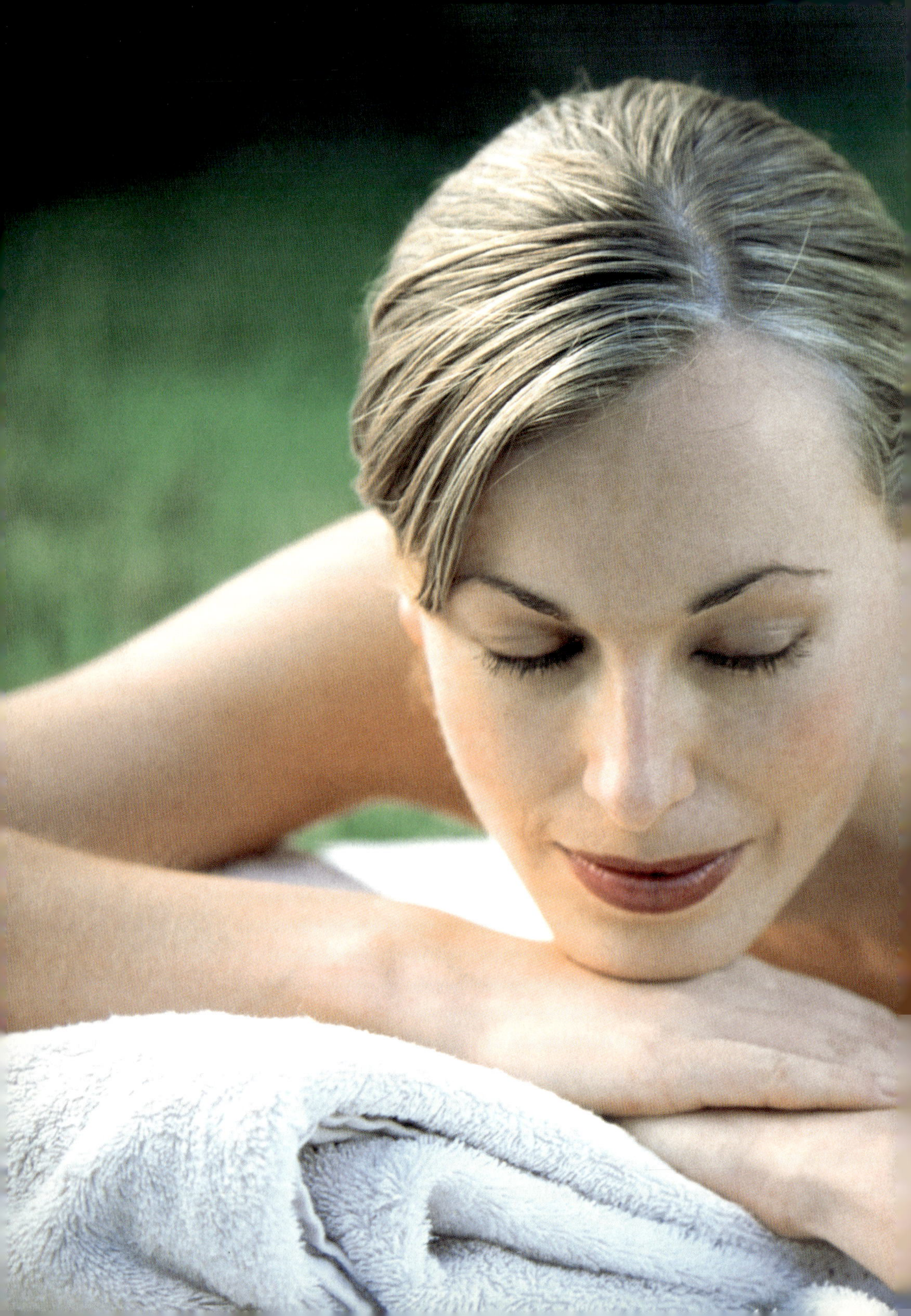

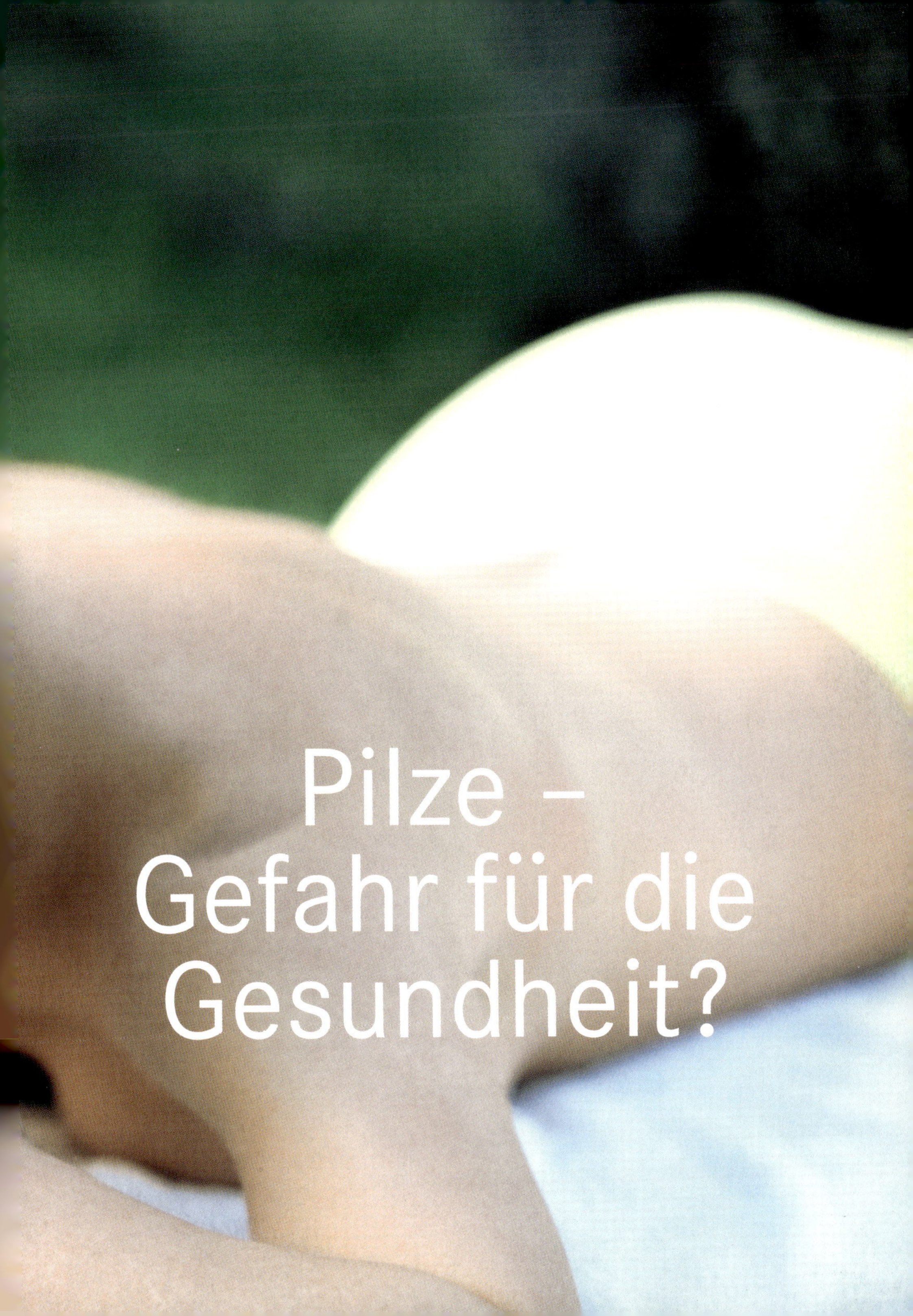
Pilze –
Gefahr für die
Gesundheit?

Pilzerkrankungen und ihre Ursachen

Nur wenige Pilzarten können uns gefährlich werden und unserer Gesundheit schaden. Damit sind nicht nur giftige Gewächse wie der Fliegenpilz gemeint, sondern auch die Pilze, die sich im menschlichen Körper ansiedeln. Experten nennen sie Schmarotzer und »pathogen«, also »krank machend«.

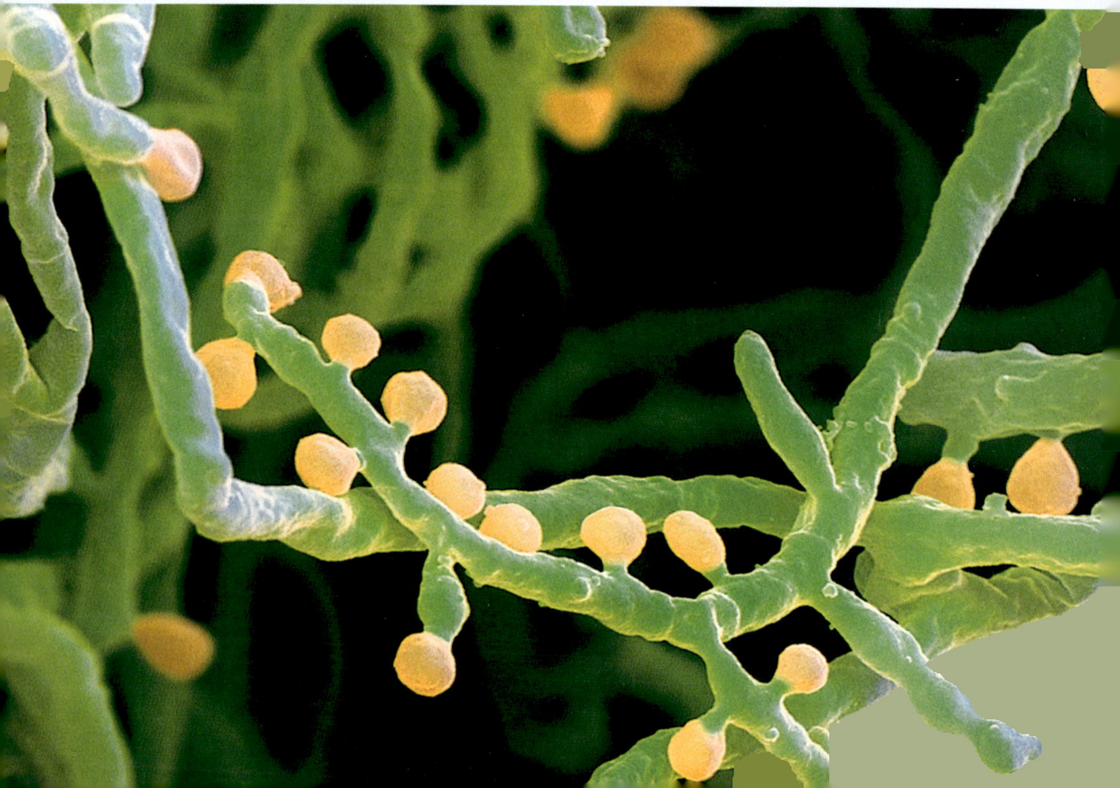

Pilze gibt es überall

Rund um den Globus wachsen schätzungsweise rund 100 000 verschiedene Pilzarten. Ein Teil davon ist essbar und als Speisepilz gern gesehen. Andere Arten helfen uns zum Beispiel bei der Herstellung von Lebensmitteln oder Medikamenten.

Manche Pilze halten den Boden fruchtbar, indem sie abgestorbene Pflanzenteile, Tierleichen und Verdauungsrückstände zersetzen, zu Humus verarbeiten und Mineralstoffe wieder freisetzen. In Wäldern zum Beispiel »verputzen« sie das Holz toter Bäume und räumen so auf.

Ob harmlos oder giftig – ausnahmslos alle Pilze haben eines gemeinsam: Allein sind sie nicht lebensfähig. Finden sie keinen Partner, der sie mit Nahrung versorgt, gehen sie ein. Fachleute nennen diese abhängige Lebensform *Symbiose*.

Alle Pilze haben eins gemeinsam: Allein sind sie nicht lebensfähig, sie brauchen immer einen Partner. Bei Pilzen, die uns krank machen, ist das der menschliche Körper, von dem sie sich ernähren.

Beim Aussuchen ihres Symbiose-Partners sind Pilze äußerst erfindungsreich. So gibt es beispielsweise Pilze, die ausschließlich in einer solchen Partnerschaft mit Algen leben. Das hat für sie den Vorteil, dass sie durch die speziellen gemeinsamen Lebensbedingungen gerüstet sind, notfalls lange Jahre ohne Wasser auskommen.

Es gibt auch Pilze, die in Symbiose mit dem Menschen leben. Wir kennen verschiedene Hautpilze und viele Arten, die den menschlichen Darm besiedeln.

Nicht alle Pilze schaden

Ob, beziehungsweise wofür wir Pilze im Darm brauchen, ist noch längst nicht geklärt. Fest steht nur, dass Pilze auch im menschlichen Körper in Abhängigkeit leben. Führen wir ihnen keine Nahrung zu, sterben sie.

Nun ist klar, dass wir nicht hungern können, nur um die Pilze aus dem Darm zu vertreiben. Das brauchen wir auch nicht, es genügt, sie auf Diät zu setzen! Wirklich gedeihen können pathogene Pilze nämlich nur dann, wenn sie das richtige »Futter« bekommen. Und das sind vor allem Zucker, Alkohol und raffinierte Stärke (zum Beispiel aus Weißmehl). Lassen wir diese »Lieblingsspeisen« links liegen, darben sie. Die Pilze können sich dann nicht vermehren und uns schaden.

Zum Glück erweisen sich pathogene Pilze, die in unseren Breiten vorkommen, selten als lebensbedrohlich. Ganz im Gegensatz zu manchen ihrer Verwandten aus tropischen Ländern. Doch auch die verhältnismäßig zahmen einheimischen Erreger können betroffenen Menschen das Leben schwer machen.

Beim Menschen Schaden anrichten können nicht nur Darm- und Hautpilze, sondern auch Schimmelpilze. Sie produzieren ein Gift, das Aflatoxin, dass beim Menschen verschiedenste Krankheiten begünstigen oder hervorrufen kann.

Hefepilze im Darm

Obwohl Hefepilze im Essen eigentlich harmlos sind, reagieren einige Menschen auf sie empfindlich. Dann grummelt der Bauch nach hefehaltigen Lebensmitteln wie etwa Brot und Gebäck.

Den krank machenden Hefepilz, der am weitesten verbreitet ist, nennen Gesundheitsexperten *Candida*. Mindestens jeder zweite Mensch ist Träger dieses Pilzes, das heißt, der Candida-Pilz lebt unbemerkt in dessen Darm oder auf dessen Haut.

Abwehrschwäche, Verletzungen der natürlichen Barrieren oder Störungen der Darmflora können zur Folge haben, dass der an sich harmlose Besiedler zum Schmarotzertum übergeht und den betroffenen Menschen krank macht.

Natürlich richten nicht alle Hefen gesundheitliche Schäden an; viele bekannte Arten verdienen uneingeschränkt das Prädikat »nützlich«, wie zum Beispiel die unentbehrliche Backhefe, die jeder kennt, der einmal ein Brot oder einen Hefekuchen gebacken hat. Das Gleiche gilt für die seit Jahrhunderten als »Hausbewohner« gehaltenen Bier- oder Weinhefen.

An einer Darmpilz-Infektion – auch *Candidose* genannt – trägt in den meisten Fällen ein Pilz mit dem Namen *Candida albicans* die

Schuld. Zur Zeit erforschen deutsche Biologen, wie es diesem Pilz gelingt, vom Darm aus in die tieferen Schichten des Gewebes und in Organe vorzudringen. Erst vor kurzem gelang es ihnen, die Erbanlage für ein so genanntes Virulenz-Gen zu isolieren und zu charakterisieren. Virulenz-Gene enthalten die Bauanleitung für Eiweißstoffe, die für die krank machenden Eigenschaften des Pilzes verantwortlich sind.

Andere Hefepilz-Erreger, wie etwa *Candida glabrata, Candida krusei* und *Candida tropicalis*, scheinen sich schnell zu verbreiten. Experten entdecken sie immer häufiger als Verursacher einer Pilzerkrankung. Infektionen mit exotischen Hefen häufen sich in unserer reisefreudigen Zeit, weil viele Menschen die Erreger, ohne es zu wissen, weitergeben und andere Menschen, die empfänglich dafür sind, anstecken. Wichtigste Ansteckungsquelle ist der Körperkontakt. Besonders beim Austausch von Körperflüssigkeiten – beim Küssen zum Beispiel – wandert der Pilz gern von einem zum anderen.

Rote, schuppige Ausschläge auf der Haut können auf Darmpilze hindeuten. Fachleute nennen die wunden Stellen »candidid«, können aber oft keine Pilze darin nachweisen. Wahrscheinlich sind giftige Stoffwechselprodukte der Pilze die Ursache der Hauterscheinungen.

SCHNELLE VERBREITUNG DURCH »REISELUST«

Erst vor kurzem entdeckte ein Berliner Hautarzt und Forscher eine neue Pilzart, die sich von Madagaskar über das südliche Afrika nach Europa ausbreitet. Er fand den Pilz ursprünglich im Vaginalabstrich von Prostituierten in Madagaskar und in Angola, inzwischen aber entdeckte er ihn auch bei drei deutschen und vor kurzem erstmals bei einer polnischen Patientin. Der Erreger befällt Scheide und Penis, er heißt nach seinem Fundort *Candida africana*.

Die Tatsache, dass der Pilz jetzt bereits in Deutschland diagnostiziert wurde, weist auf die beschleunigte Verbreitung im Zusammenhang mit Wanderungsbewegungen und Sextourismus hin. Experten vermuten, dass sich Candida africana in Madagaskar auf Grund der langen Abgeschiedenheit der Insel als eigenständige Art entwickeln konnte, von dort aus seine Weiterverbreitung im Süden Afrikas fand und sich jetzt nach Europa ausdehnt.

Hautpilze

Wie der Name schon andeutet, siedeln sich diese Pilze *(Dermatophyten)* auf der Haut und den Nägeln an. Sie gehen buchstäblich »unter die Haut«, denn ihr Geflecht durchdringt die oberen Hautschichten und kann sie – anfangs weitgehend unsichtbar – auf Dauer zerstören. Je nach Art der Infektion reichen die Symptome von harmlosen weißlichen Verfärbungen, die erst bei sonnenbrauner Haut sichtbar werden, bis hin zu schmerzhaften, nässenden Wunden. Dermatophyten leben fast überall, in der Natur und in geschlossenen Räumen – und natürlich auf ihrer »Beute«, auf der Haut von Menschen und Tieren.

Haut- und Schimmelpilze lauern überall und sind stets auf dem Sprung. Durch besondere Vorsichtsmaßnahmen und die richtige Hygiene können wir ihnen aber ein Schnippchen schlagen.

Schützen kann sich der Mensch nur durch die richtige Art von Hygiene. Wichtig ist es vor allem, »Feuchtgebiete« in Hautfalten und an den Füßen trockenzulegen, indem man sich besonders gut abtrocknet und dafür sorgt, dass die Kleidung genügend Luft an den Körper lässt.

In öffentlichen Räumen, in denen man sich leicht anstecken kann, ist es gut, sich zu schützen. Wer beispielsweise in der Sauna und im Schwimmbad barfuß geht, wird eher zum Opfer als jemand, der grundsätzlich Badeschlappen trägt. Das Gleiche gilt für Bänke oder Liegestühle: Ein untergelegtes großes Handtuch schützt auf einfache Weise vor dem Kontakt mit von Pilzen bewohnten Oberflächen.

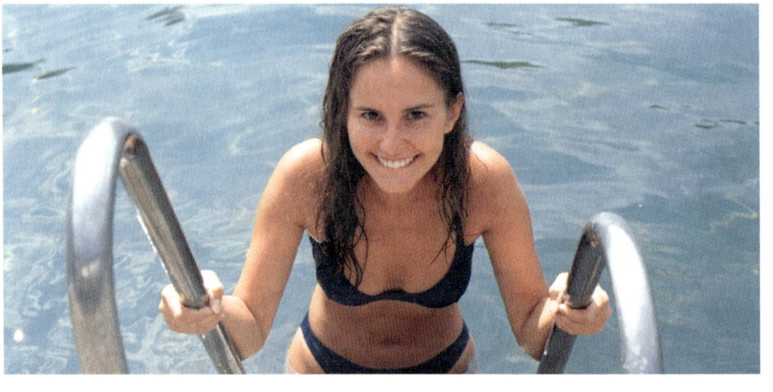

Damit der Besuch im Schwimmbad ein Genuss ohne Reue bleibt, sollten Sie sich gerade dort vor Pilzinfektionen schützen.

Schimmelpilze

Anders als Hefen und Hautpilze sind Schimmelpilze keine geschlossene Gruppe, sondern eine Art Sammelbegriff für Pilze, die sowohl nützliche als auch krank machende Eigenschaften entwickeln können.

Nützlich sind selbstverständlich Vertreter wie der Edelschimmel, der aus Käse aromatische Köstlichkeiten wie etwa Camembert oder Gorgonzola macht.

Großen Schaden richten dagegen Schimmelpilze an, wenn sie sich in der Lunge festsetzen und zu schweren Atemwegserkrankungen führen. Die Sporen, mit denen Schimmelpilze sich vermehren, schwirren praktisch überall durch die Luft: im Freien, in Büros und Wohnungen. Man kann ihnen kaum entgehen; allerdings sind die Mengen in der Regel harmlos und können gesunden Menschen nicht viel anhaben.

Beugt man sich jedoch zu dicht über die Biomülltonne, die wochenlang nicht geöffnet wurde oder werden Räume schlecht belüftet, bekommt der Körper manchmal eine zu große Portion Schimmelsporen ab – dann wird man krank.

Siedelt sich schwarzer Schimmel in Ecken und Ritzen der Wohnung an, zum Beispiel im Bad, ist es Zeit, Gegenmaßnahmen zu ergreifen. Hier helfen Fachleute, die Keime rigoros auszumerzen, denn schwarzer Schimmel produziert gefährlich viele giftige Sporen. Schlimmstenfalls hilft bei einer schimmelbefallenen Wohnung nur eines: Umziehen.

Schwarzer Schimmel in feuchten Wohnräumen ist besonders gefährlich. Man lässt ihn am besten vom Fachmann beseitigen. Kommt er immer wieder, kann ein Umzug Sinn machen, denn auf Dauer drohen schwere Erkrankungen.

Krank durch Pilze?

Bekommen Bakterien die Oberhand im Körper, schlägt unser Immunsystem sofort Alarm. Der Mensch erkrankt »akut«, also unmittelbar.

Haben dagegen Pilze eine Chance, schleusen sie sich ganz unauffällig und leise in den Körper ein. Sie siedeln sich auf geschwächten Darmschleimhäuten an und beginnen von dort aus, den Körper und die Gesundheit zu unterwandern. Sie verstehen es perfekt, ihre Erscheinungsform so zu verändern und zu verschleiern, dass man ihnen oft erst nach Jahren auf die Schliche kommt. Bei kaum einer anderen Erkrankung hört man so viele unterschiedliche Leidensgeschichten von Betroffenen.

Da ist zum Beispiel der sechsunddreißigjährige Mann, der sich völlig ausgebrannt fühlt. Dabei kommt er mit der Arbeit gut zurecht, und er wird auch nicht von den Kollegen gemobbt. Seit kurzem graut ihm vor jedem Arbeitstag. Eigentlich wünscht er sich nur eins: ausruhen und schlafen. Natürlich war er beim Arzt, aber der konnte nichts finden.

Typisch ist auch die junge Frau, die mit ihren 20 Jahren schon Dauergast in einer Arztpraxis ist, weil sie regelmäßig an juckenden Scheidenentzündungen leidet. Dazu kommen immer wieder Blaseninfektionen. Jedes Mal verschreibt der Arzt Medikamente, die ihr für ein Weilchen Ruhe verschaffen, aber die Entzündungen kommen immer wieder und halten sich hartnäckig.

Gewichtszunahme trotz Diät

Pilze treiben den Bauch auf, wenn sie im Darm Zucker zu Alkohol vergären. Darum klagen selbst schlanke Patientinnen häufig darüber, dass ihre Leibesmitte wie ein Ballon hervorsteht.

Heilpraktiker berichten immer wieder von Frauen, die modisch und gertenschlank sind, sich aber nicht trauen, enge Hosen oder Röcke anzuziehen, weil sie sich um die Taille herum gestaut und wie aufgeblasen fühlen. Verzweifelt stehen sie vor dem Spiegel, ihr Bauch steht hervor wie ein Ballon und stört die Linie.

Andere Betroffene versuchen verzweifelt und vergeblich abzunehmen. Keine noch so strikte Diät schlägt an. Der Zeiger der Waage zeigt unerbittlich zu viele Kilos an. Oft sind es Naschkatzen wider Willen, wie etwa die figurbewusste Dreißigjährige, die eigentlich Süßes gar nicht mag, aber dennoch einfach nicht anders kann, als sich immer wieder wie unter Zwang mit Schokolade, Eiscreme und Kuchen voll zu stopfen. Ein Fall für den Psychologen, oder ...?

Ständige Verdauungsbeschwerden

Ganz anders liegt der folgende Fall: Egal, was er isst oder trinkt, häufig leidet der kräftige, hoch gewachsene vierzigjährige Handwerksmeister unter Durchfall. Dann wieder klagt er über Verstopfung. Und dazu grummelt es ständig vernehmlich im Bauch; ab und zu hat er sogar regelrechte Krämpfe.

Der Mann fühlt sich krank, seine Beschwerden sind ihm peinlich. Der Arzt konnte ihm lange Zeit nicht helfen, weil rein organisch alles in Ordnung zu sein schien.

NICHT IMMER SIND ES PILZE

Verdauungsstörungen können quälend sein und den Betroffenen das Leben wirklich schwer machen. Doch mancher Hausarzt schaltet die Ohren auf Durchzug, wenn Patienten über »Kleinigkeiten« wie Durchfall, Verstopfung und Blähungen klagen. Neben einer Pilzerkrankung können sich hinter diesen »Allerweltsbeschwerden« auch ernste Darmerkrankungen wie etwa ein Tumor, eine bakterielle Fehlbesiedlung des Dünndarms, Mangel an Verdauungsenzymen, Störungen der Gallensäurenverarbeitung und Divertikel (Aussackungen der Darmschleimhaut) verbergen.

Wer über längere Zeit unter diffusen Darmbeschwerden leidet, sollte sich in der gastroenterologischen Abteilung eines großen Krankenhauses gründlich durchchecken lassen. Vor allem eine bakterielle Fehlbesiedlung des Dünndarms ist mit einer Pilzerkrankung leicht zu verwechseln. Darmspezialisten stellen diese Erkrankung nicht durch Laborproben, sondern durch einen Atemtest fest und behandeln sie mit Antibiotika.

Heilpraktiker und Ärzte, aber auch die Betroffenen selbst, neigen manchmal dazu, die Ursache für die Befindlichkeitsstörungen auf die »Seele« zu schieben. So dauert es oft lange, bis die echte Ursache – nämlich eine Pilzerkrankung – erkannt wird.

Entzündungen im Kopfbereich

Nicht selten ist dieser Fall: Ein Kind leidet regelmäßig an Entzündungen der Nasennebenhöhlen. Es bekommt immer wieder Antibiotika, aber die Beschwerden kehren nach kurzer Zeit zurück. Ein Grund kann sein: Nach einer Antibiotikabehandlung vermehren sich schädliche Pilze im Darm explosionsartig.

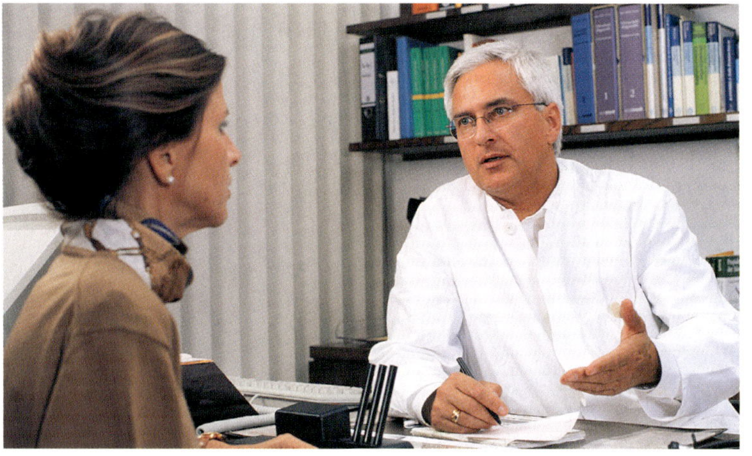

Wenn Sie den Verdacht haben, dass sich in Ihrem Körper eine Pilzinfektion eingenistet hat, sollten Sie darüber mit einem Arzt oder Heilpraktiker sprechen, der sich auf diesem speziellen Gebiet auskennt.

CHECKLISTE: HABEN SIE PILZE?

Pilze tarnen sich und ihre Aktivitäten. Deshalb gibt es viele Erscheinungsformen, die Fachleute auch unter dem Sammelbegriff »Candida-Hypersensitivitäts-Syndrom« zusammenfassen. Wer unter einer oder mehreren der folgenden Beschwerden leidet, lässt sich am besten von einem Experten gründlich untersuchen.

Sind Pilze die Auslöser für ein juckendes Ekzem am Darmausgang, haben sie sich vermutlich im Darm schon enorm vermehrt. Klärung bringen eine Laborprobe und ein Hautabstrich.

- Verdauungsstörungen: Durchfall, hartnäckige Verstopfung, besonders aber andauernder Wechsel von beidem.
- Häufige Blähungen – besonders nach dem Essen von Süßem oder Stärkereichem wie Nudeln.
- Stark geblähter Bauch.
- Gier auf Süßes und oft auch Übergewicht: Pilze lieben Kohlenhydrate und Zucker. Bekommen sie nicht genug davon, entsteht in unserem Körper ein Zuckermangel, weil die Schmarotzer alles für sich verbrauchen. Wir reagieren mit Schwächeanfällen, Muskelzittern und Heißhungerattacken.
- Allgemeine Erschöpfung: Abgeschlagenheit, Müdigkeit, Schlafstörungen, Schwindelattacken, allgemeine Unlust und Mattigkeit, Schweißausbrüche, Stimmungsschwankungen ohne erkennbare Ursache.

- Kränkeln: Dauererkältungen, immer wiederkehrende Blasen- oder Scheidenentzündungen und allgemeine Anfälligkeit.
- Herzbeschwerden: Herzrasen, das Gefühl, dass das Herz stolpert, und sogar Herzschmerzen sowie starke Kurzatmigkeit. (Bei Herzbeschwerden muss ein Arzt durch eine gründliche Untersuchung eine organische Erkrankung ausschließen!)
- Analekzem: Hinter diesem Fachausdruck verbirgt sich ein ebenso lästiges wie für viele Menschen peinliches Symptom, ein nässender und juckender bis brennender Ausschlag am After (Darmausgang).
- Unterleibsbeschwerden bei Frauen: Blasen-, Eierstock- und Vaginalentzündungen, chronischer Ausfluss, Hormonstörungen, Regelbeschwerden, Unfruchtbarkeit.
  Und bei Männern: Prostata- und Harnleiterentzündungen, Potenzstörungen, Zeugungsunfähigkeit.
  Bei beiden Geschlechtern: Unerklärliche sexuelle Unlust.
- Hautkrankheiten: Rieselnde Kopfschuppen, verschorfte und juckende Kopfhaut, Ekzeme im Gesicht und an anderen Körperstellen.
- Erhöhte Leberwerte: Sie trinken nur mäßig oder gar keinen Alkohol, trotzdem sind Ihre Leberwerte erhöht? Das kann ein Zeichen dafür sein, dass sich in Ihrem Darm Pilze tummeln, die im großen Stil Zucker zu Alkohol vergären.
- Allergien: Lebensmittelunverträglichkeiten, aber auch Asthma oder Neurodermitis und andere Allergien können durch Pilzbefall entstehen oder zumindest begünstigt werden. Wenn Sie unter einer Allergie leiden und bisher völlig erfolglos behandelt wurden, lohnt sich die Untersuchung auf Candida in jedem Fall!
- Rheumatische Beschwerden: Muskel- und Gelenkschmerzen, sogar Gicht und Arthrose können unter Umständen auf Pilzen im Darm beruhen. Das gilt auch für quälende Rücken- und Nackenschmerzen, vor allem, wenn sie nicht durch Bewegungsmangel oder ständige Fehlhaltungen erklärbar sind.

Wer sich mit Heißhunger und Gier auf kohlenhydratreiche Kost stürzt, könnte auch unter Diabetes leiden. Hinweise liefert ein Zuckertest beim Arzt oder ein Teststreifen aus der Apotheke.

Auslöser von Pilzerkrankungen

Die Anfälligkeit für Pilzerkrankungen kann ganz unterschiedliche Ursachen haben. Zum einen können bestimmte Medikamente den Befall begünstigen, zum anderen spielt unsere Lebensweise eine ganz entscheidende Rolle, ob sich Pilze in unserem Körper einnisten können.

Medikamente

Zu den zahlreichen Wegbereitern von Pilzerkrankungen gehören bestimmte Medikamente. Antibiotika und Kortison zum Beispiel schwächen das Immunsystem und öffnen so den Pilzen Tür und Tor. Dennoch sind sie manchmal unverzichtbar.

Keine Frage, manchmal muss eine Behandlung mit *Antibiotika* einfach sein. Sind an einer ernsthaften Erkrankung Bakterien schuld, geht es nicht ohne. Vor allem vor und nach Operationen schützen antibiotische Medikamente, von geschulten Ärzten sorgfältig ausgewählt und angewandt, den Patienten vor der gefürchteten Invasion von Bakterien.

Das Dumme ist nur: Antibiotika töten nicht nur krank machende Bakterien, sondern leider auch die nützlichen Arten – diejenigen, die auf allen Schleimhäuten und der Haut leben und dem Körper helfen, gesund zu bleiben! Schließlich bedeutet der Name Antibiotika: »Gegen das Leben gerichtet.«

Allzu schnell sollte ein Arzt also nicht zu diesen wirksamen Arzneimitteln greifen. Den krank machenden Pilzen ist Tür und Tor geöffnet, wenn ihre natürlichen Feinde, die nützlichen Bakterien, außer Gefecht gesetzt sind. Ähnliche Risiken birgt auch eine Behandlung mit *Kortison*: Das künstliche Hormon sorgt bei bestimmten Krankheiten dafür, dass körpereigene Abwehrfunktionen, vor allem Entzündungen, gezielt gedämpft werden.

Das ist oft sehr sinnvoll und manchmal überlebensnotwendig, aber bedauerlicherweise auch ein echter Türöffner für pathogene Pilze, gegen die der Körper durch das Kortison machtlos wird. Chemotherapien, diese im Kampf gegen den Krebs unentbehrlichen Zellgifte, schädigen die Abwehrkräfte des Körpers oft für Monate so nachhaltig, dass Pilze leichtes Spiel haben.

Der Grund: Viele der bei einer Chemotherapie verwendeten Wirkstoffe (*Zytostatika*; abgeleitet von »cyto« = »Zelle« und »statik« = »anhalten«) hemmen nicht nur das Wachstum der Krebszellen, sie greifen auch tief ins Immunsystem ein.

Falsche Ernährung

Kaum jemand setzt sich noch in Ruhe zu den drei Hauptmahlzeiten zu Hause an einen schön gedeckten Tisch. Der hektische Takt des modernen Lebens führt dazu, dass viele Menschen schnell zwischendurch etwas essen, sozusagen im Vorübergehen. Gesundes und frisch Gekochtes wird dabei zur Rarität.

Ernährt man sich jedoch überwiegend oder ausschließlich von Fastfood, Fertiggerichten und Süßigkeiten, lädt man schmarotzende Pilze förmlich dazu ein, sich einzuquartieren.

Denn zum einen sind Kohlenhydrate, vor allem Zucker, die Hauptnahrungsmittel für Pilze. Zum anderen schadet solch eine, in der Regel ballaststoffarme Kost der Darmschleimhaut, weil nützliche Bakterien regelrecht ausgehungert werden.

Zum guten Gedeihen benötigen diese Bakterien Pflanzenfasern aus Getreide, Hülsenfrüchten und Gemüse. Nur wenn die Darmflora damit gut ernährt wird, schafft sie es, schädliche Viren, Bakterien und Pilze erfolgreich zu bekämpfen!

Wer seine Pilzerkrankung von Grund auf bekämpfen möchte, tut also gut daran die Abwehrkräfte des Körpers durch gesundes Essen zu unterstützen. In den Ernährungskapiteln dieses Buches ab *→ Seite 80* *finden Sie dazu viele Infos, Tipps und Rezepte.*

Überlastung

Auch die Hektik unseres modernen Arbeitslebens fordert ihren Tribut. Ist ein Mensch für längere Zeit überlastet, haben Pilze leichtes Spiel. Denn nicht nur Herz und Kreislauf leiden, auch die Abwehrkräfte sinken.

Dauert der Stress über Wochen, Monate oder gar Jahre an, streikt irgendwann das Immunsystem: Das Stresshormon *Kortisol* hemmt unsere Abwehrzellen; der Körper wird anfällig für die Angriffe von Viren, Bakterien und Pilzen. Der richtige Umgang mit Stress ist also auch eine gute Abwehr gegen Pilze.

Falsche Ernährung, Stress, Bewegungsmangel, zu viel Alkohol und Nikotin: Alles, was unser Immunsystem ausbremst, macht uns angreifbar für Pilzerkrankungen.

Ein zweites Stresshormon wirkt direkt auf den Darm. *Adrenalin*, der Stoff, der uns bei einer plötzlichen Bedrohung und auf der Flucht ungeahnte Kräfte verleiht, schaltet die Aktivitäten des Darms ab. Das ist im Prinzip auch gut so. Denn wer plötzlich weglaufen muss, hat keine Zeit, eine Toilette aufzusuchen. Doch hat das Stresshormon zu oft und zu lange die Oberhand, verkümmern die Abwehrkräfte des Darms, unseres größten Immunorgans. Mehr darüber lesen Sie ab → Seite 24.

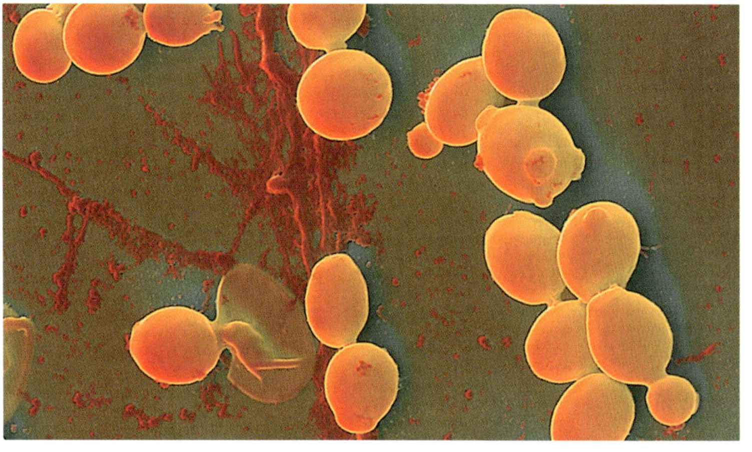

Mikroskopische Aufnahme von Hefepilzen.

Das Immunsystem – unsere Gesundheitspolizei

Unsere Gesundheit steht und fällt mit den Abwehrkräften des Körpers. Ob sich Pilze bei uns einnisten oder nicht, hängt allein davon ab, wie gut unsere Schutzmechanismen funktionieren.

Der Darm ist sozusagen die »Wiege« des Immunsystems, aber auch das Lymphsystem, das Knochenmark, die Milz und die im Blut zirkulierenden Abwehrzellen sind unersetzlich.

Fällt nur ein Baustein des komplexen Netzwerkes aus, bekommen Krankheitserreger eine Chance. Bei frühgeborenen Babys, sehr alten Menschen, chronisch Kranken oder Fehlernährten haben Pilze deshalb besonders leichtes Spiel.

Das Immunsystem arbeitet jeden Tag 24 Stunden – und schützt unseren Körper vor Übergriffen schädlicher Organismen. Denn rund um die Uhr versuchen Tausende von Viren, Bakterien und Pilzen, uns anzugreifen.
Der Körper könnte ohne sein ausgeklügeltes Abwehrsystem ihren Attacken nie entgehen, denn Erreger befinden sich in der Atemluft, in Nahrungsmitteln, auf unserer Haut und gelangen über den Magen-Darm-Trakt auch in unseren Körper.
Immer, wenn Eindringlinge versuchen, unseren Körper zu erobern, alarmiert der Körper das Abwehrsystem. Dabei spielen die Schleimhäute, vor allem in Mund und Darm, eine wichtige Rolle. Hier sitzen die meisten Abwehrzellen des Körpers. Je nach Art des Angriffs alarmieren die Abwehrzellen in Blut, Lymphe und der Schleimhaut innerhalb von Sekunden die Steuerzentralen des Körpers.
Damit die körpereigene Schutztruppe effektiv arbeiten kann, braucht sie den Beistand einer gesunden Lebensführung. Falsche Ernährung und Vitaminmangel, Stress, Behandlung mit Antibiotika oder Kortison, zu viel Alkohol und Nikotin – all das kann unser Immunsystem ausbremsen, ohne dass wir es zunächst bemerken. Denn die wunderbaren, komplizierten Schutzmaßnahmen des Körpers funktionieren selbst unter erschwerten Bedingungen relativ lange Zeit erstaunlich perfekt.

Lebende »gute« Darmbakterien aus der Apotheke helfen einer gestörten Darmflora, wieder fit zu werden. Sie sind darum so wichtig, weil sie Viren und Pilzen die Lebensgrundlage entziehen und sie so vertreiben.

So stärken Sie Ihre Abwehrkräfte

Abgesehen von einer immunstärkenden Ernährungsweise und einem gesunden Lebensstil mit Stressabbau und körperlicher Bewegung schwören einige Experten auf zusätzliche Mittel, um das Immunsystem auf Trab zu bringen und Rückfälle zu verhindern. Diese Mittel bekommen Sie in der Apotheke. Sollten Sie andere Medikamente einnehmen, sprechen Sie bitte vorher mit Ihrem Arzt darüber, ob die Präparate für Sie geeignet sind. Sie können auch den Apotheker nach Wechselwirkungen fragen.

- Tabletten, die Milchsäurebakterien enthalten, oder auch Tropfen (Prosymbioflor, Symbioflor) mit lebenden Darmbakterien, wie *Enterokokken* und Colibakterien, werden von Naturheilkundlern seit über 50 Jahren zur natürlichen Stärkung des Immunsystems eingesetzt.
  Die Vertreter der *Mikrobiologischen Therapie* erklären ihre Erfolge damit, dass die Präparate wie eine »Impfung« wirken und damit alle Bereiche des Immunsystems stärken. Tatsächlich reagieren die Schleimhäute in Mund, Darm und Genitaltrakt nach der Einnahme der Präparate mit einer verstärkten Produktion von Abwehrzellen.

Das Immunsystem ist für die Abwehr aller Krankheiten zuständig. Deswegen kennen Sie vielleicht viele der Mittel zur Stärkung des Immunsystems aus dem ständigen Kampf gegen Erkältungen und Grippe.

- Einige Experten halten auch eine Kur mit dem Extrakt aus *Echinacea* für sinnvoll, den es in der Apotheke rezeptfrei gibt. Ob dieser tatsächlich direkt gegen Pilze wirkt, wie manche Naturheilkundler annehmen, ist nicht zweifelsfrei bewiesen. Fest steht jedoch, dass der aus Sonnenhut gewonnene pflanzliche Wirkstoff das Immunsystem anregt und auf diese Weise helfen könnte, mit Pilzen besser fertig zu werden.
- Die ausreichende Zufuhr von Vitaminen, Mineralstoffen und Spurenelementen ist ebenfalls bedeutsam für ein gut funktionierendes Immunsystem. Mehr über Vitamine und Co. finden Sie ab → Seite 52.
- Einige Naturheilkundler schwören auf Schwarzkümmelöl als »Schmierstoff« fürs Immunsystem. Schwarzkümmel wird im Orient schon seit 3 000 Jahren als Heilmittel eingesetzt. Das Öl wirkt zwar nach heutigem Wissensstand nicht direkt gegen Pilze, aber es soll den Stoffwechsel anregen und das Immunsystem stärken. Empfohlene Dosierung des kalt gepressten, aromatischen Öls: dreimal täglich ein halber Teelöffel zum Einnehmen.
- Auch Weidenrinden-Tee halten manche Naturheilkundler für gut, wenn es gilt, das Immunsystem zu unterstützen und damit Pilzen das Leben schwer zu machen. Weidenrinde enthält

eine Vorstufe der *Acetylsalicylsäure* (Aspirin), das *Salicin*. Der Wirkstoff ist besonders für Leute mit empfindlichem Darm geeignet, weil er die Schleimhäute nicht reizt. Weidenrindentee bekommen Sie in der Apotheke. Wer seine Abwehrkräfte ankurbeln will, brüht sich mehrmals täglich eine Tasse Tee daraus auf.

- Das bei vielen Naturtherapeuten sehr beliebte Teebaumöl ist bei äußerlicher Anwendung zwar durchaus wirksam, auch bei Hautpilzen.
  Aber Vorsicht: Teebaumöl darf auf keinen Fall geschluckt oder auf Schleimhäute gebracht werden! Damit ist es zur Behandlung von Pilzerkrankungen des Darms ungeeignet.

Bestimmte Mineralstoffe und Spurenelemente sind besonders hilfreich und wichtig, wenn Sie gegen eine Pilzerkrankung ankämpfen. In manchen Fällen kann es nötig sein, den Bedarf durch die Einnahme eines Ergänzungspräparats zu decken.

ZINK – ZWINGEND NOTWENDIG FÜRS IMMUNSYSTEM

Warum es so ist, konnten Experten noch nicht klären – fest steht aber: Menschen mit Pilzerkrankungen leiden häufig unter einem auffallenden Mangel an Zink. Möglicherweise kann man das als Hinweis auf den direkten Zusammenhang von Abwehrkräften und Pilzinfektion werten. In jedem Fall wissen Fachleute, dass das Spurenelement notwendig ist, wenn das Immunsystem seine Arbeit leisten soll.

Die Weltgesundheitsorganisation WHO empfiehlt 15 Milligramm Zink täglich; manche Fachleute setzen das Soll sogar auf 25 Milligramm. Wahrscheinlich ist der Bedarf erhöht, wenn bereits eine Infektion besteht.

Wer viel Getreide, Vollkornbrot, Kartoffeln, Hülsenfrüchte und Gemüse isst, wird normalerweise ausreichend mit Zink versorgt. Bei erhöhtem Bedarf – beispielsweise während einer Pilzerkrankung – kann aber ein Zinkpräparat aus der Apotheke sinnvoll sein.

Wichtig: Zu hohe Dosierung (mehr als 25 Milligramm pro Tag) und zu lange Einnahmedauer können zu Vergiftungserscheinungen führen. Am besten sprechen Sie die richtige Dosis darum mit Ihrem Arzt oder Heilpraktiker ab.

Gesunder Darm – starke Abwehrkräfte

Menschen, die an einer Pilzerkrankung leiden, tun gut daran, sich mit den Zusammenhängen zwischen Darmflora und Abwehrkräften zu beschäftigen. Nur wer genau über diese Zusammenhänge Bescheid weiß, kann einen Pilzbefall gründlich auskurieren und damit die Plagegeister für immer loswerden.

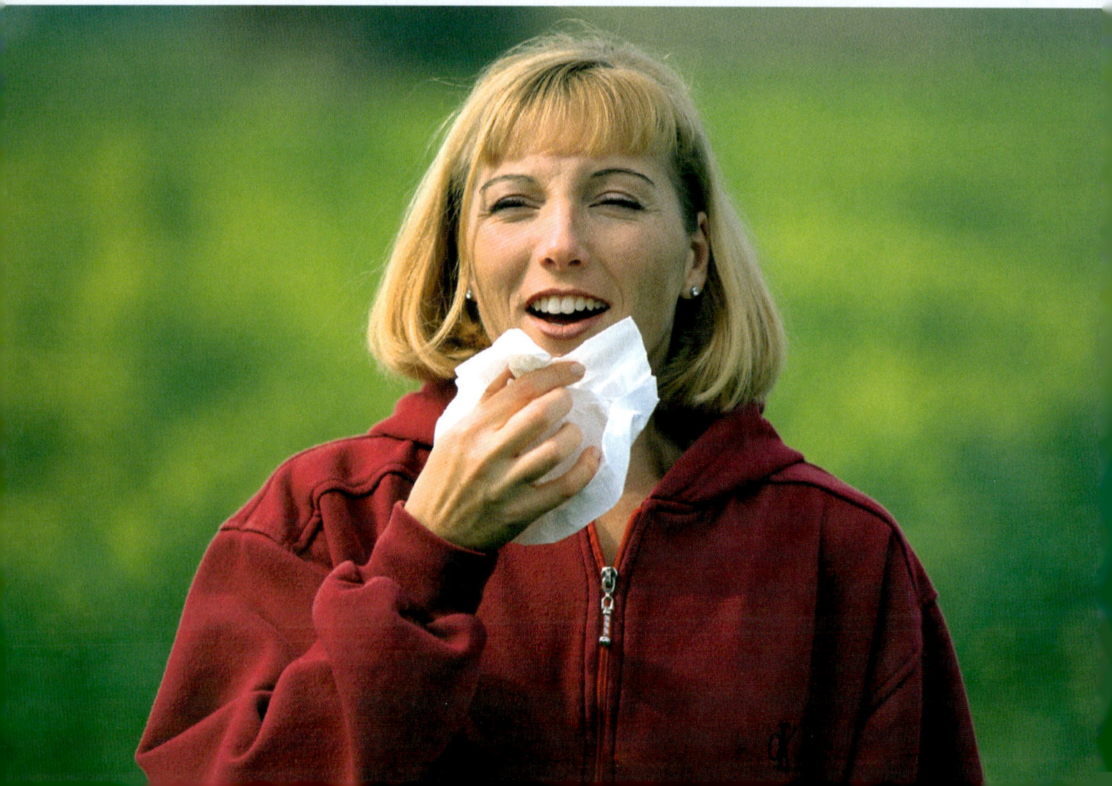

Darmflora und Immunsystem

In unseren Bäuchen tobt täglich ein Krieg – ein Krieg unter Mikroben. Unermüdlich kämpfen die »guten« Bakterien von der Immunabwehr-Truppe gegen die »bösen« von der Pilz- und Bakterien-Front.

Ganz wie im richtigen Leben können die »Guten« auf Dauer nur bestehen, wenn sie die »Bösen« in Schach halten. Denn krank machende Bakterien und Pilze entziehen den nützlichen Helferbakterien die Lebensgrundlage, weil sie wichtige Nährstoffe für sich verbrauchen.

Giftige Stoffwechselprodukte der »Bösen« schädigen die Darmflora und bremsen damit das Immunsystem aus. »Mikroökologie« oder »Darmökologie« nennen Biologen diese Vorgänge im Inneren unseres Verdauungssystems.

Bei einer Länge des Darms von etwa sieben Metern hat die aufgefaltete Schleimhaut des Darms eine Fläche von 200 bis 300 Quadratmetern! Auf dieser Fläche sorgen Billionen von Mikroben dafür, dass unser Immunsystem gefährliche Krankheitserreger unschädlich machen kann.

Abwehrzellen in der Darmschleimhaut

Fachleute glaubten lange, unser Dickdarm sei nur eine Art Abfalleimer der Verdauungsarbeit und nicht bedeutsam für die Gesundheit. Inzwischen weiß man: Das Gegenteil ist der Fall.

Der Darm spielt eine wesentliche Rolle für unsere Abwehrkräfte. In den Falten unseres Darms werden auf 200 bis 300 Quadratmetern Schleimhaut rund 75 Prozent unserer Abwehrzellen gebildet. Billionen von Mikroben aus mehreren hundert Arten besiedeln eine gesunde Darmschleimhaut vom ersten Tag des Lebens an. Ohne sie würden wir schnell sterben.

Die Experten nennen die Beziehung des Menschen zu seinen nützlichen Mitbewohnern auch Symbiose, weil beide Seiten Nutzen daraus ziehen: Wir liefern den Kleinstlebewesen das notwendige »Futter«, indem wir unseren Darm mit Speisebrei, also mit Nährstoffen, versorgen.

Dafür produzieren nützliche Bakterien in der Darmflora Schutzstoffe (kurzkettige Fettsäuren), die die Schleimhaut ernähren und helfen, eine Barriere gegen das Eindringen von gefährlichen Pilzen und Mikroben zu bauen.

Ein Viertel der Darmflora besteht bei gesunden Erwachsenen aus Milchsäure- und Bifidus-Bakterien. Bei Babys, die gestillt werden, liegt der Anteil der nützlichen Keime noch bei 95 Prozent.

Genügend lösliche Ballaststoffe im Speisebrei (→ Seite 29) veranlassen die Darmflora, als Gegenleistung für die gute Ernährung nützliche Substanzen zu produzieren, die den Darm von innen pflegen. Rund um die Uhr liefert eine gesunde Darmflora Energie für die Schleimhäute, macht sie stark und widerstandsfähig. Das schützt nicht nur vor Pilzen, sondern auch vor vielen anderen Zivilisationskrankheiten.

Ballaststoffe sind wichtig

Eine gesunde Darmflora mit möglichst vielen »guten« Bewohnern garantiert ein intaktes Immunsystem. Bilden *Laktobazillen, Bifidobakterien* oder *Eubakterien* die Mehrheit, wachen sie darüber, dass Pilze keine Chance bekommen, sich festzusetzen und Kolonien zu bilden. Damit die Abwehrtruppe schlagkräftig bleibt, braucht sie allerdings eine ballaststoffreiche Ernährungsweise.

Eine gesunde Darmflora

- macht giftige Stoffe im Nahrungsbrei unschädlich.
- schafft im Darm ein positives, leicht saures Klima, das Pilze nicht mögen.
- verhindert, dass Pilze sich vermehren und durch die Darmwand auf andere Organe übergreifen.
- stellt Stoffe her, die unsere Schleimhaut gesund halten.

Milchsäurebakterien gegen Pilze

Die meisten der »guten«, also für den Menschen nützlichen Bakterien werden von den Experten »Milchsäurebakterien« genannt. Experten loben vor allem die Bifidus-Bakterien.

Warum ist ausgerechnet diese Gruppe von Bakterien so nützlich? Ganz einfach, weil sie schädliche Eindringlinge wie Pilze direkt vor Ort bekämpft.

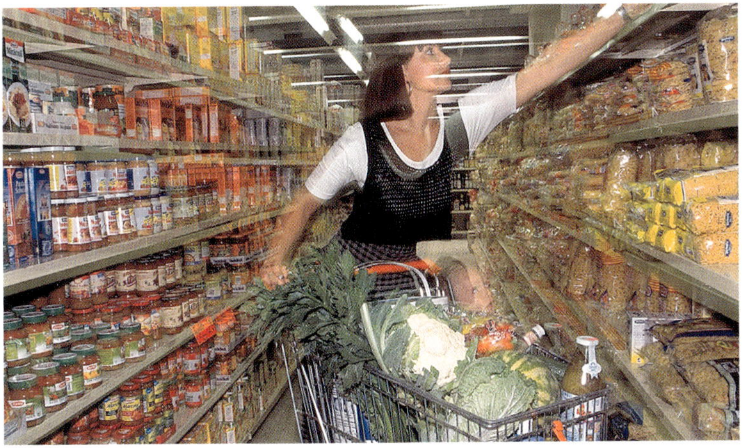

Die Stärkung Ihres Immunsystems beginnt im Supermarkt: Mit dem Einkauf der richtigen Lebensmittel schaffen Sie die wichtigsten Helfer selbst ins Haus.

Dabei arbeiten sie an zwei Fronten gleichzeitig: Einerseits machen sie das Klima im Darm für feindliche Eroberer unbehaglich, indem sie Milchsäure ausscheiden. So erzeugen sie ein saures Klima, das gesundheitsschädigende Pilze nicht vertragen. Andererseits schießen sie buchstäblich mit »Giftpfeilen« aus giftigen Eiweißsubstanzen auf ihre Fressfeinde. Diese Chemiewaffen schaden dem menschlichen Körper nicht, bedeuten aber für krank machende Pilze das Ende.

Japanische Forscher schwören auf Milchsäurebakterien. Vor allem der Bifidus gilt ihnen wegen seiner Fähigkeit, Krankheitserreger abzuwehren, als wichtigster Wohltäter unter den Bakterien der Darmflora.

Wenn die Darmflora aus dem Gleichgewicht gerät

Die Darmflora leidet mit, wenn ein Mensch lebensbedrohlich erkrankt. Medikamente wie etwa Antibiotika oder Kortison (→ Seite 18), der Mangel an Ballaststoffen und die Folgen andauernder seelischer Belastungen bringen die Darmflora aus dem Gleichgewicht.

Dann schwindet die Anzahl der streitbaren »guten« Bakterien vorübergehend oder auf Dauer. Das Netzwerk der nützlichen Mikroben, die als Freunde und Weggefährten Infektionen abwehren, gerät aus den Fugen.

In einer solchen Situation treffen Pilze nur noch auf wenig Gegenwehr und können sich ungestört einnisten. Fachleute nennen ein solches aus dem Gleichgewicht geratenes System »Dysbiose« oder »gestörte Darmökologie«.

KÄMPFEN KOSTET KRAFT

Die Auswirkungen des Kampfes zwischen »guten« und »bösen« Mikroben bekommen wir manchmal zu spüren. Denn sobald der Feind übermächtig wird, greifen Abwehrzellen zu einer Notmaßnahme. Sie produzieren biochemische Signale, die uns müde machen. Im Schlaf hat das Immunsystem die besten Arbeitsbedingungen, mit der Mikroben-Invasion fertig zu werden und den bereits angerichteten Schaden wieder zu reparieren.
So erklären Experten sich inzwischen auch die Tatsache, dass sich Menschen mit einer ausgeprägten Pilzinfektion selbst am hellen Tag todmüde fühlen.

Verhängnisvolle Wechselwirkung

Pilze schaden nicht nur dem Darm. Nisten sie sich ein, schwächen sie auf Dauer den ganzen Körper und machen ihn wahrscheinlich anfälliger für andere Krankheiten.

Schwinden die Abwehrkräfte der Darmflora, verliert auch das Abwehrsystem der übrigen Schleimhäute seine Schlagkraft. Ohne die Botenstoffe aus dem Darm bleibt das Immunsystem unvorbereitet, wenn Pilze wie *Candida albicans* oder *Candida glabrata* eindringen. Stimmt dagegen im Körper alles, helfen Zellen aus dem Lymphgewebe in der Darmwand, den Feind aufzuspüren und senden umgehend Botschaften in die Blutbahn. Die Schleimhäute von Bronchien, Blase und Scheide bilden daraufhin passende Antikörper und schlagen den Eindringling auf diese Weise blitzschnell in die Flucht.
Das Ganze geht jedoch schief, wenn die Darmflora gestört ist und keine Boten schicken kann. Dann haben Pilze freie Bahn, sich an der Darmwand festzuheften oder sogar durch den Darm ins Gewebe zu wandern. Auf Dauer schwächen sie den ganzen Körper und machen ihn für andere Krankheiten anfällig.

Damit beginnt ein verhängnisvoller Kreislauf: Wird das Immunsystem der immer größeren Flut von Pilzen nicht mehr Herr, bekommen sie freie Bahn und legen die Körperabwehr immer weiter lahm.

Kein Zufall, meinen Experten, dass die Zahl und der Schweregrad der so genannten Zivilisationskrankheiten stetig ansteigt, seit üppige Fleischmahlzeiten und Fertiggerichte auf dem Vormarsch sind, ballaststoffreiche Kost wie Vollkornbrot, Getreide und Hülsenfrüchte aber immer mehr ins Hintertreffen gerät.

VAGINALPILZE: HÄUFIG IST AUCH DIE MUNDSCHLEIMHAUT BEFALLEN

Frauen, die an immer wiederkehrenden Pilzerkrankungen der Scheide leiden, lassen besser auch ihre Mundhöhle auf Candida-Pilze untersuchen.

Wissenschaftler der Berliner Humboldt-Universität machten nämlich eine erstaunliche Entdeckung: Bei Vaginalpilzen ist sehr häufig auch die Mundschleimhaut befallen. Doch meist merken das weder die betroffenen Patientinnen noch ihre Ärzte auf Anhieb. Denn im Mund machen die Schmarotzer keine Beschwerden und verhalten sich völlig unauffällig. Pilzkundige Ärzte und Heilpraktiker kennen jedoch die Tricks der Candida-Pilze und schauen besonders gründlich nach.

Entdecken die Fachleute die getarnten Erreger nicht und lassen die Mundhöhle bei der Behandlung außen vor, ist ein Rückfall vorprogrammiert. Dann vermehren sich die Pilze in einem unauffälligen Winkel und wandern bei nächster Gelegenheit wieder hinunter bis in die Vagina.

So helfen Ballaststoffe

Noch in den 60er Jahren des letzten Jahrhunderts hielten Ernährungsfachleute die so genannten Ballaststoffe für entbehrlich. Vor etwa 100 Jahren sagten Ärzte den Faser- und Quellstoffen sogar nach, sie seien schädlich, weil sie dachten, dass Unverdauliches den Darm durch zusätzliche Verdauungsarbeit belastet.

Erst vor rund 35 Jahren entdeckten englische Wissenschaftler einen offenkundigen Zusammenhang zwischen der ballaststoffarmen Wohlstandskost der späten Wirtschaftswunderzeit und dem Anstieg typischer Zivilisationskrankheiten. Damals begannen Fachleute, die Ballaststoffe und ihre vielfältigen Wirkungen zu erforschen.

Heute zweifelt niemand mehr daran, dass diese pflanzlichen Bestandteile unserer Nahrung wichtige Aufgaben erfüllen und für die Darmflora unverzichtbar sind. Nur wenn genügend Ballaststoffe in den Darm gelangen, können nützliche Bakterien wachsen und Pilze wirksam in Schach halten.

Zu viel Ballaststoffe machen Bauchschmerzen? Dann zum Einstieg erst mal feines Vollkornmehl verwenden, grobes Gemüse fein raspeln und Hülsenfrüchte pürieren. Außerdem: Viel trinken!

Eine ähnliche Kehrtwendung fand in Sachen Kohlenhydrate statt: Früher galten sie schlicht als Dickmacher und damit als überflüssig, beziehungsweise unerwünscht. Inzwischen sind sich Experten einig über die segensreiche Wirkung von Kohlenhydraten auf Darm und Stoffwechsel. Vor allem dann, wenn Ballaststoffe und Kohlenhydrate in Naturprodukten als unzertrennliches Paar auftreten. Chemiker rechnen die meisten Ballaststoffe ohnehin der großen Gruppe der Kohlenhydrate zu. Umgekehrt verwandeln sich gut verdauliche Kohlenhydrate, wie etwa Milchzucker, in einen Ballaststoff, wenn sie - weil man eine kräftige Portion davon gegessen hat - im Dünndarm nicht vollständig verdaut werden und in den Dickdarm gelangen. Dort wird der Milchzucker zur absoluten Lieblingsnahrung der Milchsäurebakterien - also zu einer Art Ballaststoff.

DIE MENGE MACHT'S

Wegen der vielfältigen Aufgaben, die Ballaststoffe erfüllen, gelten sie bei Fachleuten zu Recht als eine Art Wundermittel gegen vielerlei Zivilisationskrankheiten. Ihre Wirkung zeigt sich jedoch erst, wenn man reichlich davon zu sich nimmt.

Statistisch gesehen, gönnen wir uns nur 20 Gramm pro Tag; mindestens 10 Gramm mehr fordern die Darmökologen, die aus vielen Studien wissen, wie sich ein Mehr an »Grobkost« auswirkt. Ganz fit und abwehrstark wird der Darm erst, wenn man auf 40 bis 50 Gramm Ballaststoffe täglich kommt!

In Bestform durch Ballast

Ballaststoffe nehmen also verdientermaßen einen oberen Platz auf der Hitliste der gesunden Lebensmittelbestandteile ein. Denn unverdauliche Pflanzenfasern leisten nützliche Arbeit für uns. *Zellulose* – zum Beispiel aus Getreide, Gemüse oder Hülsenfrüchten – vergrößert die Menge des Nahrungsbreis im Darm. Sie »schluckt« dabei reichlich Flüssigkeit und quillt auf. Durch diesen Effekt reist der Speisebrei schneller durch den Dickdarm. Erfreuliche Folge: Giftstoffe, Candida-Hefen und andere schädliche Mikroben werden beschleunigt hinausbefördert und haben keine Zeit, sich im Darm einzunisten.

Lösliche Ballaststoffe, so genannte *Prebiotics*, spielen eine wichtige Sonderrolle: Sie dienen – ähnlich wie der Milchzucker – den »guten« Bakterien der Darmflora als wertvolle Futterquelle. (→ Mehr darüber lesen Sie ab Seite 37.)

Wer genügend Ballaststoffe mit der Nahrung aufnimmt, leidet zudem selten unter Verstopfung, weil die unverdaulichen Nahrungsbestandteile den Stuhl voluminös und locker machen.

Auch auf Fettstoffwechsel und Cholesterinspiegel haben Ballaststoffe eine günstige Wirkung. Manche binden zum Beispiel Gallensäuren, die für die Fettverdauung zuständig sind. Der Körper muss dann für Nachschub aus seinen Cholesterinvorräten sorgen und senkt so auf natürliche Weise den Cholesteringehalt im Blut.

Die lange Zeit als »Körnerfresser« belächelten Vollwertköstler waren ihrer Zeit voraus. Schon vor Jahrzehnten wussten sie, dass Vollkorn-Getreide, Gemüse und Hülsenfrüchte mit wertvollen Inhaltsstoffen glänzen. Wie richtig sie damit lagen, zeigt die Tatsache, dass die Lebensmittelindustrie einen Trend mit dem Namen »functional food« kreiert hat, der jedoch nichts anderes besagt als: »Lebensmittel mit gesunden Inhaltstoffen.« Vom Jogurt bis zur Suppe reichern Hersteller viele Lebensmittel mit Ballaststoffen an. Doch allein mit angereicherten Fertigprodukten erreichen wir kaum die optimale Menge an Ballaststoffen.

Kaufen Sie Gurken, Sauerkraut und Oliven nicht als Konserven, sondern frisch vom Fass, und essen Sie sie roh. Dann profitiert der Körper von der immunstärkenden Wirkung der lebenden Milchsäurebakterien in diesen Lebensmitteln.

Ohne Flüssigkeit geht nichts

Damit Ballaststoffe ihre ganze Wirkung entfalten können, brauchen sie reichlich Flüssigkeit. Nur wenn wir ausreichend viel trinken, tun die Pflanzenfasern das, was sie so wirkungsvoll macht, nämlich aufquellen.

Wer zu wenig trinkt, riskiert Verdauungsprobleme und Bauchgrimmen. Mindestens zwei, besser noch drei Liter Wasser, Tee und zuckerfreie Limonaden täglich sind darum bei ballaststoffreicher Kost angesagt.

Eine Behandlung mit Probiotika-Präparaten aus der Apotheke hilft auch Kranken mit schweren Immundefekten, das zeigen Studien. So ging beispielsweise die Besiedlung des Darms durch Candida bei diesen schwer kranken Menschen deutlich zurück.

BEISPIELE FÜR BALLASTSTOFFREICHE LEBENSMITTEL

Das von Ernährungsexperten empfohlene Minimum von 30 Gramm Ballaststoffen pro Tag zu erreichen, ist nicht schwierig, wenn man weiß, in welchen unserer alltäglichen Lebensmittel sich viel Ballast versteckt.
Nach unserer Liste kommen Sie zum Beispiel mit einem leichten Abendessen aus einer Möhren-Zucchini-Paprika-Rohkost und zwei Scheiben Vollkornbrot schon auf etwa 20 bis 25 Gramm Ballaststoffe. Dann morgens noch ein Müsli, und Ihre Ballaststoffbilanz ist im Lot!

Lebensmittel	Ballaststoffe
2 Scheiben Vollkornbrot	ca. 8 Gramm
200 g gekochte Nudeln	ca. 4 Gramm
1 Paprikaschote (150 g)	ca. 6 Gramm
50 g kernige Haferflocken	ca. 5 Gramm
1 große Möhre (150 g; roh)	ca. 5 Gramm
150 g Rosenkohl	ca. 6 Gramm
100 g Austernpilze	ca. 6 Gramm
150 g grüne Erbsen (tiefgekühlt)	ca. 6 Gramm
50 g Weizenkleie	ca. 23 Gramm
50 g Popcorn	ca. 5 Gramm
2 Scheiben Roggenmischbrot	ca. 6 Gramm

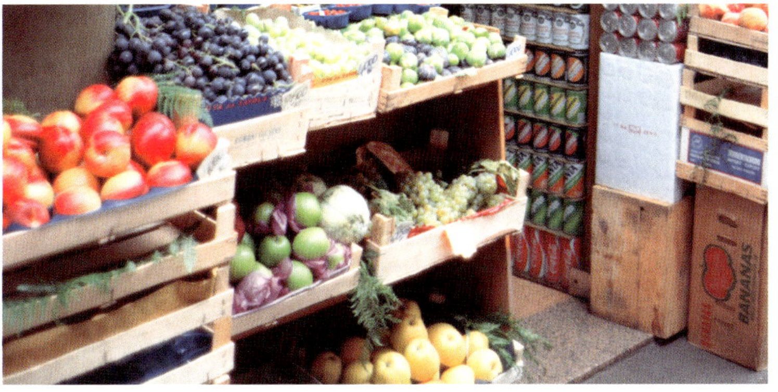

Gemüse und Obst aus biologischem Anbau sind besonders wertvoll für Ihre Ernährung. Sie bekommen naturbelassene Lebensmittel im Reformhaus oder im Bioladen.

Probiotics – Trainer für die Darmflora

Selbst Menschen, die genügend Gemüse, Getreide und andere Ballaststoff-Lieferanten zu sich nehmen, können noch mehr Gutes für ihre Darmflora tun.

Um die körpereigene Abwehr gegen Pilze und andere »Übeltäter« zu stärken, ist es sinnvoll, »lebende« Milchsäurebakterien zu verzehren. Diese sind in allen natürlich fermentierten Lebensmitteln wie Sauerkraut, Sauerteigbrot, saurer Milch und Jogurt enthalten. Milchsäurebakterien sorgen wie ein Trainer dafür, dass die Abwehrkräfte hell wach bleiben.

Der Name *Probiotics* stammt aus Finnland, wo vor rund 30 Jahren Tierärzte auf die Idee kamen, lebende Darmbakterien statt Antibiotika ins Futter von Hühnern zu mischen. Die Veterinäre bekämpften damit nicht nur die Krankheitserreger mit Erfolg. Sie senkten auch die Belastung von Eiern und Geflügelfleisch durch Antibiotika, die damals noch in fast jedem industriell hergestellten Tierfutter enthalten waren. Seitdem essen Skandinavier nahezu salmonellenfreie Eier und Geflügel.

Die findigen Finnen tauften ihre Neuentdeckung »Probiotics«, was auf Deutsch »für das Leben« bedeutet. Denn anders als Antibiotika stärken probiotische Bakterien die Abwehrkräfte. Die »guten« Bakterien werden gefördert.

Im Trend liegen derzeit so genannte Symbiotics. Diese Kombination von probiotischen Jogurtkeimen und prebiotisch wirkenden löslichen Ballaststoffen wie etwa Inulin gilt als ideal für eine gesunde Darmflora. Die angebotenen Fertigprodukte sind jedoch oft sehr süß. Deshalb besser selbst einen Löffel Inulin in den Naturjogurt rühren und ihn mit Süßstoff süßen.

Neues von alten Bekannten

Wer unter einer Pilzerkrankung leidet, setzt also besser auf die sanfte »Bio-Medizin«, um seine Darmflora zu stärken und eine intakte Immunabwehr zu schaffen.

Wissenschaftlich erwiesen sind nützliche Effekte vor allem für Milchsäurebakterien. Unter diesem Namen fassen Mikrobiologen alle Bakterien zusammen, die eine Eigenschaft gemeinsam haben – sie produzieren Milchsäure.

Gute Nachrichten für Feinschmecker: Luftgetrocknete Salami oder Schinken sind gesunde Delikatessen. Schließlich enthalten sie lebende Milchsäurebakterien, die helfen, diese Fleischspezialitäten haltbar zu machen.

Genau das macht sie seit Jahrtausenden zur Herstellung und Haltbarmachung von Lebensmitteln unentbehrlich. Ohne sie gäbe es weder Jogurt, Sauerkraut, Käse, Sauerteigbrot, Oliven noch milchsaure Gurken oder anderes eingelegtes Gemüse.

Unsere Urgroßmütter konservierten beispielsweise Gemüse, indem sie es mit Salz zum Gären brachten. Bei dieser Methode erzeugen »wilde« Milchsäurebakterien ein saures Klima, in dem Pilze und Fäulnisbakterien nicht lange überleben können.

Sogar Fleisch und Wurst bleiben auf diese althergebrachte Art länger frisch: Auch luftgetrocknete Spezialitäten wie Salami und Schinken verdanken ihre Haltbarkeit den Milchsäurebakterien.

Ist also das Thema »Probiotics« nichts weiter als ein alter Hut mit neuer Feder? Jein, wäre die korrekte Antwort. Zwar galten mit Hilfe von Milchsäurebakterien hergestellte Lebensmittel schon von jeher als ausgesprochen gesund.

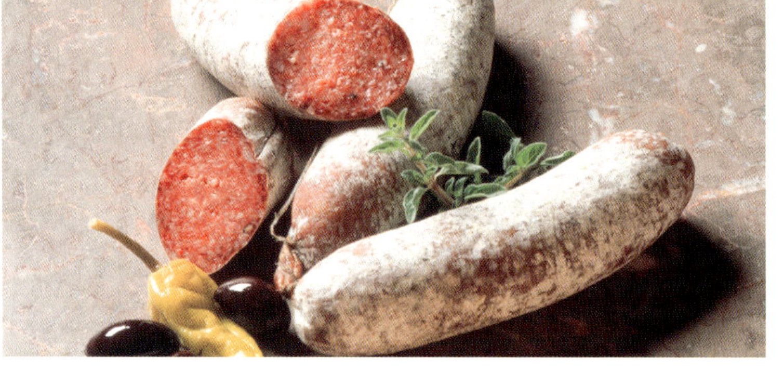

Beim Einlegen von Gemüse spielen Milchsäurebakterien ebenso eine Rolle wie bei der Herstellung luftgetrockneter Wurstwaren. In einem sauren Umfeld können Pilze und Fäulnisbakterien nämlich nicht lange überleben.

Doch das neue Wort »Probiotics« verspricht mehr: Es bezeichnet ganz spezielle, nützliche Helferbakterien aus Lebensmitteln, die im Dickdarm Pilze und andere schädliche Keime auspunkten.
Damit Milchsäurebakterien unserer Gesundheit nützen, müssen sie den Darm in hoher Zahl lebend erreichen. Traditionelle Jogurt-Kulturen, wie zum Beispiel *Streptococcus thermophilis* und *Lactobacillus bulgaricus*, sind aber empfindlich. Sie werden auf ihrem Weg durch den Verdauungstrakt von Magensäure und Gallenflüssigkeit geschädigt.
Darum fahndeten Experten jahrelang nach robusten Bakterienstämmen und stießen schließlich auf die probiotischen Bakterienkulturen, die alle nötigen Voraussetzungen mitbringen. Einige Stämme vom *Lactobacillus acidophilus* und *Lactobacillus casei* spielen heutzutage bei der Lebensmittelherstellung eine Hauptrolle.
Vorteil dieser probiotischen Vertreter der Milchsäurebakterien: Sie sterben nicht wie ihre Verwandten an der selbst hergestellten Milchsäure und überleben auch die sehr saure Umgebung im Magen unbeschadet.

Nicht unbedingt eine hoffähige, aber eine wichtige Frage: Wie oft »müssen wir müssen«? Faustregel von Experten: Einmal täglich ist in Ordnung. Alle zwei Tage auch. Stecken genug Ballaststoffe im Essen, kann man auch öfter.

JOGURT ALS JUNGBRUNNEN

An den Legenden von Jogurtessern, die ein biblisches Alter erreichen, ist viel Wahres. Schon zu Beginn des 20. Jahrhunderts beobachtete der russische Naturwissenschaftler und spätere Nobelpreisträger Ilja Metschnikoff einen Zusammenhang zwischen hohem Alter und häufigem Jogurtverzehr. Nach langjähriger Forschung stand für ihn fest: Bulgarische Bauern bleiben bis in ihr überdurchschnittlich hohes Alter leistungsfähig, weil sie regelmäßig große Mengen von Milchsäurebakterien mit ihrem Jogurt zu sich nehmen. Metschnikoff glaubte, dass die Bakterien die Abwehrkräfte trainieren. Leider gerieten seine damals revolutionären Erkenntnisse später in Vergessenheit und gewannen erst viele Jahrzehnte später wieder an Bedeutung.

Was Probiotics bewirken

Wie wirksam Darmbakterien mit Heilwirkung wirklich sind, konnten Wissenschaftler bislang noch nicht erschöpfend klären. Doch die gesicherten Tatsachen sprechen bereits für sich:

- Probiotics fördern die bessere Verdauung von Milchzucker und regulieren die Beweglichkeit des Darms.
- Bei Durchfällen, die durch Krankheitserreger, Antibiotika- oder Strahlentherapien verursacht werden, wirken probiotische Keime vermutlich mildernd. Zumindest aber verkürzen sie die Erkrankungsdauer.
- Das Immunystem wird durch sie angeregt und kann Keime oder Pilze besser bekämpfen. Wissenschaftler der Bundesanstalt für Milchforschung in Kiel konnten beispielsweise nachweisen: Bei immungeschwächten Menschen, die an Krebs oder HIV leiden, war eine deutlich geringere Besiedlung mit Candida festzustellen, nachdem ihnen regelmäßig Probiotics verabreicht wurden.

Prebiotische Ballaststoffe füttern immunfördernde Bakterien. Probiotische Bakterien stimulieren die Abwehrkräfte. Wer unter einer Pilzerkrankung leidet, sollte beide Effekte nutzen.

Fest steht also, dass Probiotics viel zur Darmgesundheit und Immunabwehr beitragen können. Aber gewiss ist auch: Die Wirkung lässt schnell wieder nach, wenn wir ihnen keinen Nachschub an fermentierten (milchsauren) Lebensmitteln liefern.

Je nach Bakterienstamm hält ihr Schutz wahrscheinlich nur für Stunden oder Tage an. Lediglich einige wenige Arten sollen noch ein bis zwei Wochen nach der letzten Mahlzeit im Stuhl nachweisbar sein und daher eine längere Wirkungszeit besitzen.

Daraus können wir schließen: Wer die Darmflora auf Dauer günstig beeinflussen möchte, füttert am besten die nützlichen Bewohner regelmäßig mit speziellen Ballaststoffen.

Finden die nützlichen Mikroben im Darm genügend Nahrung, wachsen und gedeihen sie so gut, dass Eindringlinge wie etwa *Candida albicans* an ihren Abwehrmechanismen scheitern

GETROCKNETE BAKTERIEN GEGEN DARMKREBS?

Seit Probiotics in aller Munde sind, forschen Wissenschaftler in aller Welt geradezu fieberhaft nach weiteren Vorteilen. Einen Hinweis darauf, dass die nützlichen Bakterien auch getrocknet in Tablettenform helfen könnten, den gefürchteten Darmkrebs zu besiegen, liefert das Ergebnis einer klinischen Studie. Darin untersuchte der japanische Facharzt Hideki Ishikawa aus Osaka 380 Frauen und Männer zwischen 40 und 65 Jahren, denen zwei oder mehr Tumoren (*Adenome* und *Frühkarzinome*) herausoperiert worden waren.

Der Facharzt teilte die Patienten in zwei Gruppen ein: Die eine Gruppe sollte lediglich streng fettarm essen; die zweite bekam zusätzlich die Empfehlung, täglich ein Gramm des probiotischen Milchsäurebakteriums *Lactobacillus casei* zu sich zu nehmen. Nach zwei und nach vier Jahren prüfte der Onkologe, ob bei den Studienteilnehmern neue Tumoren entstanden waren. Das viel versprechende Ergebnis: Das relative Risiko für mittelschwere und schwere Darmkrebsgeschwülste war bei der zweiten Probandengruppe eindeutig gesunken.

Prebiotics – die löslichen Ballaststoffe

Viele Experten ziehen es vor, anstatt lebende Bakterien als Präparat zu verordnen, die »guten« Bakterien ganz gezielt zu füttern – und zwar mit neu entdeckten so genannten prebiotischen Ballaststoffen oder Prebiotics. Diese lösen sich in Wasser auf und landen dann weitgehend unangetastet in den tieferen Darmbereichen, wo sich die gesundheitsfördernden Bakterien heißhungrig über sie hermachen. Die beim Abbau dieser Ballaststoffe entstehenden Säuren entziehen Pilzen und anderen »bösen« Angreifern die Lebensgrundlage.

Als wichtigste Prebiotics gelten *Inulin* und *Oligofructose*. Das sind Naturstoffe, die aus bis zu 60 Fruchtzuckermolekülen bestehen. Sie sind in rund 30 000 Pflanzenarten nachweisbar und daher

Abkühlen und wieder Aufwärmen setzt in stärkereichen Lebensmitteln wie etwa Kartoffeln und Nudeln die prebiotisch wirksame »resistente Stärke« frei. Hilfreiche Darmbakterien sind ganz versessen auf diesen Stoff und bedanken sich für solche Mahlzeiten mit einer rasanten Vermehrung.

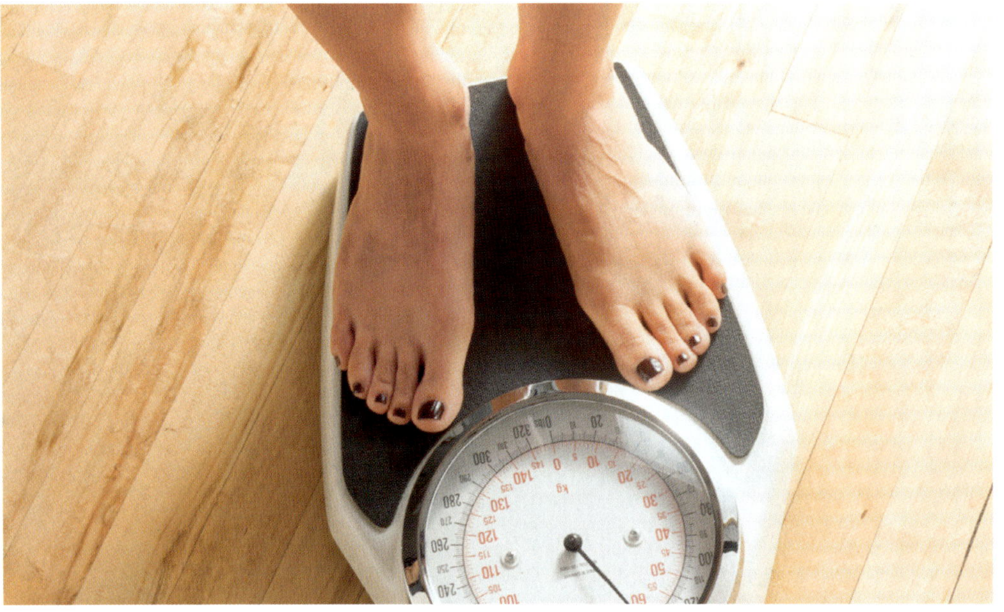

Ballaststoffe helfen nicht nur der Immunabwehr, sie sind auch gut für die schlanke Linie.

auch in vielen alltäglichen Lebensmitteln, wie zum Beispiel Knoblauch, Zwiebeln, Chicorée und Getreide, enthalten.

Das Inulin ist der bekannteste Vertreter dieser speziellen Ballaststoffe. Die »guten« probiotischen Bakterien in unserem Darm sind geradezu versessen auf diese Delikatesse und belohnen uns bei reichlicher Zufuhr mit verstärkter Aktivität.

Milchzucker ist ein bewährter Helfer gegen Pilze. Denn die »guten« Darmbakterien vermehren sich, wenn Milchzucker im Dickdarm landet. Aber nicht übertreiben. Höchstens ein, zwei Esslöffel täglich verwenden, sonst grummelt es im Bauch.

Allerdings müssten wir geradezu Berge von Gemüse essen, wollten wir unseren Bedarf an Prebiotics allein durch den geringen natürlichen Inulingehalt der Nahrung decken.

Doch zum Glück lässt sich dieses Problem inzwischen lösen. Seit einiger Zeit wird Inulin aus Zichorienwurzeln (Chicorée) gewonnen und über den Versandhandel und in Reformhäusern angeboten.

Inulin als Anti-Pilz-Mittel

Inulin macht Pilzen das Leben buchstäblich sauer. Das fanden auch amerikanische Biologen von der Mississippi State University heraus, als sie Mäuse absichtlich mit *Candida albicans* infizierten. Gab man den Mäusen zusätzlich Inulin ins Futter, konnten später bei einer Stuhluntersuchung nur halb so viele Pilze gefunden werden wie vorher. Dieser deutliche Effekt ließ sich beliebig wiederholen.

Schon ein leicht gehäufter Teelöffel Inulin täglich sorgt dafür, dass sich die »guten« Helferbakterien in der Darmflora deutlich vermehren. Etwa die gleiche Menge Inulin steckt in 150 Gramm Porree und in zwei mittelgroßen Zwiebeln.

Kein Wunder, Inulin ist schließlich das Lieblingsfutter der Feinde aller Darmpilze, der Bifidus-Bakterien.

Nicht jeder Mensch reagiert gleich. Doch Inulin vertragen die meisten Menschen problemlos. Tests zufolge können Unempfindliche pro Tag bis zu 30 Gramm, also etwa zwei Esslöffel, zu sich nehmen, ohne einen unangenehmen Nebeneffekt wie etwa Blähungen zu verspüren.

Doch wer an ballaststoffreiches Essen nicht gewöhnt ist, wird die deutlich größere Fülle im Darm vielleicht erst einmal ungewohnt finden. In solchen Fällen hilft es, am Anfang nur fünf Gramm täglich zu verwenden und die Dosis langsam zu steigern. Besonders gut vertragen wird Inulin, wenn man es in kleinen Mengen über den Tag verteilt ins Essen »mogelt«. Weil es sich so leicht löst, verschwindet Inulin spurlos in Suppen, Saucen und Getränken. Man kann das nahezu geschmacklose Pulver auch ins Mehl mischen, in den Quark oder ins Müsli rühren.

Eine echte Überdosierung ist unwahrscheinlich und wäre in jedem Fall nicht tragisch: Schon seit Beginn des vergangenen Jahrhunderts wissen Experten, dass Inulin nicht schaden kann.

Dazu kommt: Inulin ist gut für die schlanke Linie. Der lösliche Ballaststoff sättigt nachhaltig, weil er die Aufnahme der Nährstoffe hinauszögert und über einen längeren Zeitraum verteilt. Ein Gramm Inulin liefert übrigens nur etwa eine Kilokalorie, Zucker bringt es auf satte vier!

Den günstigen Eigenschaften hat Inulin es zu verdanken, dass es seit einiger Zeit häufiger auf der Zutatenliste von Fertigprodukten auftaucht. Trotz solch »gesunder« Zutaten sollten diese jedoch eine Ausnahme auf Ihrem Speisezettel bleiben.

EIN ALTES HAUSMITTEL: MILCHZUCKER

Schon unsere Großmütter schworen bei Verstopfung und Darmträgheit auf Milchzucker als Hausmittel. Denn bereits ein bis zwei Esslöffel des schnell löslichen Pulvers sorgen dafür, dass die Verdauung gut funktioniert. Wie bei ausreichender Ballaststoffzufuhr erhöht sich auch die Stuhlmenge spürbar. Und obwohl Milchzucker nicht zu den Ballaststoffen zählt, wirkt er prebiotisch. Denn die »guten« Milchsäurebakterien in unserer Darmflora sind geradezu versessen auf diesen süßen Stoff und vermehren sich zuverlässig, wenn sie ihn bekommen. Pilze hingegen verschmähen Milchzucker.

Stärke: Feinkost für probiotische Keime

Bakterien, die den Darm schützen und damit unsere Gesundheit stärken, sind wählerisch: Was viele von uns am liebsten essen – Fleisch, Fisch, Wurst und Käse – schmeckt ihnen wenig.

Sie lechzen vielmehr nach allem, was wir Menschen oft als »Arme-Leute-Kost« abtun: Hülsenfrüchte, Kartoffeln, Vollkornbrot, Getreide und Gemüse. Das liegt daran, dass all diese Grundnahrungsmittel vor allem eins enthalten: Stärke.

Gut für Linienbewusste: Ballaststoffe haben kaum Kalorien, sättigen aber nachhaltig. Der Grund: Der Speisebrei wandert langsamer durch Magen und Dünndarm, die Nährstoffe gelangen besser dosiert und langsamer ins Blut.

Als besonders nahrhaft für hilfreiche Darmbewohner erwies sich in langjährigen Studien die so genannte resistente, das heißt unverdauliche Stärke. Sie wurde erst vor rund 20 Jahren entdeckt. Damals fanden Wissenschaftler Folgendes heraus: Ein Teil der Stärke in Kartoffeln und Co. verändert sich nach dem Garen und Abkühlen so, dass die Verdauungssäfte im Dünndarm sie nicht mehr aufspalten können.

Das freut die probiotischen Darmbewohner, denn für sie sind die unverdauten Stärkeanteile ein wahres Festessen. Welche der Bakterienstämme sich auf die ballastofffähnliche Stärke stürzen, weiß man jedoch noch nicht. Wer auch immer sie sein mögen, sie helfen Pilzkranken, indem sie schützende Substanzen für die Darmschleimhaut produzieren.

Lecker, aber wertlos: Die »Nonbiotics«

Zugegeben – unter Fachleuten ist der Ausdruck »Nonbiotics« unbekannt. Wir haben ihn für dieses Buch erfunden, um den Unterschied zu »Probiotics« und »Prebiotics« besonders deutlich zu machen.

»Nonbiotisch« oder »nicht lebensfreundlich« sind in unserem Sinn alle Genussmittel. Und auch Lebensweisen, die den freundlichen Helferbakterien der Darmflora das Überleben schwer machen.

Alkohol

Bei »Nonbiotics« kommt es natürlich entscheidend auf die Dosis an. Alkohol zum Beispiel liefert keinerlei Ballast, keine Vitamine oder andere wertvolle Nährstoffe. Klar, dass ein Glas Wein oder Bier ab und zu nicht schadet. Für Herz und Kreislauf sollen nach neuesten Erkenntnissen geringe Mengen sogar gut sein. Wer aber täglich trinkt, und das in größeren Mengen, mutet nicht nur seiner Leber einiges zu. Auch die probiotischen Helferbakterien ertrinken im Alkohol; die Immunabwehr schwächelt und Krankheitserreger haben leichtes Spiel.

Das gilt insbesondere für Pilze, denn für sie gehört Alkohol zu den bevorzugten Hauptnahrungsmitteln. Darum sind alkoholische Getränke während einer Anti-Pilz-Diät die Nummer eins der beiden absoluten Tabus!

Schokoholics und andere Süßschnäbel stellen manchmal verblüfft fest, dass ihre Lust aufs Naschen nach einer erfolgreichen Behandlung der Pilzerkrankung komplett verschwindet. Wahrscheinlich wecken Pilze den Heißhunger auf Zucker, weil sie so gut davon mitleben. Mit den Pilzen verschwindet auch die süße Lust.

Zucker

Nummer zwei auf der »roten Liste« für Pilzpatienten ist Zucker, denn Pilze haben ihn nun mal »zum Fressen gern«. Sie vergären ihn zu Alkohol und schaffen sich auf diese Weise ein ideales Überlebens-Klima.

Nicht alle Wissenschaftler glauben, dass Candida-Betroffene Zucker meiden müssen. Aber wer es schafft, für zwei bis vier Wochen darauf zu verzichten, gibt seinem Körper eine wohlverdiente Ruhepause und isst automatisch dafür mehr Gesundes. (→ Mehr über Zucker und seine Bedeutung für Pilzerkrankungen lesen Sie ab Seite 116.)

Rauchen

Rauchen ist nicht nur die Hauptursache für Lungenkrebs und fördert das Entstehen von Herz-Kreislauf-Erkrankungen. Durch die Schwächung des Immunsystems begünstigt es indirekt auch die Pilze im Darm.

Dass Rauchen schädlich ist, hat sich inzwischen herumgesprochen. Der Erkenntnis, dass 95 Prozent aller Lungenkrebskranken Raucher sind oder waren, kann sich kaum jemand entziehen. Dass das Rauchen auch die ungebetenen Mitesser im Darm fördert, ist vielen Menschen jedoch nicht klar. Zwar mögen Pilze kein Nikotin. Aber das Gift schwächt unser Immunsystem erheblich und öffnet den Schmarotzern so die Hintertür.

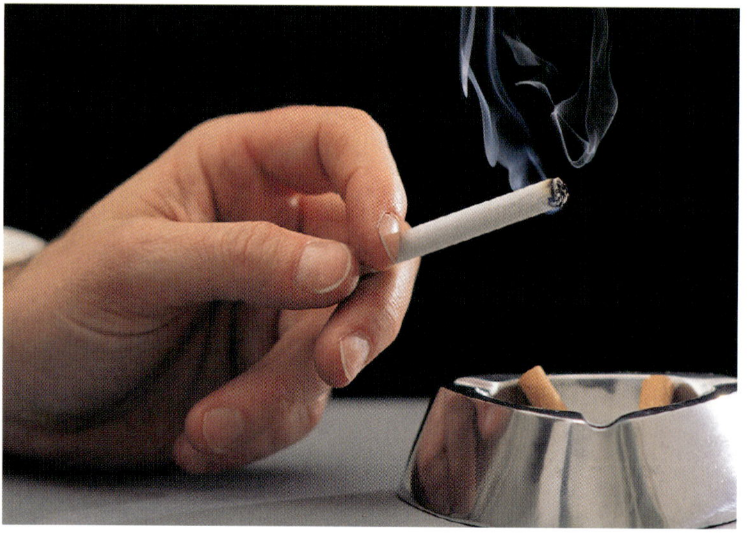

Eine wichtige Maßnahme zur Stärkung Ihres Abwehrsystems: Gewöhnen Sie sich das Rauchen ab – oder schränken Sie es wenigstens ein.

Fleisch, Wurst und Käse

Wer bevorzugt Fleisch, Wurst und Käse isst, lässt die »guten« Darmbewohner im wahrsten Sinn des Wortes verhungern. Denn sie können die wenigen unverdaulichen Reste solcher Mahlzeiten nicht verwerten.

Aber keine Sorge: Sie brauchen natürlich nicht auf Ihr Steak, Käsebrot oder Ei zu verzichten. Doch weniger ist hier wirklich mehr. Lassen Sie Beilagen und Hauptgericht die klassischen Rollen tauschen, und kombinieren Sie Fleisch, Fisch, Eier und so weiter in kleineren Mengen mit großen Portionen Gemüse, Salat, Kartoffeln, Brot oder anderen stärkereichen Lebensmitteln. Dann stimmt die Bilanz wieder und die nützlichen Bakterien bekommen genügend »Futter«.

Südeuropäer und Asiaten machen es übrigens richtig: Sie essen Riesenportionen von Nudeln, Brot oder Reis mit eher kleinen Rationen an Sauce, Fleisch oder Fisch – und dazu jede Menge Gemüse und Salat.

Diese Art der Ernährung ist im Übrigen nicht nur dazu geeignet, mit Pilzen im Körper besser fertig zu werden. In vielen Studien wurde mittlerweile nachgewiesen, dass insbesondere Asiaten, aber auch die Mittelmeer-Anrainer eine geringere Rate an Herz-Kreislauf-Erkrankungen aufweisen als die Mitteleuropäer.

Die asiatische Ernährungsweise wird von Medizinern deswegen als günstiger beurteilt, weil der Speiseplan von Japan über China bis nach Malaysia im Durchschnitt noch weniger Fett und mehr Fisch enthält als die Mittelmeerküche.

Fleisch, Fisch, Käse, Eier – Sie brauchen auf nichts davon zu verzichten. Für eine abwehrstarke Darmflora sind allerdings kleine Portionen ideal. Denn satt essen sollte man sich während der Candida-Immundiät an Gemüse, Getreide und Hülsenfrüchten.

Stress

Sie nehmen ausreichend Ballaststoffe, Prebiotics und Probiotics zu sich, machen um Alkohol einen Bogen und rauchen wenig oder gar nicht – aber arbeiten bis in die Nacht, leben ständig unter Druck und hetzen von einem Termin zum nächsten?

Sicher, Sie sammeln mit gesunder Ernährung auf jeden Fall Pluspunkte. Doch nervliche und seelische Dauerbelastung kann das Immunsystem genau so schwächen wie ungesunde Essgewohnheiten.

Bei Stress schüttet der Körper *Adrenalin* und *Kortisol* aus. Was das mit Pilzen zu tun hat, lesen Sie im nächsten Kapitel.

Dauerstress als Wegbereiter

Wer zufrieden mit seinem Leben ist, steckt auch Zwölf-Stunden-Arbeitstage locker weg. Was das mit einer Pilzerkrankung zu tun hat? Pilzerreger bekommen nur dann eine Gelegenheit, in den Körper einzudringen, wenn das Immunsystem nicht auf der Hut ist. Und das Immunsystem leidet, wenn der Mensch seelisch in die Klemme gerät.

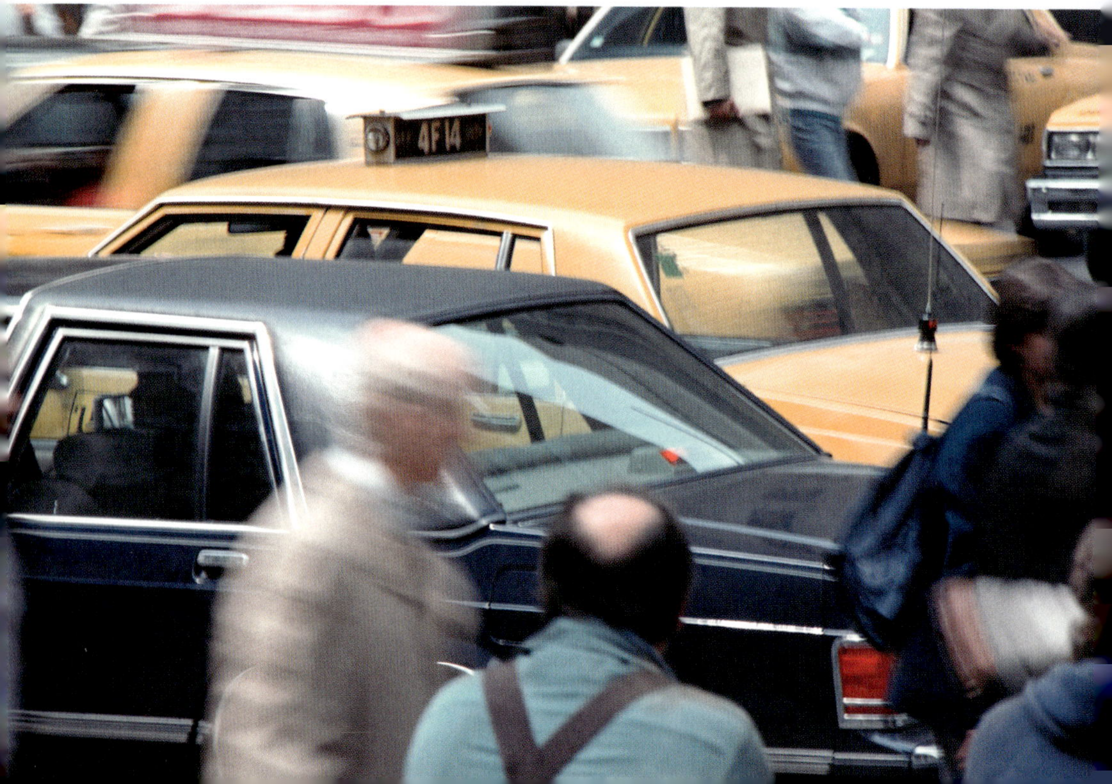

Unterschätzte Alltagsprobleme

Wird im Kollegenkreis gemobbt, misslingen wichtige Projekte, nimmt der Stapel von Unerledigtem trotz langer Arbeitsstunden niemals ab oder herrscht zu Hause ständig Streit, kann seelischer Druck der Gesundheit schaden.

Vor allem gilt Dauerstress als ein Wegbereiter für den Ausbruch und die Rückkehr einer Pilzinfektion. Was den Nerven und dem Gemüt des Menschen schadet, dämpft auch die Abwehrkräfte. Die Körpersysteme sind so eng verzahnt, dass einige der Nervenbotenstoffe vom Immunsystem mitbenutzt werden.

Aber keine Sorge: Mit neuen Erkenntnissen und ein paar kleinen Verhaltensänderungen lässt sich gegen Stress eine Menge tun. Was genau, lesen Sie auf den nächsten Seiten.

Power für Gehirn und Seele

Pilze bekommen nur dann eine Gelegenheit, in den Körper einzudringen, wenn das Immunsystem »schläft«. Und die Abwehrkräfte sinken, wenn die Seele leidet.

Für eine gute seelische Kondition kann man vieles tun. Zum Beispiel so etwas Einfaches wie darauf zu achten, dass man regelmäßig etwas Gesundes isst. Werden dem Körper alle nötigen Nährstoffe in regelmäßigen Abständen geliefert, fühlt man sich ausgeglichen und energiegeladen.

Hungrige Menschen dagegen wirken übellaunig und unattraktiv, bekommen eher Ärger mit Kollegen und Vorgesetzten. Wer anstelle einer ausgewogenen Mahlzeit eine Tüte Bonbons vernascht, kommt nicht besser in Form. Oft steigt der Blutzucker in solchen Fällen steil an und fällt kurze Zeit später wieder zurück. Das bringt das »Orchester« der Nervenbotenstoffe in Unordnung.

Dagegen geben ein Teller Gemüsesuppe, ein großer Salat oder ein Vollkornbrot-Sandwich mit einem Glas Tomatensaft für die nächsten Stunden genug Kraft, um schwierige Aufgaben mit einem Lächeln zu lösen.

Futter für die grauen Zellen

Die Zeit, die man sich für einen entspannten Imbiss gönnt, holt man schnell wieder auf, weil das Denken nach einer ausgewogenen Mahlzeit viel leichter fällt.

Obwohl das Gehirn im Schnitt nur etwa drei Pfund wiegt, also weniger als zwei Prozent des Körpergewichts bildet, verbraucht es rund 20 Prozent der Kalorien. Kein Wunder, dass nährstoffarmes Fastfood und lange Abstände zwischen den Mahlzeiten Stimmung und Leistungsfähigkeit negativ beeinflussen. Doch nicht nur Kalorien müssen her, damit der Gefühlshaushalt funktioniert.

Viel Arbeit und keine Zeit zum Essen? Die halbe Stunde, die man sich für einen entspannten gesunden Imbiss gönnt, holt man schnell wieder auf, weil Denken und Handeln danach viel leichter fällt.

Eine Vielzahl von Mineralstoffen, Spurenelementen und Vitaminen arbeiten an der Energieproduktion und der Leistungsfähigkeit der Nerven mit. Werden sie zu spärlich geliefert, verlassen uns Antriebskräfte und gute Laune. Der Stoffwechsel schaltet auf Sparflamme, für einen schnellen Start am Morgen zum Beispiel reicht es dann nicht mehr.

So stört der Mangel an Eisen die Sauerstoffversorgung im Gehirn, die Betroffenen fühlen sich müde und unkonzentriert. Fehlen dem Körper – was recht häufig vorkommt – B-Vitamine, weigern sich die Zellen, Kohlenhydrate und Fette in Energie umzuwandeln – wir fühlen uns schlapp und können uns nicht konzentrieren.

Das Risiko, eine Pilzerkrankung zu bekommen, steigt auch, wenn gesunde Lebensmittel über einen längeren Zeitraum durch zu viele Süßigkeiten verdrängt werden. Überforderte Menschen essen jedoch häufig zu viele süße Sachen, um ihren *Serotoninspiegel* hochzufahren – als »Beruhigungsmittel« gegen den Alltagsstress.

Forscher kennen diesen Zusammenhang zwischen Essen und Seele schon lange. Denn unsere Nervenzellen reagieren auf alles, was auf unserem Speisezettel steht, mit der Produktion von Botenstoffen.

WENN DER DARM VERRÜCKT SPIELT

Unser Verdauungssystem besitzt ein ausgeprägtes Nervengeflecht, das wie ein zweites Gehirn sensibel auf äußere Einflüsse reagiert. Wie stark der Bauch auf bedrohliche Situationen reagiert, haben viele Menschen schon erfahren, wenn sie beispielsweise im Prüfungsstress dauernd »rennen« müssen. Panik und Dauerstress beginnen zwar im Kopf, aber sie machen den Bauch krank.

Millionen von Nervenzellen nehmen Reize auf, verarbeiten die Informationen und schicken Botschaften durch den Körper. Steht ein Mensch unter Stress, ausgelöst etwa durch Dauerlärm, Angst oder berufliche Überforderung, werden Hormone ausgeschüttet, die die Arbeit der Nerven im Verdauungstrakt ganz erheblich verändern. Das Nervengeflecht leidet unter negativen Außenreizen so sehr, dass schließlich Fehler bei der Übertragung von Botschaften entstehen, die den ordnungsgemäßen Ablauf im Darm beeinträchtigen.

Der Darm spielt verrückt – er verkrampft, wird schlecht durchblutet und geschwächt. Die sonst für Keime unüberwindliche Barriere der Darmwand bekommt »Löcher«. Erst jetzt sind Pilze im Stande, diese Barriere zu durchdringen. Sie heften sich mit einem »Klebstoff« aus *Peptiden* (Eiweißstoffen) fest an die Darmwand und beginnen, den Körper zu erobern.

Wenn Sie unter Stress stehen und Ihr Darm rebelliert, haben die krank machenden Hefepilze leichtes Spiel.

Gute Laune durch Kohlehydrate

Griechische und chinesische Heilkundige glaubten bereits vor mehr als 2 000 Jahren an Körpersäfte, die das Gemüt der Menschen bestimmen. Tatsächlich produzieren unsere Nerven beflügelnde »Elixiere«. Es handelt sich um Botenstoffe, die man als Nervenhormone und *Neurotransmitter* bezeichnet. Sie schwirren auf Nerven- und Blutbahnen hin und her. Ihr Mix macht high und überglücklich oder ruhig und ausgeglichen. Ist er ungünstig zusammengesetzt, fühlt man sich wie gelähmt, dann vermiesen Stimmungstiefs und Ängste das Leben.

Fehlt es dem Körper an B-Vitaminen, weigern sich die Zellen, Kohlenhydrate und Fette in Energie umzuwandeln. Die Folge: Erschöpfung und schwache Abwehrkräfte.

Die wichtigsten Botenstoffe stellt der Körper aus Nahrungsbestandteilen her. Stimmung und Tatkraft werden also unmittelbar von der Ernährungsweise beeinflusst. So produzieren Nervenzellen zum Beispiel umso mehr Substanzen, die unser Wohlbefinden stärken, je mehr Kohlenhydrate wir essen.
Das Hormon *Serotonin* spielt dabei eine Schlüsselrolle. Als Botenstoff (Neurotransmitter) sagt es dem Gehirn, wann wir satt sind und sorgt gleichzeitig für wohlige Entspannung und gute Stimmung.

Leidet der Darm unter Stress, bekommen krank machende Pilze ihre Chance. Beim gesunden Menschen schwimmen sie harmlos im Speisebrei mit. Lassen die Abwehrkräfte nach, heften sie sich mit einem »Klebstoff« aus Peptiden (Eiweißstoffen) fest an die Darmwand und beginnen den Körper zu erobern.

HUMOR ALS THERAPIE

Kein Witz – Lachen ist wirklich oft die beste Medizin. Was das mit Pilzen zu tun hat? Ganz einfach: Wer wegen Dauerstress und Kummer eine geschwächte Immunabwehr hat, wird schneller Opfer der Plagegeister. Und dass Lachen ein probates Mittel gegen Kummer ist, weiß nicht nur der Volksmund. Auch Psychologen und manche Ärzte schwören inzwischen darauf, dass Humor heilen kann.
So genannte Psychoimmunologen beschäftigen sich damit, wie sich gute Laune gegen Immunschwäche und daraus entstehende Krankheiten einsetzen lässt. Die Wissenschaftler konnten unter anderem nachweisen, dass echte Frohnaturen seltener an Erkältungen leiden als notorisch Gestresste. Und in Kinderkliniken steigen die Heilungschancen dramatisch, wenn dort Clowns ihre Faxen machen.
Lachen auf Kommando fällt natürlich nicht so leicht, vor allem, wenn man schon unter Stress steht. Aber wozu gibt es Komödien? Gerade, wenn Ihnen der Sinn gar nicht nach Lachen steht, können witzige Filme, TV-Serien oder humorvolle Bücher kleine Wunder wirken. Probieren Sie es einfach mal aus – Sie werden sehen: Selbst bei echtem Kummer und total mieser Stimmung kann man oft gar nicht anders als zumindest zu schmunzeln.
Und schon werden Botenstoffe und Hormone aktiv, die Stresshormone bekämpfen und damit das Immunsystem stärken.

Wie die Kohlenhydrate auf unsere Gemütsverfassung einwirken, haben Forscher viele Jahre lang genau untersucht. Sie stellten fest, dass Menschen, die reichlich stärke- und B-vitaminreiche Vollkornprodukte essen, ausgeglichen und entspannt sind.
Ein eiweißreiches Essen (zum Beispiel ein Steak) fördert andere Botenstoffe, die aufmerksam, konzentriert, aber auch angespannt machen.

Leben ohne Stress-Verstärker

Was tun Sieger im Job und im Privatleben, um harte Zeiten locker zu überstehen? Sie verzichten auf koffeinhaltige Getränke!
Im Büro greifen viele zur Kaffeetasse oder zur Coladose, um die Müdigkeit zu bezwingen und den Stress zu mildern. Doch tatsächlich bewirkt eine Dauerberieselung mit Koffein genau das Gegenteil. Sie verstärkt und verlängert die Wirkung der Stresshormone. Verzichtet man auf die »belebende« Wirkung, sagt einem der Körper deutlich, wann es Zeit ist für eine Ruhepause. Dann gerät der Schlaf tiefer und erholsamer, der Organismus bekommt die Möglichkeit »Verschleißteile« zu reparieren.
Auch die Sucht nach Süßigkeiten ist ohne koffeinhaltige Getränke besser in den Griff zu bekommen. Denn die zittrige Unruhe, von einem Übermaß an Koffein verursacht, löst den Wunsch nach der beruhigenden Wirkung der Kohlenhydrate durch das *Serotonin* aus. Die Kombination von Zucker und Koffein wirkt wie Doping, das den Körper veranlasst, die letzten Kraftreserven zu mobilisieren.
Was er jedoch in harten Zeiten eigentlich braucht, um den Rückfall einer Pilzerkrankung zu verhindern, sind Ruhe und »langsame« Kohlenhydrate aus ballaststoffreichen Lebensmitteln. Sie stimmen das »Orchester« der Nervenbotenstoffe auf eine angenehme Melodie ein. Dann bekommen die Invasoren aus dem Darm bestimmt keine Chance.

Was kann man tun, um harte Zeiten im Beruf und im Privatleben locker zu überstehen? Auf koffeinreiche Getränke verzichten! Denn eine Dauerberieselung mit Koffein verlängert die Wirkung der Stresshormone.

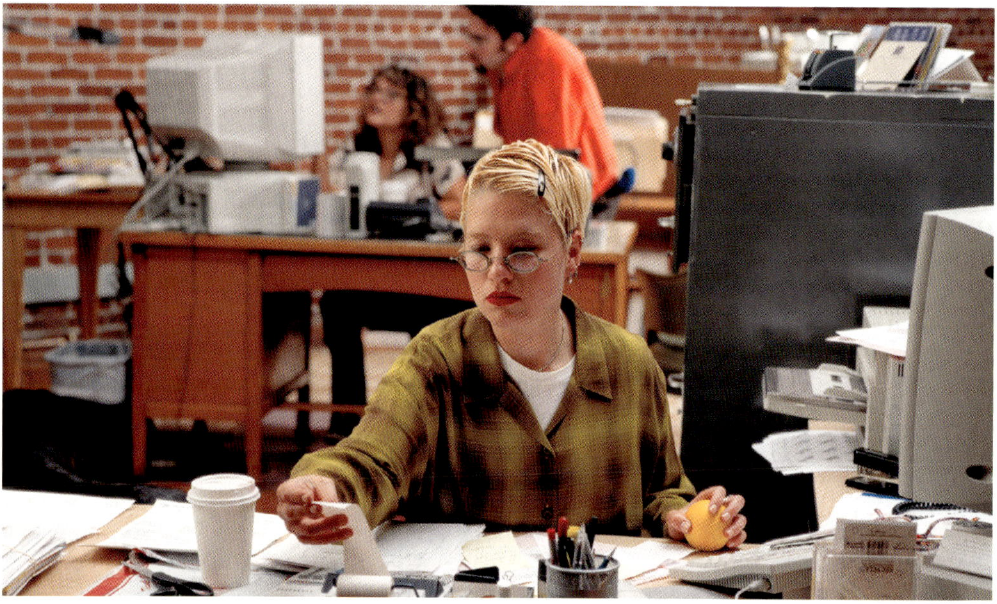

Bei Stress im Job viel Kaffee trinken, um wach zu bleiben? Diese Kombination schadet Ihnen mehr, als sie nützt.

Wichtige Lebensmittel und Nahrungsergänzungsprodukte

Mit der »richtigen« Auswahl der Lebensmittel, die wir täglich zu uns nehmen, tun wir weit mehr, als uns nur mit einer bestimmten Menge an Energie zu versorgen.

- Wichtig für alle, die kräftezehrende Jobs haben oder privat unter Druck stehen: Gemüse, roh, kurz gegart oder als Saft sollte bei jeder Hauptmahlzeit dabei sein. Früchte und Fruchtsaft kommen erst nach der Candida-Immundiät wieder auf den Speiseplan und leisten dann natürlich wertvolle Dienste. So lässt sich ein stressbedingt hoher Bedarf an Vitaminen, Mineralstoffen und anderen Mikronährstoffen decken.
- Morgens sollten Vollkornprodukte, Brot oder Müsli, abends Kartoffeln, Reis oder Teigwaren im Mittelpunkt stehen. Eine kohlenhydratreiche Mahlzeit am Abend hilft, nach einem anstrengenden Tag zur Ruhe zu kommen.

Wer über längere Zeit unter hohem Druck gestanden hat, verdient eine Pause. Ideal ist es, für einige Tage, zum Beispiel für ein langes Wochenende, aus der gewohnten Umgebung herauszugehen und richtig abzuschalten.

- Mittags am besten fettarm und eiweißreich essen. Zwischen einer Portion Fisch, magerem Fleisch, Ei, Quark oder Hüttenkäse wählen und mit Salat oder Gemüse kombinieren. Eine solche eiweißreiche Mahlzeit unterstützt die Konzentration und stabilisiert die Stimmung am Nachmittag.

ZEIT FÜR ERHOLUNG

Wer über längere Zeit unter hohem Druck gestanden hat, verdient eine Pause. Ideal ist es, wenn man die Möglichkeit hat, für ein paar Tage »die Seele mit den Beinen baumeln« zu lassen: Entweder zu Hause das Telefon abstellen und sich nur um die eigenen Bedürfnisse kümmern, oder wegfahren und sich ein »Verwöhnprogramm« gönnen.
Verzichten Sie in dieser Erholungszeit konsequent auf Koffein und Zucker, damit Ihr Körper richtig umschalten kann. Werden Sie deswegen müde – schlafen Sie einfach, bis Sie genug haben. Auch das gehört zur Erholung.

Haben Medikamente die lästigen Mitbewohner besiegt, fühlt man sich großartig. Doch sind Rückfälle leider nicht selten. Parasitäre Pilze bereiten ihre Rückkehr frühzeitig mit chemischen Tricks vor.

Sekundäre Pflanzenstoffe fürs Immunsystem

Karotten und Co. sind nicht nur darum gesund für Pilzpatienten, weil sie reichlich Ballaststoffe enthalten und damit die Darmflora aufmöbeln. Sie helfen auch dabei, das Immunsystem wieder auf Trab zu bringen. Denn Gemüse und auch Obst (das aber erst nach erfolgreicher Bekämpfung der Schmarotzer wieder auf den Tisch kommen sollte) enthalten wichtige Bio-Stoffe. Die so genannten sekundären Pflanzeninhaltsstoffe – kurz SPS genannt – haben Wissenschaftler erst vor relativ kurzer Zeit entdeckt. Sie unterstützen das Immunsystem dabei, Pilze und andere Krankheitserreger abzuwehren:

- Stars unter den SPS-Lieferanten sind Knoblauch, Zwiebeln, Porree und andere Mitglieder der Zwiebelgewächs-Familie: Vor allem von den darin reichlich enthaltenen *Sulfiden* weiß man inzwischen, dass sie gezielt das Immunsystem anregen.

- Manche Forscher meinen, nach Tierversuchen Anhaltspunke dafür zu haben, dass besonders die Bitterstoffe *(Saponine)* auch beim Menschen zum einen vorbeugend gegen Darmkrebs wirken und zum anderen vermutlich vor Pilzinfektionen schützen. *Saponine* stecken besonders in Hülsenfrüchten, Spinat, Spargel und Hafer.

Das Risiko, eine Pilzerkrankung zu bekommen, steigt, wenn gesunde Lebensmittel über einen längeren Zeitraum durch zu viel Süßigkeiten verdrängt werden.

- *Carotinoide* finden sich vor allem in orange-gelb-rotem Gemüse und Obst und grünblättrigen Gemüsen. Karotten, Paprika, Broccoli und viele andere Gemüsearten sollen krebshemmend wirken und das Immunsystem stimulieren.
- *Glucosinolate* geben Senf, Kresse, Meerrettich, Rosenkohl und anderen Kohlgemüsen das typische Aroma. Unter anderem sollen sie auch das Immunsystem stärken.

Mineralstoffe und Vitamine als Nervennahrung

Wer trotz hoher Belastung leistungsfähig bleiben möchte, muss auf die richtigen Nährstoffe achten. Haben Sie das Gefühl, gesundes Essen allein reicht nicht aus, hilft der Gang in die Apotheke oder ins Reformhaus dabei, Mangelzustände auszugleichen.

- Jod Etwa jeder dritte Bundesbürger leidet unter Jodmangel. Der maritime Mineralstoff feuert den Stoffwechsel an und sorgt dafür, dass Kalorien verbrannt und nicht als Fett abgelagert werden. Jod stärkt sowohl die geistige als auch die körperliche Fitness. Top-Lieferanten sind jodiertes Kochsalz und Seefisch. Tabletten sollten Sie nur nach Rücksprache mit dem Arzt einnehmen.
- Magnesium Muskeln und Nerven geraten ohne ausreichende Mengen des Mineralstoffs Magnesium geradezu in »Panik«, Muskelkrämpfe und Nervosität sind die Folge. Je mehr Geist und Körper beansprucht werden, desto größer ist der Bedarf. Studien zeigen, dass Menschen schon bei geringem Magnesiummangel angespannt auf Lärm und Anforderungen reagieren. Bei hoher Belastung ruhig zur Pille greifen.

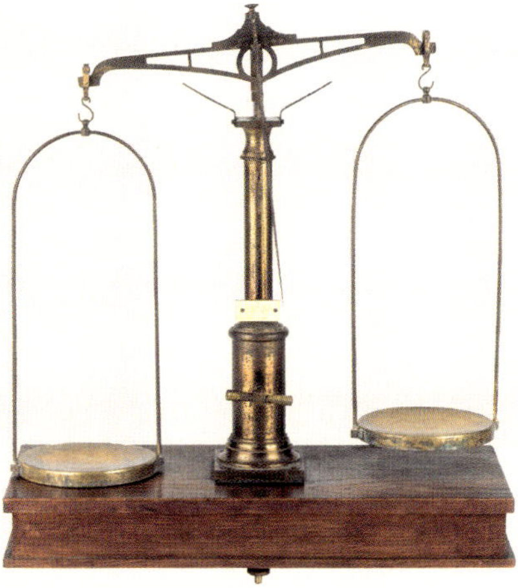

Nahrungsergänzungsstoffe bekommen Sie in der Apotheke oder im Reformhaus.

- **Folsäure** Vor kurzem entdeckten Forscher, dass einige Menschen wegen ihrer Gene erheblich mehr vom B-Vitamin Folsäure benötigen als andere. Nach Schätzungen der Experten ist jeder Zwanzigste von uns ein solcher »Großverbraucher«. Wer Genaues über seinen Bedarf wissen möchte, lässt beim Arzt seinen *Homocysteinspiegel* prüfen.

  Ist der Spiegel erhöht, besteht unter anderem ein größeres Risiko, an Alzheimer zu erkranken. Bestimmte Vitamine können das Gift aber abbauen. Ist der Laborwert erhöht, empfiehlt sich daher ein Nahrungsergänzungsmittel mit Vitamin B_6, B_{12} und mindestens 400 Mikrogramm Folsäure.
- **Inulin** Der Ballaststoff aus der Zichorienwurzel (Chicorée) stärkt das Immunsystem, weil er die nützlichen Bifidus-Bakterien im Darm fördert. Inulin sieht aus wie Zucker und verschwindet spurlos in Flüssigkeiten und Speisen, denn das weiße Pulver ist wasserlöslich.

  Der natürliche Ballaststoff dämpft Hungergefühle, weil er den Anstieg des Zuckers im Blut dämpft, also den *glykämischen Index* einer Mahlzeit senkt, zusätzlich den Blutzuckerspiegel und den Cholesterinspiegel reguliert. Die Wirkung ist gut

Wenn es gar nicht anders geht und man das Gefühl hat, gesundes Essen allein reicht nicht, hilft ein Nahrungsergänzungsmittel, Nährstoffmängel auszugleichen.

erforscht. Industrieprodukte werden zunehmend mit Inulin angereichert. (→ Mehr über Inulin auf Seite 238).

- Alpha-Liponsäure Apotheker verkaufen die vitaminähnliche Substanz seit Jahrzehnten rezeptfrei als Diabetikerpräparat gegen Nervenstörungen. Der ungiftige Stoff stärkt den Energiestoffwechsel, senkt auf sanfte Art den Blutzuckerspiegel und wirkt belebend.

Ohne ausreichende Mengen des Mineralstoffs Magnesium geraten Muskeln und Nerven in Panik – Muskelkrämpfe und Nervosität sind die Folge. Je mehr Geist und Körper beansprucht werden, desto größer ist der Bedarf.

ALGEN: GEMÜSE AUS DEM WASSER

Der Trend zu asiatischen Wellness-Ideen macht essbare Meerespflanzen für viele Leute interessant. Vor allem japanische und koreanische Restaurants bieten Algengerichte an. Sie servieren die dunklen hauchdünnen Nori-Algen als Hülle für Maki-Röllchen, die breitblättrige Kombu-Alge dient als Suppengrundlage und die frisch schmeckende Wakame kommt vielerorts in den Salat oder in Suppen.

Spezialitätengeschäfte verkaufen diese Meeresgemüse getrocknet als Lebensmittel. Apotheken und Naturkostläden bieten Mikroalgen wie »Clorella« , »Dunaliella Salina« und »Spirulina« wegen ihrer »biostimulierenden« Wirkung getrocknet in Kapseln an.

Von den rund 10 000 Algenarten eignen sich nur etwa hundert zum Essen. Nicht nur Vegetarier und Anhänger der makrobiotischen Küche rühmen sie für ihren Reichtum an Vitaminen, Ballaststoffen und Mineralstoffen wie Jod, Kalzium und Eisen. Japanische Wissenschaftler finden immer neue gesundheitsfördernde Inhaltsstoffe darin. Algen sind kalorienarm und überaus nährstoffreich, aber keine Wundermittel.

Vorsicht: Das Bundesinstitut für gesundheitlichen Verbraucherschutz in Berlin warnt davor, regelmäßig Algen mit extrem hohem Jodgehalt zu essen, die in Naturkostläden als »Badezusatz« verkauft werden. Sie könnten Menschen mit empfindlicher Schilddrüse schaden. Und kanadische Behörden fanden ein Gift in einer blaugrünen Mikroalge (A. F. A.-Alge), die von Internetanbietern als Wundermittel gepriesen wird.

Liponsäure wird in geringen Mengen vom Körper selbst hergestellt, erlebt aber jetzt als Nahrungsergänzungsmittel wegen ihrer besonderen antioxidativen Wirkungen einen Forschungsboom.

Amerikanische Wissenschaftler meinen sogar, dass sie Alterungsprozesse der Zellen aufhalten kann.

Meeresalgen sollen die Immunabwehr stärken und gelten damit als gute Ergänzung für den Speisezettel von Menschen, die eine Pilzerkrankung hinter sich haben.

Heilpflanzen sorgen für gute Stimmung

Wer unter seelischer Unausgeglichenheit leidet, kann auch auf Pflanzenwirkstoffe zurückgreifen, um sein Nervenkostüm gegen Stress zu wappnen.

- Johanniskraut Bereits vor 300 Jahren beschrieben kräuterkundige Mönche die Wirkung von Johanniskraut gegen Schwermut. Wie kaum eine andere Heilpflanze wurde das gelb blühende Kraut in den letzten Jahrzehnten untersucht. Seine Wirksamkeit ist klinisch nachgewiesen. Der wichtigste Inhaltsstoff – das *Hypericin* – wirkt antidepressiv, angstlösend, belebend und ausgleichend.

  Gute Erfolge zeigt Johanniskraut bei der Winter-, Wechseljahrs- und Altersdepression. Nach neuen Studien verbessert es sogar die Lern- und Gedächtnisleistung, findet Anwendung bei Spannungskopfschmerzen und der Behandlung des Burn-out-Syndroms.

  Präparate aus der Apotheke enthalten Johanniskraut-Extrakt, der auf einen bestimmten Wirkstoffgehalt eingestellt – standardisiert – ist. Die üblicherweise verordnete Dosis beträgt dreimal täglich 300 Milligramm.

  Werden Verhütungsmittel, blutverdünnende Medikamente oder bestimmte Antibiotika eingenommen, sollte man ärztlichen Rat einholen, bevor man ein Johanniskrautpräparat einnimmt.

  Wichtig: Bei schweren Depressionen ist Johanniskraut ungeeignet!

Wer sich gestresst fühlt, klagt häufig auch darüber, dass er nicht schlafen kann. Baldrian gehört zu den traditionsreichen Naturheilmitteln gegen nervöse Unruhe und Schlafstörungen.

- **Baldrian** gehört zu den traditionellen Naturheilmitteln gegen nervöse Unruhe und Schlafstörungen. Präparate gewinnen Heilmittelhersteller nur aus der Wurzel, weil deren Wirkstoffe das Einschlafen erleichtern. Außerdem enthalten Baldrianwurzeln ätherische Öle zur Krampflösung, die bei Darmbeschwerden helfen. Glücklicherweise gibt es so gut wie keine Neben- und Wechselwirkungen. Auch das Reaktionsvermögen wird nicht eingeschränkt. Entscheidend für die gewünschte Wirkung ist die Dosierung. Es empfiehlt sich, etwa eine halbe Stunde vor dem Schlafengehen 600 mg Extrakt einzunehmen. In niedrigen Dosen erzeugt Baldrian einen anregenden und erst bei höherer Dosierung den gewünschten beruhigenden und schlaffördernden Effekt. Eine Besserung der Störungen lässt sich, wie bei den meisten Pflanzenextrakten, erst nach einigen Tagen feststellen.
- **Beruhigende Kräutertees** Melisse, Hopfen und Passionsblume wirken angst- und spannungslösend, einschlaffördernd und beruhigend. Schon im Mittelalter sagten kräuterkundige Mönche, dass Hopfen den Zorn vertreibt. Das stimmt allerdings eher im Sinne einer beruhigenden und aufhellenden Wirkung. Die Passionsblume hilft bei Schlaflosigkeit, Nervosität, Erregung und Krampfneigung. Für gute Ergebnisse bei der Behandlung nervöser Beschwerden ist auch die Melisse bekannt. Sie löst Verspannungen und wird neben ihrer beruhigenden Wirkung auch als gutes Schmerzmittel angesehen. Das gilt vor allem bei Menstruationsbeschwerden und Spannungskopfschmerzen.

  Wer vor Unruhe nicht schlafen kann, brüht sich am besten eine Teemischung aus Melissenblättern, Hopfenzapfen und Passionsblumenkraut auf. Zubereitung: Ein bis zwei Teelöffel in einem Teenetz in die Tasse hängen, überbrühen, zugedeckt etwa fünf Minuten ziehen lassen. Der Tee wirkt ausgleichend und beruhigend auf das zentrale Nervensystem.

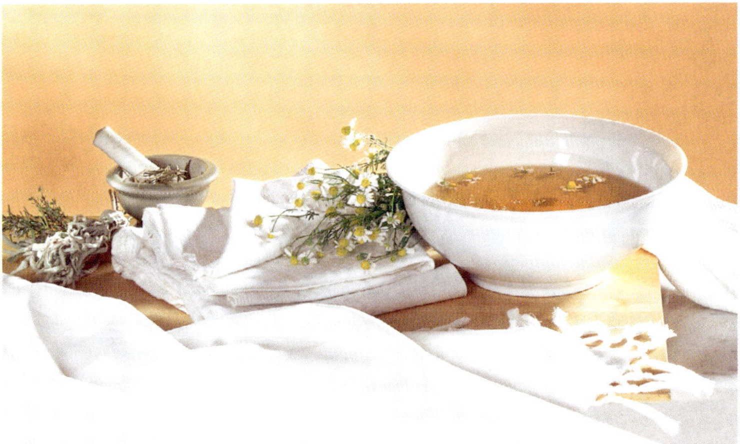

Eine Tasse Kräutertee kann bei Stress und seelischer Belastung Wunder wirken.

Die besten Anti-Stress-Strategien

Wer Rückfälle einer Pilzerkrankung befürchtet, kann mit einer Körpertherapie langfristig etwas für sein seelisch-geistiges Wohlbefinden und damit für die Abwehrkräfte tun. Das Nervensystem reagiert auf wirksame Therapien verblüffend schnell mit Entspannung, die der Darm dann mit gut vernehmbarem Geglucker und Rumoren verkündet. Die lautstarken Äußerungen des Bauchs sind den Behandelten oft richtig peinlich. Ganz zu unrecht, denn Therapeuten hören das Gerumpel gern. Sie erkennen am Plätschern im Bauch, dass sich der Behandelte entspannt und dass das unbewusste (vegetative) Nervensystem die Führung übernimmt.

Fast überall kann man sich für die im Folgenden kurz vorgestellten Therapieformen zu einer Gruppen- oder Einzeltherapie anmelden und eine Probestunde zum Ausprobieren buchen.

Dass der Bauch und die Seele miteinander zu tun haben, merkt man bei Entspannungsübungen ganz schnell. Der Bauch gluckert, wenn die Übungen zu wirken beginnen. Patienten ist es oft peinlich, für Therapeuten ein Grund zum Strahlen.

Atemtherapie

Die Atemtherapie ist eine Methode, körperliche und seelische Spannungen zu lösen. Der Hintergrund: Jeder unserer Atemzüge setzt eine Bewegung im Inneren unseres Körpers in Gang. Das

Ein- und Ausatmen beeinflusst alle Organe, ganz besonders die des Verdauungstrakts, und ist wichtig für den Umlauf des Blutes. Das vegetative Nervensystem wird positiv beeinflusst, bewusstes Handeln und seelischer Antrieb kommen in Einklang.

Yoga für Körper und Geist

In Yogakursen lassen sich Körperübungen erlernen, die den Körper auf Entspannung und Meditation vorbereiten. Dabei kommt dem Verdauungssystem eine besondere Rolle zu: Viele Übungen massieren den Darm und unterstützen so die Arbeit dieses wichtigen Organs. Wer sich auf Yoga einlässt, spürt nach einiger Zeit besser, was seinem Körper schadet und was ihm nützt.

Shiatsu

Shiatsu-Massagen entspannen und wirken ebenfalls insbesondere auf den Verdauungstrakt harmonisierend. Japaner wollen mit dieser traditionsreichen Körperarbeit die Selbstheilungskräfte des Körpers anregen. »Shi« heißt »Finger« und »Atsu« steht für »Druck«. Der Therapeut bearbeitet die Energiebahnen des Körpers und nutzt dabei den Druck der Finger, Hände und Ellbogen. Sanfte Dehnungen und Drehungen können das Ungleichgewicht innerhalb der Energiebahnen ausgleichen.

Egal, ob fernöstliche oder europäische Methoden – bewährte Entspannungstrainings helfen gleichermaßen dabei, das seelische Gleichgewicht zu finden und zu behalten und unsere Abwehrkräfte in Hochform zu bringen.

Autogenes Training

Wer so unter Strom steht, dass er trotz guter Ernährung, pflanzlichen Mitteln und Tees gar nicht zur Ruhe kommt, kann das Entspannen auch unter Anleitung lernen.

Der deutsche Nervenarzt Professor Johannes Heinrich Schultz entwickelte das »Autogene Training« (= »Selbsttraining«) in den Zwanzigerjahren des letzten Jahrhunderts. Das Besondere daran: Nach entsprechender Anleitung kann es jeder für sich und an praktisch jedem Ort ausüben. Außerdem lassen sich mit Autogenem Training nicht nur die Psyche, sondern auch ganz gezielt

bestimmte Körperorgane entspannen. Für Pilzpatienten, die unter Darmbeschwerden leiden, besonders interessant!
Kurse für Autogenes Training bieten Volkshochschulen an. Einzelstunden dieser sanften, aber wirksamen Entspannungstechnik gibt es bei einem Arzt oder Psychologen.

KINO IM KOPF

Positive Gedanken können hilfreich sein, wenn Probleme in Beruf und Partnerschaft zur Dauerbelastung werden. Angenehme Tagträume drängen düstere Gedanken zurück und setzen neue Kräfte frei, die helfen, den Alltag erfolgreich zu gestalten.
Nehmen Sie sich eine Viertelstunde Zeit, und gehen Sie an einen ruhigen Ort. Legen Sie sich bequem hin, schließen Sie die Augen, und schalten Sie das Kopf-Kino ein. Schaffen Sie sich im Geiste die ideale Partnerschaft, machen Sie einen wundervollen Urlaub, oder feiern Sie einen großen beruflichen Erfolg. Konzentrieren Sie sich dabei besonders auf die Einzelheiten, malen Sie sich alles genau aus. Danach werden Sie feststellen: Der Kopf ist wieder frei, Sie fühlen sich ruhig und erfrischt.

Progressive Muskelentspannung

Manche können im Alltag überhaupt nicht mehr abschalten, Entspannung ist unmöglich. Diese Menschen entspannen nur durch körperliche Anspannung. Das klingt paradox, basiert aber auf einer Erkenntnis des amerikanischen Psychologen Edmund Jacobson. Er entdeckte schon in den Dreißigerjahren des zwanzigsten Jahrhunderts, dass stark gestresste Menschen körperlich immer sehr verspannt sind: Ein entspannter Mensch leidet kaum unter Stresssymptomen. Er entwickelte daraufhin diese Methode der »aktiven Entspannung«, bei der man einzelne Muskelpartien nach einem bestimmten Muster erst stark anspannt, um dann völlig loszulassen.
Von den 16 Einzelübungen ist für Pilzpatienten sicher diejenige am effektivsten, die die Bauchmuskulatur entspannt.

Ist der Darm durch eine Pilzerkrankung strapaziert, schafft eine von 16 Übungen der Progressiven Muskelentspannung Abhilfe. Manche Krankenkassen übernehmen sogar die Kosten.

Nach entsprechendem Training – am besten täglich – lassen sich der ganze Körper und ebenso Geist und Seele zur Ruhe bringen. Auch beim Progressiven Muskeltraining gibt es die Wahl zwischen Volkshochschulkursen und solchen bei privaten Therapeuten. Im Gegensatz zum Autogenen Training, das erst nach relativ langer Praxis richtig wirkt, merkt man bei dieser Methode ziemlich schnell einen Effekt. Für Aktive und eher Ungeduldige darum eine interessante Alternative!

ENTSPANNUNG AUF REZEPT

Erkundigen Sie sich bei Ihrer Krankenkasse, ob und welche Kosten für Entspannungskurse sie übernimmt. Befürwortet der Arzt einen solchen Kurs, weil Ihnen durch den Stress Gesundheitsschäden drohen, bezahlen viele Kassen ein Entspannungstraining. Voraussetzung ist meist, dass die Methode bewährt und anerkannt ist, wie das zum Beispiel für Autogenes Training, Progressive Muskelentspannung oder auch Yoga gilt.

Sich pflegen bringt Segen

Mit einfachen Mitteln lassen sich Bauch und Nerven zusätzlich beruhigen. Körperpflege, Selbstmassagen und Saunagänge tragen zum Wohlbefinden bei und helfen, giftige Abbauprodukte unserer ungebetenen Gäste schneller wieder loszuwerden.

Ausgiebig duschen, genüsslich baden, sich von Kopf bis Fuß eincremen oder beim Friseur die Kopfhaut massieren lassen – so wird Körperpflege zum Entspannungstraining.

Besonders günstig sind Bürstenmassagen und Saunagänge, denn beides kann helfen, die toxischen Abbauprodukte von Pilzen schneller wieder loszuwerden. Hinzu kommt, dass auch die Abwehrkräfte angeregt werden – das Immunsystem wird stimuliert.

Wer unter Verdauungsbeschwerden oder Bauchschmerzen leidet, kann mit einer weichen Bürste den Unterbauch kreisförmig massieren und sich so Erleichterung verschaffen. Das wirkt bei Verstopfung leicht anregend auf die Verdauung und hilft ebenfalls, die giftigen Stoffwechselprodukte der Pilze rascher wieder aus dem Körper zu befördern.

Den Bauch beruhigen

Eine einfache und wirksame Art, einen grummelnden Bauch zu besänftigen: Legen Sie Ihre Hände mit den Handflächen nach unten locker auf das so genannte Sonnengeflecht. Das ist die Partie oberhalb des Bauchnabels. Lassen Sie die Hände dort so lange liegen, bis Sie eine angenehme Wärme spüren und die Beschwerden merklich nachlassen.

Diese sanfte Selbstheilung können Sie ausführen, so oft Sie mögen. Am besten funktioniert die Methode, wenn Sie dabei entspannt auf einem Sofa oder Bett liegen.

So hilft Sport

Pilzerkrankungen nehmen seit Jahren zu. Warum das so ist, weiß niemand genau. Es könnte aber durchaus sein, dass unsere »bewegungslose« Lebensweise dabei eine Rolle spielt.

Vieles spricht dafür, dass Pilzerkrankungen durch Bewegungsmangel mit verursacht werden. Sport ist also wichtig. Auch das Nervenkostüm dankt uns Aktivität durch mehr Stabilität.

Lässt man die Muskeln kräftig spielen, kommen Blut und Lymphe in Wallung und tragen dabei Nährstoffe und Immunsignale bis in den entlegendsten Winkel des Körpers. Verbringt man dagegen den Tag am Computer oder im Auto und den Abend vor dem Fernseher, fließen die Körpersäfte langsam dahin, die inneren Organe sind eingeklemmt, ein stundenlang sitzender Körper lässt ihnen kaum Raum zum Arbeiten.

Das schadet auch den Nerven. Denn der größte Teil unserer Nerven hat nur eine Aufgabe, die Steuerung der Muskeln und der Organe. Werden die Muskeln regelmäßig kräftig beansprucht, bleiben auch die entsprechenden Nerven funktionsfähig.

Nur wer sich regelmäßig bewegt und neue Bewegungsabläufe trainiert, genießt uneingeschränkte körperliche Leistungsfähigkeit und schafft die beste Voraussetzung für ein starkes Immunsystem. Muskeltraining hebt nachweislich das seelische Befinden und die Stimmung. Wer sich körperlich anstrengt, fühlt sich hinterher ausgeglichener, ruhiger, gelöster, entspannter und zufriedener als zuvor.

Die Candida-Therapie: Heilung für Pilzkranke

Sie haben begründeten Verdacht, ungebetene Mitesser im Verdauungstrakt zu beherbergen (→ Checkliste auf Seite 16). Was nun? Einfach Ruhe bewahren und sich gründlich untersuchen lassen. Und nicht den Mut verlieren, wenn Sie nicht gleich auf offene Ohren stoßen. Rechnen Sie damit, dass Sie erst ein bisschen suchen müssen, bevor Sie die richtige Behandlung bekommen, falls Ihr Verdacht sich bestätigt. Mit der richtigen Therapie ist der erste Schritt zur Heilung getan.

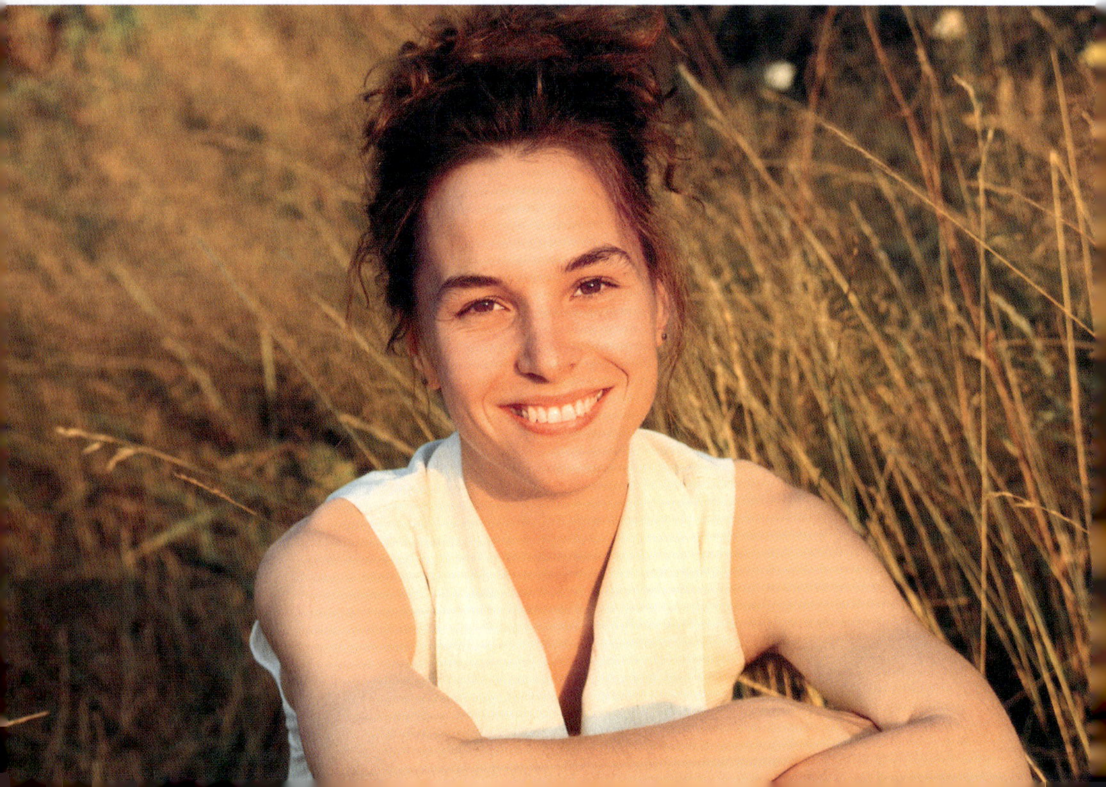

So finden Sie den richtigen Arzt oder Heilpraktiker

Nicht bei jedem Arzt ist das Thema Pilze populär, denn etliche Mediziner vertreten die Auffassung, von Darmpilzen gehe keine Gefahr aus. Tatsächlich macht es manchen Menschen nicht viel aus, wenn sie Hefen im Darm haben – sie leben trotzdem beschwerdefrei. Andere reagieren empfindlicher, selbst bei relativ geringer Pilzbelastung. In jedem Fall aber meinen erfahrene Mikrobiologen, dass jede Störung der Darmökologie durch Pilzbefall zumindest langfristig schädliche Folgen für den Körper und die Gesundheit hat.

Leider kommt es vor, dass Ärzte der »alten Schule« sich mit Pilzen nicht gut auskennen. Wie auch – die *Mykologie* (= Pilzkunde) war in ihrer Ausbildung nie ein Thema; sie ist noch ein sehr neuer Zweig der Medizin.

Aber etliche Mediziner haben sich inzwischen fortgebildet. Wenn Sie Glück haben, finden Sie schnell so einen aufgeschlossenen Vertreter der ärztlichen Zunft. Das kann übrigens ein Arzt jeder Fachrichtung sein, denn noch gibt es keine Spezialisten, die sich auf die Behandlung von pathogenen Pilzen spezialisiert. Ob Internist, Hautarzt oder praktischer Arzt – ist der Mediziner pilzkundig, sind Sie überall in guten Händen.

Bei der Suche nach dem richtigen Therapeuten ist Geduld gefragt. Immer noch erkennen manche Ärzte Pilze als Krankheitsursache nicht an. Daher kann etwas Überzeugungsarbeit nötig sein.

Grundsätzlich stehen die Chancen, mit dem Verdacht auf eine Pilzerkrankung auf Verständnis zu stoßen, bei Ärzten mit einer naturheilkundlichen Zusatzausbildung etwas besser.

Ähnliches gilt für Heilpraktiker und Homöopathen, die sich schon länger mit dem Thema Mikroökologie und Pilzerkrankungen beschäftigen. Was aber nicht heißt, dass sie sich grundsätzlich besser auskennen als Ärzte. Wenn Sie zu einem Heilpraktiker gehen, informieren Sie sich vor der Behandlung über seine Qualifikation. Seriöse Heilpraktiker werden dafür Verständnis haben und Ihnen offen antworten.

Woran Sie einen guten Therapeuten erkennen

Gut, wenn Ihr Therapeut Sie gründlich untersucht, um andere Ursachen für Ihre Beschwerden auszuschließen. Auch eine Bestandsaufnahme früherer Erkrankungen hilft, Ihre Symptome abzuklären.

Dass Sie dann in den richtigen Händen sind, merken Sie nicht nur daran, ob die Therapeutin oder der Therapeut Ihnen zuhört, Ihre Beschwerden ernst nimmt und Verständnis zeigt. Mindestens genauso wichtig sind folgende Dinge:

- Er macht eine *Anamnese*, erkundigt sich also ausführlich nach allen Beschwerden und früheren Erkrankungen.
- Er untersucht Sie gründlich von Kopf bis Fuß, um andere Ursachen für Ihre Beschwerden auszuschließen.
- Er verordnet Ihnen nicht nur das geeignete Medikament, sondern berät Sie auch darüber, wie Sie sich während der Behandlung ernähren sollten.

NICHT IMMER SIND PILZE SCHULD

Eine gründliche körperliche Untersuchung ist deshalb so wichtig, weil manche Symptome einer Pilzinfektion denen anderer, ernster Erkrankungen zum Verwechseln ähneln. Blähungen, Durchfälle oder Verstopfung beispielsweise können auch auf eine Darmkrankheit wie Morbus Crohn, Geschwüre oder einen Reizdarm hinweisen.

Und manche Menschen leiden jahrelang unter Diabetes, ohne es zu wissen. Wegen des hohen Blutzuckerspiegels und der chronisch geschwächten Immunabwehr sind sie besonders anfällig für Pilze. Erst die Pilzerkrankung führt sie zum Arzt, der dann die Ursprungserkrankung entdeckt.

Gefahr erkannt, Gefahr gebannt: Die Diagnose

Wie schon gesagt, tarnen sich Pilze äußerst erfindungsreich. Auch das ist ein Grund, warum ihnen mancher Arzt oder Heilpraktiker nicht auf Anhieb auf die Schliche kommt. Mit den richtigen Methoden lassen sich die Übeltäter jedoch aufspüren. Ihre Vermehrungsfreude ist in diesem Fall ein Vorteil: Im Labor wer-

den ideale Lebensbedingungen für Pilze erzeugt. Bei einem Verdacht auf Pilzbefall züchtet der Laborarzt die Schmarotzer aus einer vom Patienten entnommenen Probe. Schlägt die Zucht an, sind die Verursacher erkannt.
Viele Ärzte und Naturheilkundler untersuchen inzwischen Proben von (beziehungsweise aus) mehreren Körperteilen, um einen möglichst genauen Überblick über Art und Schwere des Befalls zu bekommen.

Unverzichtbar: Die Stuhlprobe

Die älteste und zuverlässigste Nachweismethode bei Darmpilzen ist die Stuhlprobe. Für viele ein buchstäblich anrüchiges Thema. Aber selbst wenn es Ihnen peinlich ist – Ärzte sehen den menschlichen Stuhl als reines Arbeitsmaterial an. Für die Stuhlprobe gibt der Arzt Ihnen ein spezielles Röhrchen und einen Spatel mit nach Hause. Nach dem Gang zur Toilette müssen Sie mit diesem Spatel den Stuhl durchrühren und anschließend kleine Proben an etwa zehn verschiedenen Stellen entnehmen, die Sie in das Röhrchen geben.

Mit einer Stuhlprobe versucht der Arzt den Pilzen auf die Spur zu kommen. Wichtig für den Erfolg: die sorgfältige Entnahme der Probe und ein gutes Labor.

Damit sich Ihre Mühe lohnt, können Sie versuchen, den Pilzen die Tarnung schwerer zu machen. Wer abends vor der Stuhlprobe drei Esslöffel Apfelessig (mit Wasser verdünnt) trinkt, hat bessere Chancen, die Plagegeister am nächsten Morgen zu erwischen. Essig macht es den Pilzen nämlich schwerer, sich an der Darmwand festzuhalten.
Die entnommenen Proben wandern dann ins Labor und werden als »Anzuchtmaterial« verwendet. Wenn Sie etwas Glück haben, hat sich die Überwindung gelohnt, und der Spezialist »erntet« reichlich sprießende Pilze. Damit sind Ursache und Behandlung Ihrer Beschwerden klar.
Haben Sie Pech, ist das Laborergebnis trotz Pilzbefalls negativ. Das kommt vor und kann mehrere Gründe haben: Entweder Sie erwischen beim Entnehmen der Proben zufällig die falschen

Stellen. Oder beim Versand von der Praxis ans Speziallabor ist irgend etwas schief gegangen.

Nützliche Pilze wie beispielsweise Edelschimmel oder Backhefe können bei Empfindlichen ebenfalls Beschwerden auslösen. Dennoch sind sie harmlos und machen keinesfalls krank.

Manchmal misslingt übrigens der Test auch, weil in der Stuhlprobe gutartige, so genannte »zahme« Pilze stecken, die leicht mit Candida verwechselt werden können. Das macht die Diagnose nur unnötig schwer, deshalb streichen Sie am besten Edelschimmel-Käse, Kefir und auch Hefegebäck in den Tagen vor dem Test von Ihrem Speiseplan.

Einige Experten halten die Auswertung nur einer einmaligen Stuhlprobe wegen der vielen möglichen Fehlerquellen für nicht ausreichend aussagekräftig und empfehlen Mehrfach-Tests. Sprechen Sie mit Ihrem Therapeuten vorher darüber, und legen Sie mit ihm zusammen einen Zeitplan fest.

Übrigens: Selbst wenn im Labor nur wenige Pilze im Testmaterial nachweisbar sind, ist eine Behandlung sinnvoll. Denn die Anzahl allein sagt nichts über die Schwere des Befalls aus. Schließlich ist es möglich, dass Sie bei Entnahme der Proben einfach nur wenige Pilze erwischt haben.

Wichtig für die Diagnose von Pilzinfektionen ist ein gutes Speziallabor.

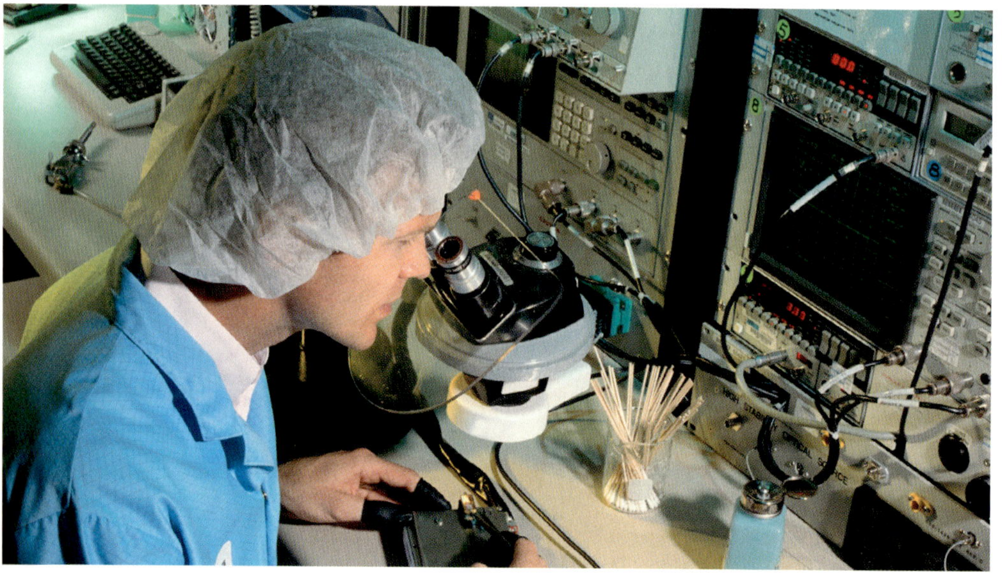

WENN ZAHME PILZE ÄRGER MACHEN

Besonders Empfindliche reagieren auf eigentlich harmlose Verwandte der krank machenden Pilze mit Beschwerden. Haben Sie trotz besiegter Pilzerkrankung weiterhin Probleme mit Magen und Darm, könnten »zahme« Pilze die Ursache sein. Gemeint sind essbare Speisepilze ebenso wie Edelschimmel (in Käse) und unschädliche Hefen, die unter anderem in Brot, Gebäck und Bier stecken. Machen Sie die Probe aufs Exempel: Verschwinden Ihre Beschwerden, wenn Sie konsequent auf Lebensmittel verzichten, die diese Pilze enthalten? Dann ist der Fall klar - probieren Sie aus, was und wie viel Sie Ihrem Körper zumuten können.
Bleibt trotz Verzichts alles beim Alten, dann machen Ihnen höchstwahrscheinlich die schädlichen Pilze weiterhin zu schaffen. Dagegen hilft nur eins - eine erneute Stuhlprobe und die anschließende Behandlung.

Sinnvoll: Proben von Körperflüssigkeit und Gewebe

Tummeln sich Pilze schon länger unerkannt im Darm, liegt der Verdacht nahe, dass sie sich schon auf Niere beziehungsweise Blase ausgebreitet haben. Dann sind sie auch im Urin nachweisbar. Zumindest bei immer wiederkehrenden Blasenbeschwerden mit unklarer Ursache kann sich darum ein Urintest lohnen.
Wichtig für ein eindeutiges Ergebnis: Lassen Sie erst einige Tropfen in die Toilette fallen, bevor Sie den sterilen Behälter füllen. Frauen desinfizieren den Harnausgang am besten, um zu verhindern, dass Scheidenflüssigkeit das Ergebnis verfälscht.
Manche Therapeuten bestehen auch darauf, den Magensaft zu untersuchen sowie einen Abstrich aus der Mundhöhle zu nehmen. Das macht durchaus Sinn, denn letztlich kommen die Pilze ja durch Mund und Magen erst in den Darm.
Haben Frauen außer verdächtigen Verdauungsbeschwerden auch Scheidenentzündungen unklarer Herkunft, kann ein Abstrich aus der Vagina Aufschluss geben.

Anhand eines Bluttests können Ärzte und Naturheilkundler prüfen, ob eine akute Pilzerkrankung vorliegt oder ob sie schon überwunden ist. Antikörper, die der Körper bei einer Infektion bildet, verraten es.

In vielen Fällen hilfreich: Blutproben

Wegen der zahlreichen Gründe für ein Scheitern einzelner Tests ist es durchaus sinnvoll, verschiedene Tests zu machen und diese auch mehrfach zu wiederholen. Denn die Chance steigt, pathogene Pilze zu finden, wenn man auf unterschiedliche Art nach ihnen fahndet.

Wie bei allen feindlichen Eindringlingen gilt auch für Pilze: Der Körper versucht, sich dagegen zu wehren, und bildet so genannte Antikörper. Und genau darauf testen Ärzte das Blut betroffener Patienten mit einem Antikörpertest. Ist er positiv, bedeutet das, dass Sie eine Pilzinfektion haben oder hatten. Ob die Plagegeister noch da oder bereits vom Immunsystem eliminiert sind, verraten zwei ganz bestimmte Bluttests, HAT und IFT genannt. Ein positiver HAT-Test deutet auf eine akute, noch bestehende Infektion hin. Ist nur der IFT-Test positiv, haben Sie eine Pilzerkrankung hinter sich. Findet das Labor bei beiden Tests Antikörper, lässt das den Schluss zu, dass die Pilze Sie sowohl zur Testzeit als auch schon davor belästigt haben.

Die Antikörpertests sind gut geeignet, um selbst perfekt getarnte Pilze »auszuspionieren«. Manchmal versagen aber sogar sie. Das kann daran liegen, dass die Pilzart so grundsätzlich nicht nachweisbar ist – Antikörper gegen *Candida krusei* zum Beispiel lassen sich kaum aufspüren.

PILZEN DIE ZÄHNE ZEIGEN

Zahnzwischenräume und Zahnfleischtaschen sind beliebte Verstecke für Speisereste und damit auch für Pilze. Abgesehen von Spezialmitteln für die Mundschleimhaut, die der Therapeut verordnet, ist darum die ganz alltägliche Zahnpflege ein wichtiges Kapitel bei Pilzerkrankungen. Viele Ärzte empfehlen, die Zähne nach jeder – noch so kleinen – Mahlzeit zu putzen und Zahnseide zu verwenden. Nach dem letzten Putzen abends dann besser nichts mehr trinken außer Wasser.

Wer eine Zahnprothese trägt, reinigt sie am besten sehr penibel und regelmäßig. Falls sich auf den Auflageflächen der Prothese eine Infektion gebildet hat, kann es nötig sein, während der Behandlung ganz auf die Prothese zu verzichten. Das entscheidet der Arzt beziehungsweise Zahnarzt.

Besonders tückisch ist der zweite Grund für einen ergebnislosen Test: Der Patient hat bereits eine so geschwächte Immunabwehr, dass er nicht mehr ausreichend Antikörper bilden kann. Dann schwimmen zwar unzählige Hefen in seinem Darm, aber der Test bleibt trotzdem ergebnislos.

Medikamente sind notwendig

Mit einer Diät allein lassen sich pathogene Pilze nicht erfolgreich vertreiben. Finden sie im Darm keine passenden Nährstoffe mehr, kapseln sie sich ein und warten, bis wieder Nachschub kommt. Im Klartext: Wenn Sie ausschließlich Diät halten, lassen die Symptome bald nach. Sobald Sie aber wieder normal essen, erwachen Ihre Plagegeister zu neuem Leben und werden aktiv. Manche Experten meinen sogar, die Pilze würden durch »Aushungern« mittels einer Diät erst richtig aggressiv. Sie könnten dann auf ihrer Suche nach Nahrung die Darmschleimhaut durchwachsen und sich so im ganzen Körper ausbreiten.

Wirkungsvoll gegen Darmpilze: Nystatin. Dieser fast nebenwirkungsfreie Wirkstoff tötet die Plagegeister dort ab, wo sie nisten, nämlich im Darm. Er geht nicht ins Blut über. Darum dürfen selbst werdende und stillende Mütter Nystatin einnehmen.

Medikamente müssen sein, darüber sind sich Fachleute aller Richtungen einig. Und sie müssen ausreichend lange und in der richtigen Dosis eingenommen werden. Denn Pilze verstecken sich gern in Schlupfwinkeln, zum Beispiel zwischen den Darmzotten. Wenn sie merken, dass ihnen Gefahr droht, weil ihr Wirt ein Medikament einnimmt, sind sie in der Lage, sich dort sozusagen tot zu stellen. Kuriert man die Infektion nicht gründlich aus, überleben einige der Plagegeister in ihrem Versteck und sind ganz schnell wieder obenauf. Prompt kommt dann der nächste Infektionsschub.

Damit es gar nicht erst so weit kommt, hilft also nur eins: Sie müssen mit geeigneten Medikamenten gegen die Plagegeister ankämpfen. Welche das sind, entscheidet natürlich Ihr Therapeut. Mehrere wirksame Stoffe stehen zur Wahl, die je nach Art und Umfang der Pilzerkrankung zuverlässig wirken.

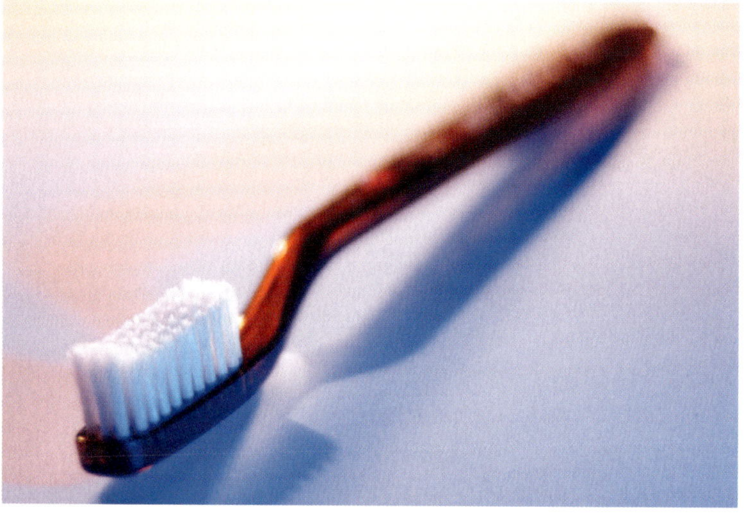

Die richtige Zahnpflege kann Ihnen bei der Bekämpfung von Pilzen wirksam helfen. Nach jedem Essen Zähne putzen gehört dazu.

Sanfte Killer gegen Darmpilze

Der Wirkstoff *Nystatin*, schon Anfang der 50er Jahre von zwei US-Forscherinnen entdeckt, ist noch heute das Mittel der Wahl gegen pathogene Hefen. Er tötet die Pilze zuverlässig ab, ohne nennenswerte Nebenwirkungen. In manchen Fällen kann die Einnahme zwar vorübergehend Verdauungsprobleme verstärken oder zu Übelkeit oder Durchfall führen. Ansonsten wirkt das Mittel aber so sanft, dass Ärzte es sogar Schwangeren und Stillenden sowie Babys bedenkenlos verordnen.

Blähungen, Durchfälle oder Verstopfung müssen nicht unbedingt auf Pilze hindeuten. Manchmal verursacht auch eine Darmkrankheit wie Morbus Crohn oder ein Reizdarm solche Beschwerden.

Der Hauptvorteil von Nystatin: Der Wirkstoff geht nicht ins Blut oder andere Organe über, sondern wirkt ausschließlich im Darm. Dort knackt es gewissermaßen die Außenwand der Pilzzellen, so dass sie nicht mehr überlebensfähig sind und absterben. Nystatinpräparate gibt es unter verschiedenen Namen von diversen Herstellern in Form von Suspensionen, Mundgels, Dragees oder Tabletten. In der Wirkungsweise ähneln sich alle. Wichtig ist nur, dass die Dosierung stimmt: Ein Dragee oder eine Tablette sollte 500 000 I.E. (= Internationale Einheiten) der Substanz enthalten. Üblicherweise verordnet der Therapeut

sechs Tabletten, die verteilt auf die drei Hauptmahlzeiten eingenommen werden. Zusätzlich ist in aller Regel ein Gel notwendig, das gegen die in der Mundhöhle sitzenden Hefen wirkt.
Die Wirkstoffe *Natamycin* und *Amphotericin B* genießen bei Ärzten und Naturheilkundlern ebenfalls einen guten Ruf. Sie wirken ähnlich wie Nystatin, mit dem sie chemisch eng verwandt sind, und haben im Normalfall selten Nebenwirkungen.
Natamycin wird auch bei der Lebensmittelherstellung wegen seiner pilztötenden Wirkung eingesetzt. Beispielsweise verhindern Käsehersteller das Schimmeln ihrer Produkte, indem sie die Rinde mit dem Wirkstoff »impfen«.
Alle drei dieser verhältnismäßig sanften Pilz-Medikamente wirken auch äußerlich angewandt sehr zuverlässig und kommen darum unter anderem als Salbe oder Gel bei Haut- und Nagelpilzen zum Einsatz.

Bei der Einnahme von Medikamenten gegen Pilze ist es besonders wichtig, sich genau an die Anwendungsvorschriften zu halten. Nehmen Sie zu wenig von den Medikamenten, oder halten Sie die Behandlung nicht lange genug durch, melden sich die Schmarotzer ganz schnell wieder.

EIWEISSE ALS PILZ-KILLER?

Auf der Suche nach Mitteln, schädlichen Bakterien und Hefen beizukommen, stießen Molekularbiologen von der Washington University School of Medicine in St. Louis im US-Staat Missouri auf die körpereigenen *Angiogenine*. Bislang galten diese Eiweißmoleküle als Wachstumsanreger von Blutgefäßen. Doch Angiogenine können offenbar noch mehr: Die Forscher fanden heraus, dass sie bei Mäusen und Menschen als Teil der angeborenen Immunabwehr Infektionserreger abtöten können. Besonders interessant sind zwei dieser Proteine, die nicht nur *Pneumokokken* töten, sondern auch Candida-Erreger.
Proteine spielen ebenfalls eine Hauptrolle in der prämierten Diplomarbeit eines Stuttgarter Nachwuchsbiologen. Er untersuchte Proteine, die dem pathogenen Pilz das Einnisten in den Körper ermöglichen. Dazu verglich er zunächst die Proteine des Krankmachers mit denen des nicht krankheitserregenden Pilzes und fand vier, die nur bei *Candida albicans* vorkommen. Ziel seiner Forschungsarbeit ist die Entwicklung spezieller »Blocker«.

Starke Geschütze für den Härtefall

Bei chronisch kranken Patienten mit sehr geschwächter Immunabwehr oder bei Menschen, die schon lange an einer unentdeckten Pilzerkrankung leiden, stellt der Arzt vielleicht eine so genannte *systemische Mykose* fest. Das heißt, dass nicht nur der Darm von gefährlichen Pilzen besiedelt ist, sondern auch andere Organe, wie die Haut, die Scheide, die Blase oder die Lunge. Medikamente, die vorwiegend im Darm wirken, können da natürlich nicht mehr viel ausrichten.

Ebenfalls gute Pilzblocker: Medikamente, die der großen Familie der Azole entstammen. Doch Darmpilze rottet man besser aus, indem man die Azole zusätzlich zu anderen Medikamenten einsetzt.

Therapeuten greifen deshalb zu den so genannten *Azolen*, denn sie gelangen in die Blutbahn und erreichen so auch entlegene Körperteile und Organe. Jeder Wirkstoff dieser Substanzgruppe hat je nach Art und Schwere des Pilzbefalls seinen besonderen Einsatzbereich. Da alle Azole sehr wirksame Medikamente sind, sollten Sie während der Einnahme immer unter ärztlicher Kontrolle stehen und sich an die Anweisungen halten.

Die vier wichtigsten Wirkstoffe stellen wir hier kurz vor:

- *Clotrimazol* heißt der am häufigsten eingesetzte Abkömmling. Das äußerst wirksame Pilzmittel hilft gegen alle pathogenen Pilzarten und zusätzlich gegen bestimmte Bakterien. Ärzte verordnen es hauptsächlich bei Hautpilz, aber auch bei Infektionen der Geschlechtsorgane.
- *Fluconazol* wirkt vor allem bei Organ-Mykosen.
- *Itraconazol* geben Ärzte vorwiegend bei Pilzinfektionen von Haut und Nägeln.
- Als sehr stark wirksam bei Hautpilz gilt das *Bifonazol*. Es tötet die Pilze nicht sofort ab, sondern hemmt ihr Wachstum.

Wichtig: Egal, welches Mitglied der Familie – Azole sind ungeeignet, Darmpilzen den Garaus zu machen! Bei einer ausgeprägten Mykose sollte immer auch Nystatin, Natamycin oder Amphotericin B zum Einsatz kommen und mithelfen, die lästige Pilzerkrankung zu besiegen.

Rückfälle vermeiden

Menschen, die erfolgreich eine Pilzerkrankung bekämpft haben, freuen sich, wenn endlich alle Beschwerden verschwunden sind. Bestätigt dann auch noch der Arzt oder der Heilpraktiker das Aus für die lästigen Mitbewohner, fühlt man sich erst recht großartig. Doch sind Rückfälle leider nicht selten. Parasitäre Pilze sind in der Lage, ihre Rückkehr mit chemischen Tricks sozusagen vorzubereiten. Wer einmal eine Pilzerkrankung hatte, trägt ein erhöhtes Risiko in sich, erneut zu erkranken.

Experten nehmen an, dass einige Menschen sich häufiger mit den Plagegeistern herumschlagen müssen, weil sie eine ererbte Veranlagung in sich tragen, die es den Pilzen leichter macht, das Immunsystem auszutricksen.

Doch es gibt auch einfache Gründe, warum die Pilze wieder zurückkommen: Möglicherweise haben einige Exemplare in schwer zugänglichen Schlupfwinkeln überlebt. Oder Ihr Partner hat Pilze und steckt Sie postwendend wieder an. Auch Ihr Hund oder Ihre Katze können Sie mit Pilzen infizieren. Darum ist es vielleicht notwendig, bei Beginn einer Anti-Pilz-Therapie auch zwei- und vierbeinige Lebensgefährten mitbehandeln zu lassen.

Lassen Sie sich nicht entmutigen, wenn Sie einen Rückfall haben! Das kommt bei Pilzerkrankungen häufig vor, weil die Plagegeister so schwer zu fassen sind. Halten Sie sich an die Anweisungen Ihres Therapeuten und an die Empfehlungen der Candida-Immundiät, dann werden auch Sie Ihre Pilze irgendwann ganz los sein.

Leichtes Training baut Stress ab und stärkt die Immunabwehr.

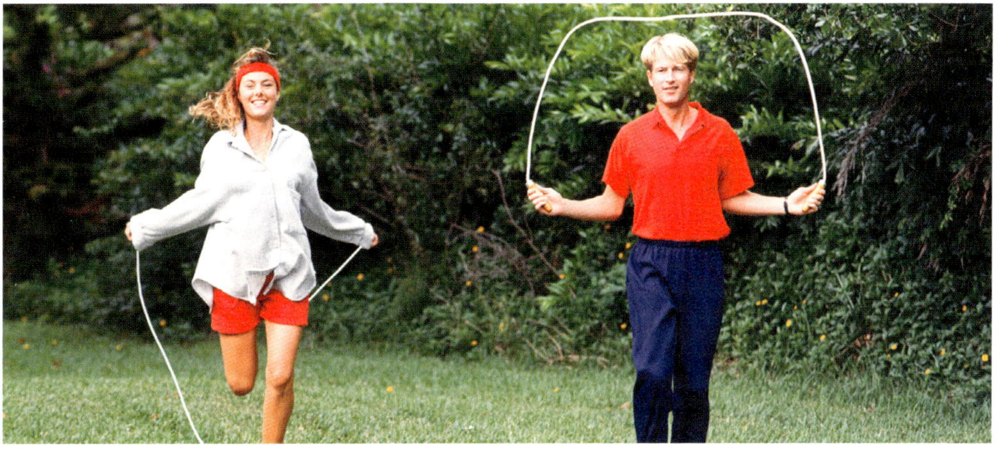

Geht es Ihnen nach der Behandlung und einer Candida-Immundiät rundum gut, sind Sie die Plagegeister wahrscheinlich wirklich losgeworden. Zur Sicherheit machen Sie aber am besten noch eine (hoffentlich letzte) Stuhlprobe, um auszuschließen, dass irgendwo Pilze überlebt haben.

Danach können Sie einiges dafür tun, dass die Plagegeister sich bei Ihnen nicht mehr so leicht einnisten. Nutzen Sie Ihre Erfahrungen aus Therapie und Diätphase. Drehen Sie den Spieß einfach um, und sehen Sie Ihre Erkrankung als Chance, abträgliche Gewohnheiten in den Griff zu bekommen.

Verstärken sich Ihre Beschwerden zu Beginn der Behandlung, ist das eine normale Reaktion. In aller Regel liegt das daran, dass die toxischen Abbauprodukte der absterbenden Pilze Ihrem Körper zu schaffen machen.

Das Immunsystem unterstützen

Wer sich beispielweise daran gewöhnt hat, möglichst wenig Zucker, Alkohol und Nikotin zu konsumieren, der unterstützt seine Abwehrkräfte. Und macht Pilzen das Leben schwer!

Essen Sie nach der Diät weiterhin ballaststoffreiche Kost, mit pro- und prebiotischen Lebensmitteln (→ Seite 33 ff.). So bleibt Ihre Darmflora gesund und kann schädliche Eindringlinge abwehren.

Denken Sie auch daran, sich genügend Pausen zu gönnen; bauen Sie Stress in Beruf und Privatleben gezielt ab. Planen Sie zwei- bis dreimal pro Woche eine Viertelstunde leichtes Training.

Um Rückfälle zu vermeiden, sprechen Sie bei einer bakteriellen Infektion (zum Beispiel einer Halsentzündung) mit Ihrem Arzt ab, ob wirklich ein Antibiotikum genommen werden muss, oder ob Ihr Körper mit der Erkrankung allein fertig werden kann.

Falls sich der Einsatz von Antibiotika nicht vermeiden lässt: Arbeiten Sie mit probiotischen Milchprodukten und am besten auch mit Präparaten aus probiotischen Bakterien (→ Seite 37) gegen den »Kahlschlag« der Darmflora an.

Und zögern Sie nicht zu lange, Hilfe zu suchen, wenn die bekannten Symptome wieder auftreten. Denn je eher die Behandlung einsetzt, desto einfacher und schneller erholen Sie sich von einem Rückfall!

DIE HERXHEIMER REAKTION

Lassen Sie sich nicht ins Bockshorn jagen, wenn sich am Anfang einer Behandlung Ihre Beschwerden verstärken. Es passiert gar nicht selten, dass eine so genannte Erstverschlimmerung auftritt. Sie ist nicht das Zeichen für einen Fehlschlag, sondern bedeutet das Gegenteil: Weil Millionen von absterbenden Pilzen den Körper mit schädlichen Stoffwechselabfällen belasten, reagiert er empfindlich. Verdauungsstörungen, Kopfschmerzen, Müdigkeit und sogar Fieber können Folge eines gezielten Schlages gegen die Pilze sein, die von Fachleuten »Herxheimer Reaktion« genannt wird. Die Beschwerden sollten nach einigen Tagen nachlassen und verschwinden. Fühlen Sie sich sehr unwohl, können Sie mit dem Therapeuten darüber sprechen, ob Sie die Medikamentendosis etwas verringern sollten. Besser allerdings wäre in jedem Fall, diese in seltenen Fällen unangenehme Phase durchzustehen. Vielleicht fällt Ihnen das leichter, wenn Sie zu Beginn der Behandlung ein paar Tage Urlaub nehmen. Dann können Sie problemlos Ruhepausen einlegen, falls die Abwehrreaktionen des Körpers Ihnen sehr zu schaffen machen.

Die Candida-Therapie bietet für chronisch Kranke nicht nur die Möglichkeit, die lästigen Pilze loszuwerden, sondern auch die Situation bezüglich ihrer Grunderkrankung zu verbessern. Denn eine pilzfeindliche Lebensweise ist auch gut für Diabetiker und Menschen mit Herz-Kreislauf-Erkrankungen.

Pilze und chronische Erkrankungen

So genannte »Chroniker«, also Menschen mit einem dauerhaften Leiden – Krebs, einer geschädigten Lunge oder einer Stoffwechselerkrankung –, leiden nicht selten auch unter geschwächten Abwehrkräften. Das macht sie zur willkommenen Beute für krank machende Pilze.

Bestimmte Krankheiten locken sie geradezu an: *Candida albicans* oder *Candida glabrata* werden erst dann richtig gefährlich, wenn der Körper sowieso schon geschwächt ist.

Diabetes und Herzkrankheiten

Ein gewissenhafter Arzt sieht sich bei einem Menschen, der an Diabetes leidet, zuerst einmal die Füße an. Der Grund: Jeder fünfte Patient leidet an einer Degeneration der Nerven, die zu Fehlstellungen des Fußes und zu Druckschäden an der Haut führt. Dort können sich Candida-Infektionen leicht ausbreiten – Fußpilze befallen das geschwächte Gewebe.

Schwimmt über längere Zeit zu viel Zucker im Blut, lockt dies hungrige Pilze an. Außerdem schwächt ein schlecht eingestellter Diabetes das Immunsystem auf so vielfältige Weise, dass die im Darm wohnenden Pilze leichter als sonst ihre Ausläufer ins Gewebe strecken können.

Chronisch Kranke sind besonders gefährdet, das Opfer von krank machenden Hefen zu werden. Speziell Diabetiker sind wegen ihres hohen Blutzuckerspiegels begehrte »Wirte« für Candida albicans und andere Pilze.

Sind Hautnerven geschädigt, bleibt oft auch das typische Jucken aus, das beim Gesunden schnell auf eine Hautpilzerkrankung aufmerksam macht und – hoffentlich – auch einen Test auf Darmpilze nach sich zieht.

Herzkrankheiten, insbesondere der Herzinfarkt, haben auch bei Frauen als Todesursache dramatisch zugenommen. Die Anlage für Herzerkrankungen ist uns oft genug von den Eltern in die Wiege gelegt worden. Doch Gene hin oder her – Störungen des Fettstoffwechsels, die Gefäße und Herz krank machen, entstehen vor allem durch zu üppiges Essen, Bewegungsmangel und Stress – allesamt Faktoren, die auch eine Pilzerkrankung begünstigen.

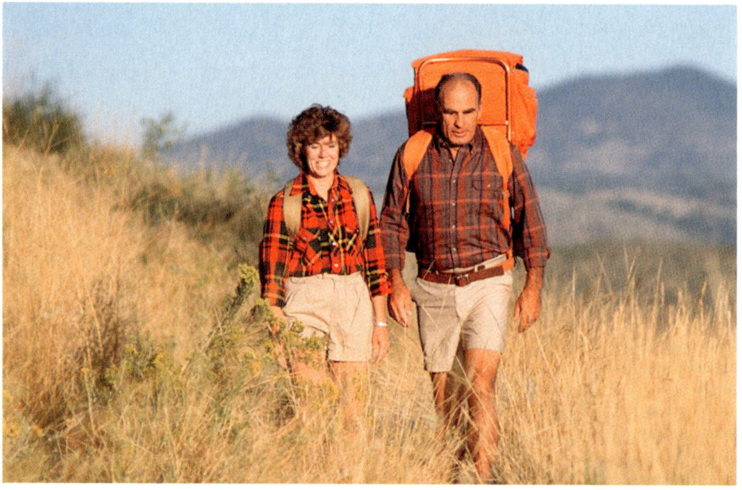

Die richtige Ernährung und viel Bewegung tragen dazu bei, vital und fit älter zu werden.

Ernährungsexperten sind sich einig darüber, dass sowohl für Diabetiker als auch für chronisch Herzkranke naturbelassene, kohlenhydratreiche Lebensmittel wie Hülsenfrüchte, Getreide und Gemüse ideal sind. Die Rezepte der Candida-Immundiät sind darum auch für diese Menschen uneingeschränkt empfehlenswert.

Menschen mit Herz- und Kreislauferkrankungen sind allerdings am besten beraten, wenn sie bei der Candida-Immundiät vorwiegend die fleischlosen Rezepte nachkochen und öfter mal ein Fischgericht auf den Speiseplan setzen.

CANDIDA-IMMUNDIÄT GEGEN CHOLESTERIN

Auch wenn die wachsähnliche Substanz einen miserablen Ruf besitzt, Cholesterin ist nicht giftig, sondern ein lebenswichtiger Baustoff für den Körper. Steigt der Spiegel im Blut jedoch weit über 200 mg an, fließt das Blut schlechter. Ähnliches gilt für »erhöhte Triglyceride«, gemeint sind erhöhte Blutfette. Beide Laborwerte zusammen zeigen eine Belastung für Herz und Kreislauf an. Wer mit natürlichen Methoden gegenhalten möchte, der ist mit der Candida-Immundiät gut bedient, denn sie empfiehlt eine ballaststoffreiche Küche mit reichlich Gemüse und Hülsenfrüchten. Auch der Verzicht auf Zucker und Fruchtzucker hilft, die Blutfette auszugleichen. Wer ein Übriges tun möchte, geht mit Fett sparsam um, verwendet Raps- oder Olivenöl und phytosterinhaltige Diät-Margarine. Langfristig senkt diese Ernährungsweise den Cholesterinspiegel genau so wie ein Medikament. Mit einer fettreduzierten Candida-Immundiät lässt sich der Cholesterinspiegel um bis zu 25 Prozent vermindert und gleichzeitig das »gute« HDL steigern.

Übrigens, bei Eiern dürfen Sie ruhig zugreifen. Früher hieß es: höchstens zwei Stück pro Woche. Doch die als »Hauptverdächtige« für einen zu hohen Cholesterinspiegel gemiedenen Eier wurden inzwischen von Forschern freigesprochen. Der Grund: Das in ihnen enthaltene Cholesterin wird vom Körper kaum aufgenommen.

Wer unter Diabetes oder einer Herzkrankheit leidet, profitiert gleich doppelt von einer Ernährung nach der Candida-Immundiät . Er merzt damit nicht nur Pilze aus, sondern senkt auch seinen Blutzucker- und Cholesterinspiegel auf Dauer.

Erkrankungen der Gelenke

Leidet ein Mensch unter Schmerzen in den Gelenken, können viele ganz unterschiedliche Erkrankungen dahinter stecken. Allein beim Begriff Rheuma unterscheidet die Weltgesundheitsorganisation (WHO) folgende Gruppen:

- Entzündliche Erkrankungen (zum Beispiel *Arthritis*),
- degenerative Erkrankungen (zum Beispiel *Arthrose*),
- Stoffwechselerkrankungen, die Gelenkbeschwerden hervorrufen (zum Beispiel Gicht, *Osteoporose*).

Gelenkerkrankungen wie Arthrose, Arthritis oder Gicht sind schmerzhaft. Und obendrein klassische Pilz-Locker. Denn die Behandlung mit Schmerzmitteln und Entzündungshemmern dämpft die Immunabwehr und öffnet krank machenden Hefen Tür und Tor.

Ursächlich heilen können Ärzte diese schmerzhaften Erkrankungen nur selten. Meist besteht die Therapie aus einer Kombination von Schmerzmitteln, Entzündungshemmern, Kortikoiden und Stoffen, die das Immunsystem dämpfen sollen. Diese Medikamente schwächen die natürlichen Abwehrkräfte und geben auf diese Weise den unterschiedlichen Candida-Arten eine Gelegenheit, in Gelenke einzudringen und dort eine zusätzliche Infektion auszulösen.

Wie häufig solche schmerzhaften Entzündungen durch Pilze wirklich vorkommen, weiß niemand genau. Tatsächlich ist die Zahl der veröffentlichten Fälle in den letzten Jahren stetig gestiegen.

Dänische und amerikanische Wissenschaftler vermuten, dass der zunehmende Verbrauch von Antibiotika, immundämpfenden Medikamenten und der Einbau von künstlichen Gelenken dem Befall durch Pilze Vorschub leistet.

Entweder gelangen die Pilze bei einem Eingriff über das Operationsfeld in den Körper oder sie schwimmen im Blut bis an den Ort, an dem sie sich niederlassen.

Menschen, die von einer so genannten *Candida-Arthritis* befallen waren, berichten, dass es zur Zeit rund vier Jahre dauert, bis die Diagnose »Pilzinfektion« von einem fachkundigen Arzt gestellt wird. Erst dann kann eine Behandlung beginnen.

Sonderfall Gicht

Gicht und die zugrunde liegende Störung des Harnsäurehaushalts gelten heute als dritthäufigster Stoffwechseldefekt in Deutschland. Menschen mit einer Veranlagung zu dieser Erkrankung scheiden die Harnsäure über ihre Nieren nicht zügig aus. Dadurch steigt deren Gehalt im Blut an. Das Risiko, einen Gichtanfall zu erleiden, ist erhöht, wenn die Harnsäuremenge im Blut über sieben Milligramm pro 100 Milliliter Blutserum liegt. Wissenschaftler finden in den durch Gicht geschädigte Gelenken nicht selten Spuren einer Pilzinfektion.

Bei Gichtkranken werden Ärzte häufig fündig, wenn sie die von zu viel Harnsäure geschädigten Gelenke untersuchen. Nicht selten haben sich dort bereits schädliche Pilze festgesetzt.

Was sollten Gichtkranke beachten, wenn sie auf die Candida-Immundiät umsteigen? Halten Sie sich bei tierischen Produkten und Hülsenfrüchten zurück, denn diese enthalten viele *Purine* (= Harnsäure). Wer täglich höchstens ein kleines Stück Fleisch oder Fisch (unter 100 Gramm) isst, muss keinen negativen Einfluss auf den Harnsäurespiegel befürchten.

HARNSÄUREGEHALT IN AUSGEWÄHLTEN LEBENSMITTELN

Lebensmittel	Harnsäuregehalt pro 100 g
Hackfleisch, gemischt	120 mg
Hähnchen	120 mg
Hering	210 mg
Kabeljau	110 mg
Krabben	150 mg
Lachs	170 mg
Miesmuscheln	115 mg
Putenfleisch	170 mg
Rindfleisch	110 mg
Rotbarsch	130 mg
Schweinefleisch	150 mg
Ei, Größe M	3 mg pro Ei

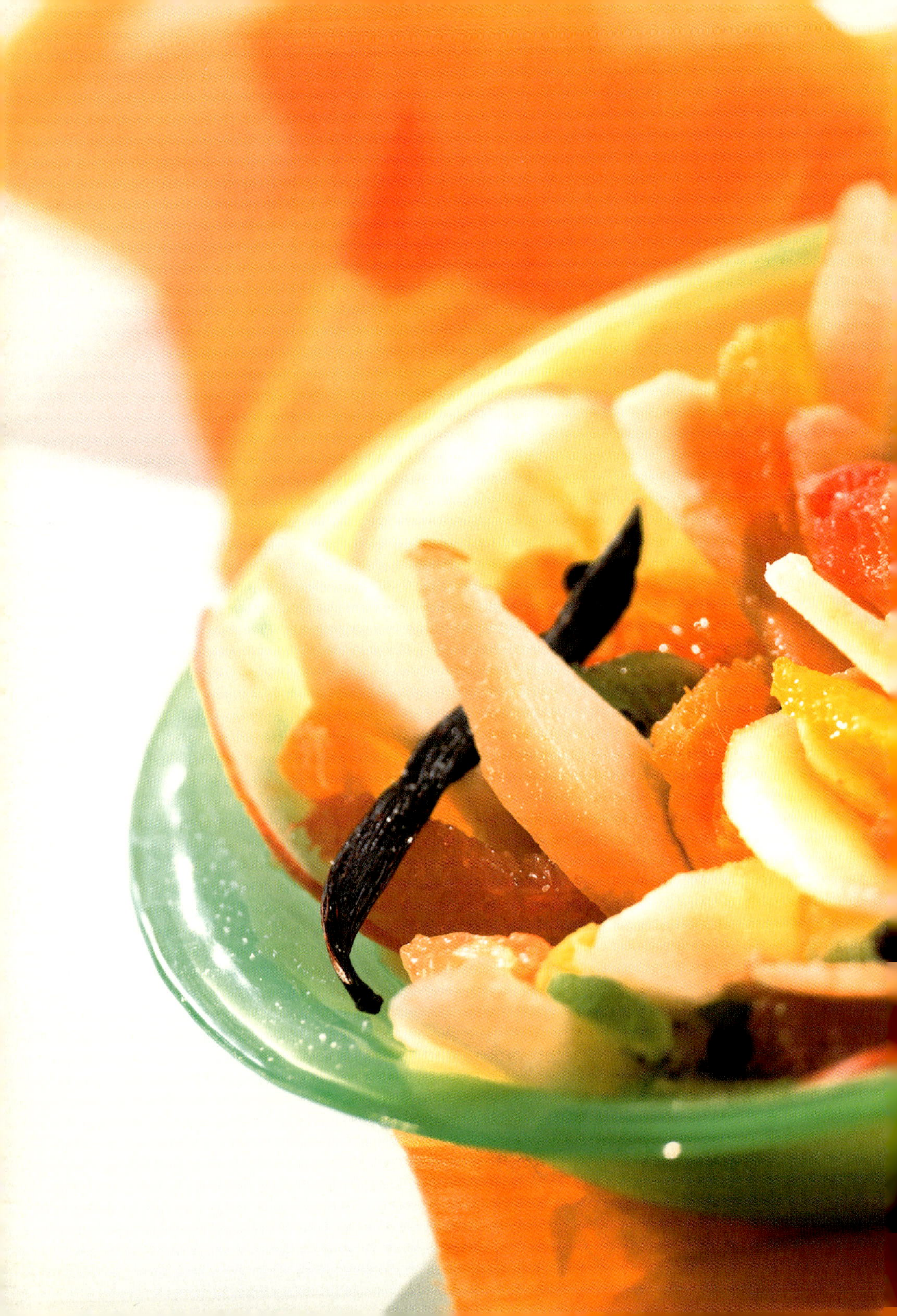

Die Candida-Immundiät

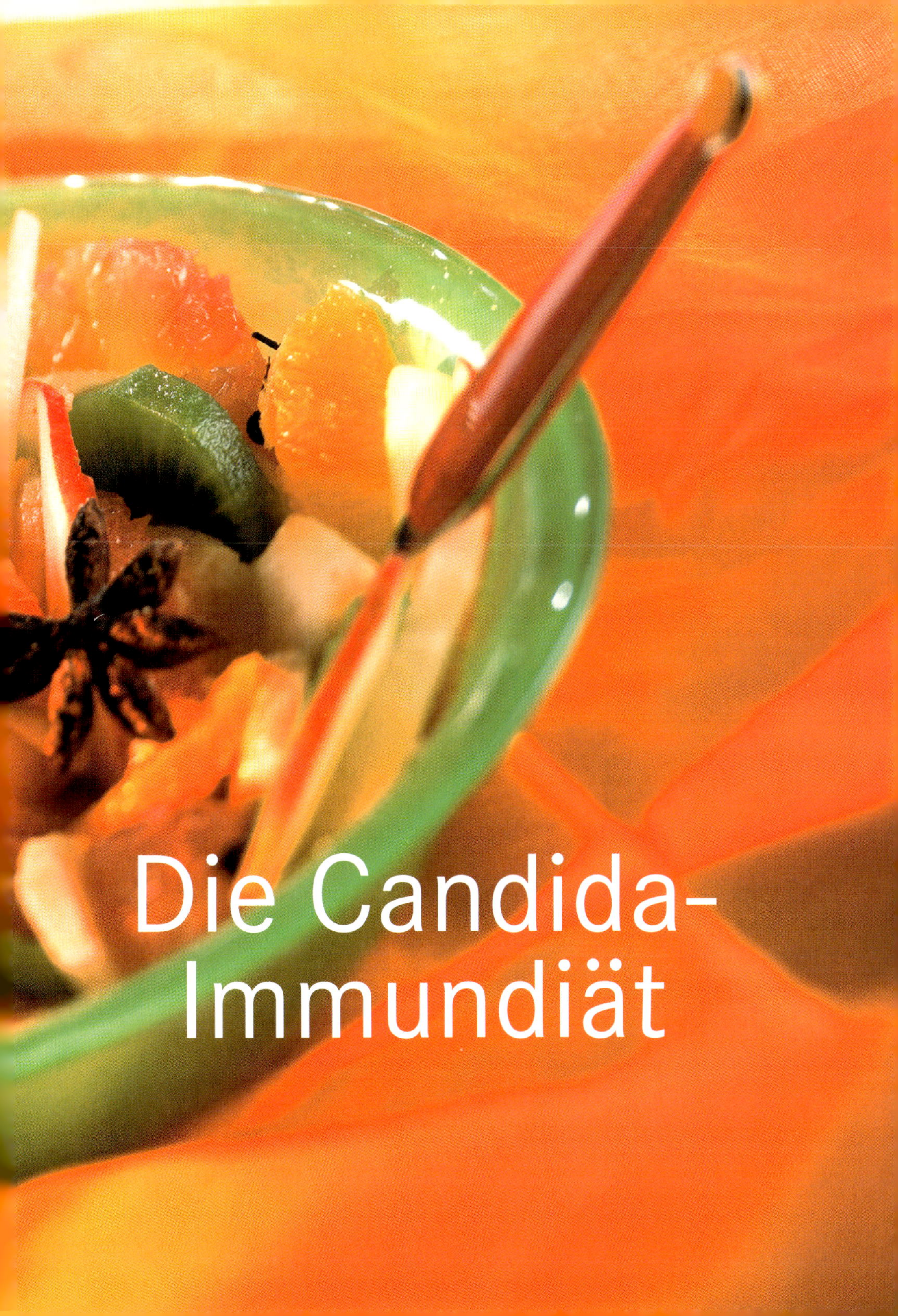

Gesund werden und vorbeugen

Ohne Medikamente ist Pilzen im Darm nicht beizukommen. Doch gesunde Ernährung spielt ebenso eine wichtige Rolle, wenn es um die Nachhaltigkeit beim Kampf gegen Candida und Co. geht. Es liegt nicht zuletzt an unseren Essgewohnheiten, ob Pilze unser Immunsystem austricksen können oder ob starke Abwehrkräfte es ihnen schwer machen, sich bei uns einzunisten.

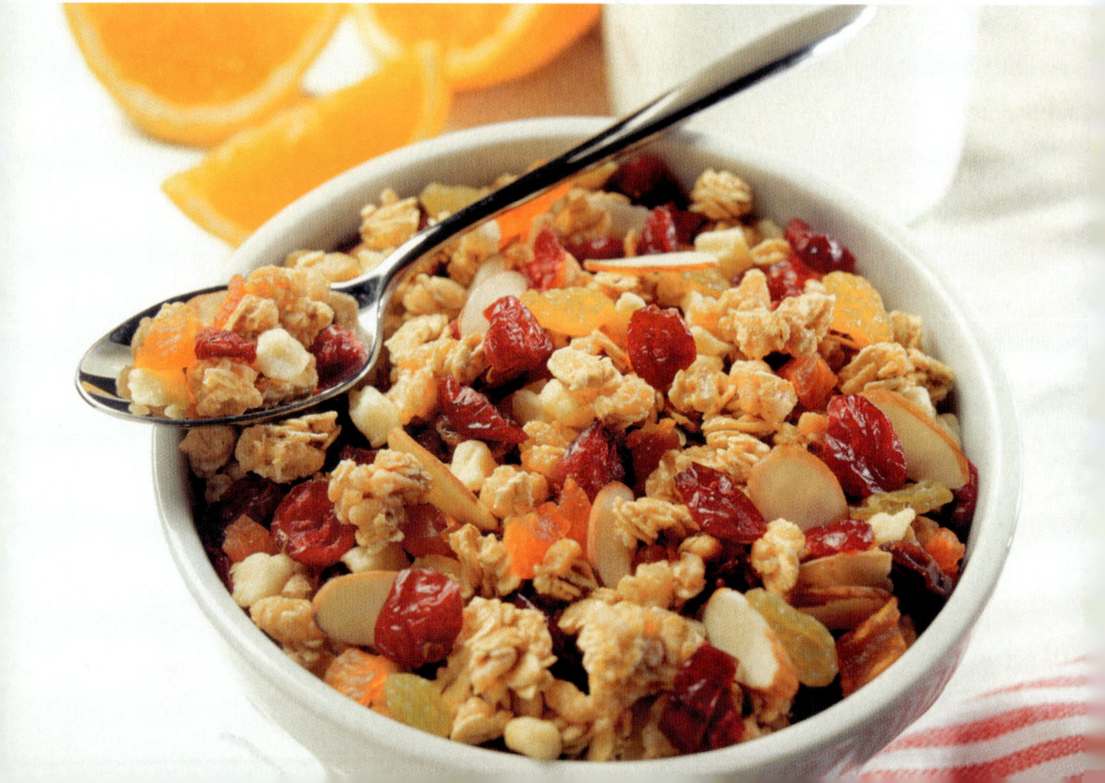

Mehr Lebensfreude

Das Beste an der Candida-Immundiät: Niemand schreibt Ihnen vor, was Sie essen sollen. Sie können Ihren ganz persönlichen Essgewohnheiten weiter folgen – vorausgesetzt, Sie schaffen es, Zucker, Obst, Weißmehlprodukte und Alkohol für den eingeschränkten Zeitraum der strengen Diätphase zu meiden, also etwa zwei bis vier Wochen lang – je nachdem, wie stark Ihre Beschwerden sind.

Ansonsten ist der Tisch reich gedeckt. Die Candida-Immundiät bietet eine ideale Gelegenheit, den Weg in Richtung einer wirklich gesunden Ernährung einzuschlagen. So beugen Sie Rückfällen und neuen Pilzerkrankungen am besten vor. Und mit gesundem Essen und Trinken stellen Sie die Weichen für anhaltendes Wohlbefinden, Leistungsfähigkeit und Lebensfreude.

Gönnen Sie sich viel pflanzliche, ballaststoffreiche Kost, stärken Sie die Darmflora, und verbessern Sie gleichzeitig Ihre Verdauung. Wer schon häufiger unter einem Stau im Bauch gelitten hat, weiß, wie wichtig es für die gute Laune ist, wenn der Darm pünktlich funktioniert!

Die Candida-Immundiät bietet eine hervorragende Gelegenheit, die Ernährung dauerhaft umzustellen. Das beugt Rückfällen und neuen Pilzerkrankungen vor.

Vital und schön

Ernähren Sie sich auf Dauer richtig, leben Sie nicht nur gesünder und fühlen sich vitaler, Sie sehen auch besser aus: Sind Magen und Darm im Gleichgewicht, kann der Körper mehr Nährstoffe nutzen; strapazierte Haut erholt sich und wird besser durchblutet und schöner. Bekommt der Körper genügend Vitamine und Mineralstoffe, belohnt er uns mit glänzend kräftigen Haaren und festen Nägeln.

Auch die Seele profitiert: Eine ausgewogene Ernährung macht Sie ausgeglichener, der Stimmungspegel steigt – vor allem, wenn Sie sich beim Essen Zeit nehmen und das Genießen im Mittelpunkt steht.

Esslust statt Diätfrust

Eine Diät, die von uns dauerhaft den Verzicht auf wichtige Lebensmittel fordert oder bei der wir hungern müssen, hält kein Mensch lange durch. Glücklicherweise warnt uns der Körper vor einseitiger Kost mit Überdruss und vor Hungerdiäten mit Magenknurren.

Jede radikale Ernährungsform ruiniert die Lebensqualität. Es stimmt einfach: Essen und Trinken hält Leib und Seele zusammen. Die Volksweisheit drückt deutlich aus, wie wichtig kulinarischer Genuss für unser Wohlbefinden ist. Dabei haben auch im Alltag kleine Sünden ihren Platz, also das Glas Wein zum Essen oder die Praline ab und zu.

Keine Sorge: Auch der Familie und Ihren Gästen wird diese Art der »Diätküche« schmecken. Denn sie ist alles andere als spartanisch und unterscheidet sich nur in wenigen Punkten von ganz normaler gesunder Kost.

Esslust statt Diätfrust ist also die Devise bei der Candida-Immundiät. Das können Sie gern wörtlich nehmen und Freunde und Familie mit leckeren Menüs bewirten. Keiner wird merken, dass ihm ein Diät-Gericht vorgesetzt wird. Schließlich kochen Sie mit hochwertigen und wohlschmeckenden Zutaten, und die Auswahl an ganz »normalen« Gerichten ist riesig. Neue herzhafte Geschmackserlebnisse können Getreidegerichte sein, falls Sie bislang noch keine engere Bekanntschaft mit der Vollwertküche geschlossen haben.

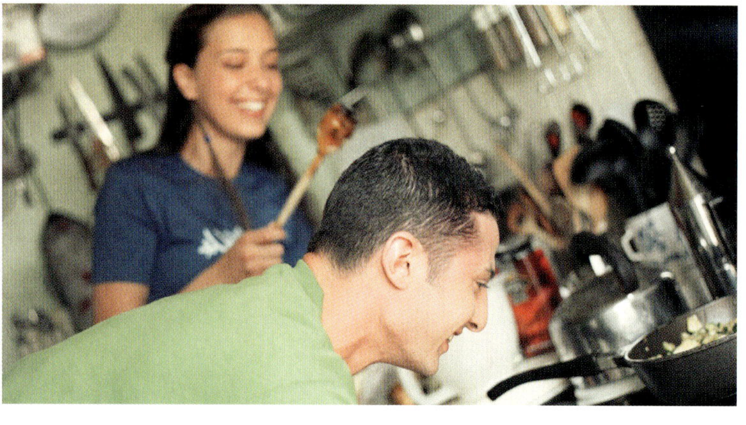

Machen Sie Kochen und Essen zu einem Genuss für alle Sinne und zu einer Quelle der Lebensfreude!

FAHRPLAN FÜR DIE ANTI-PILZ-BEHANDLUNG

Keine Pilzerkrankung ähnelt der anderen und genauso unterschiedlich sind die verschiedenen Therapien. Wichtig ist zunächst, dass Sie sich an die Anweisungen Ihres Therapeuten halten. Im Folgenden sagen wir Ihnen, womit Sie rechnen müssen und was Sie tun sollen.

Die erste Woche

- Eine Darmentleerung zu Beginn der Behandlung nützt, ist aber kein Muss. Am besten geht das mit Glaubersalz aus der Apotheke.
- Kaufen Sie für die nächsten Tage reichlich von den erlaubten Lebensmitteln (→ Seite 87) ein. Ein gefüllter Kühlschrank erleichtert das Durchhalten.
- Beginnen Sie mit Medikamenteneinnahme und Diät gleichzeitig. Nehmen Sie die Medikamente zu den Mahlzeiten.
- Trinken Sie mindestens drei Liter täglich, um die Stoffwechselprodukte der Pilze auszuschwemmen.
- Wechseln Sie Ihre Zahnbürste, und stellen Sie die neue über Nacht regelmäßig in eine pilztötende Lösung.
- Waschen Sie Unterwäsche, Handtücher und Waschlappen während der Behandlungsdauer bei 95 Grad.
- Wichtig: Geben Sie nicht auf, wenn sich Ihre Beschwerden verschlimmern oder Sie Fieber bekommen. Das ist eine normale Reaktion (→ Seite 75). Bei großen Beschwerden gehen Sie zum Arzt!

Halten Sie durch! Wenn Sie die Medikamenteneinnahme und die Immundiät zwischendurch unterbrechen, war alles umsonst!

Die zweite Woche

- Pflegen Sie sich, und nehmen Sie sich Zeit zum Entspannen, wenn die Pilze Sie plagen.
- Die Medikamente müssen regelmäßig genommen werden, auch wenn Sie sich schon besser fühlen sollten. Sonst war alles umsonst!

Die dritte Woche

- Es geht Ihnen besser! Nehmen Sie aber auf jeden Fall weiter Ihre Medikamente, solange der Arzt Sie Ihnen verschreibt.

Die Lebensmittel-Ampel

Wer heutzutage Gutes und Gesundes kaufen möchte, steht manchmal orientierungslos vor den Regalen im Supermarkt. Auch in Reformhaus oder Naturkostladen ist die Auswahl häufig fast unüberschaubar. Und nicht alles, was zu haben ist, tut Pilzpatienten gut. Einen ersten Überblick verschaffen Sie sich am besten mit Hilfe unserer »Lebensmittelampel«.

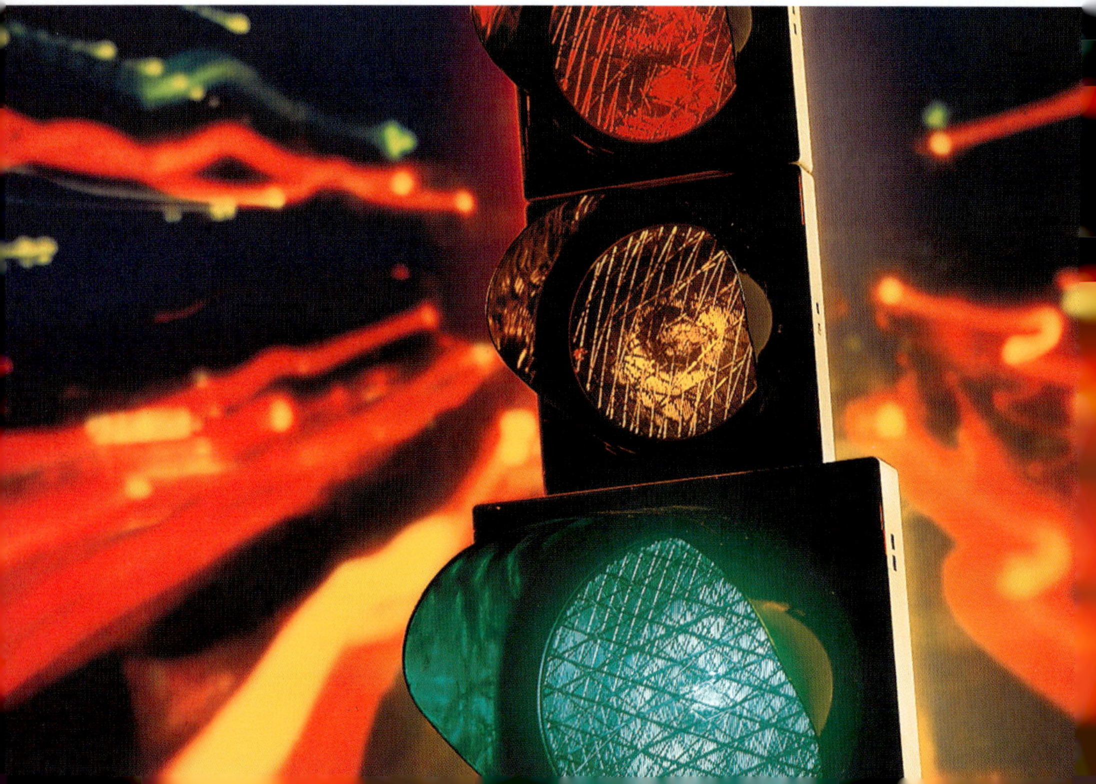

Grün für gesunden Genuss

Nach dem Prinzip der Verkehrsampel sehen Sie auf den ersten Blick, was Ihnen gut tut:

- Bei Lebensmitteln im grünen Bereich haben Sie grünes Licht und dürfen unbesorgt zugreifen.
- Die Genüsse aus dem roten Bereich sollten für die Zeit der Candida-Immundiät gemieden werden und auch nach der Heilung nicht so oft auf den Tisch kommen, um Rückfälle zu vermeiden.

AUCH BÄCKERHEFE IST EIN PILZ

Krank machende Candida-Pilze scheiden bei ihrem Aufenthalt im Darm eine ganze Reihe von Substanzen aus, die sie entweder benötigen, um die Bakterien zu bekämpfen oder um sich besser in der Schleimhaut einnisten zu können. Menschen, die schon eine Weile mit einer Pilzinfektion zu kämpfen gehabt haben, entwickeln manchmal eine Unverträglichkeit gegen solche Ausscheidungen, die sich gegen alle Mikropilze wendet. Die Betroffenen reagieren dann auch auf die harmlosen Hefen in Brot, Brühen, Bier und Käse mit Magen- und Darmbeschwerden oder Kopfschmerzen. Da hilft nur, Lebensmittel zu meiden, die mit Hefe- oder Schimmelpilzkulturen hergestellt sind.

Die meisten Lebensmittel dürfen Sie sich guten Gewissens schmecken lassen. Welche Sie eine Zeit lang lieber meiden sollten, sehen Sie mit der Lebensmittel-Ampel auf einen Blick.

Milchprodukte

Probiotischer Jogurt	Sauermilch (Kefir, Butter- und Dickmilch) ohne Zusätze
Speisequark ohne Zusätze	Schlagsahne
Schichtkäse	Crème double & Crème fraîche
Herzhafte Quarkspeisen und -zubereitungen	Schmant
Ricotta	Saure Sahne
Mascarpone	Natur-Molke (ungesüßt)
Körniger Frischkäse	Käse (alle Sorten)
Trinkmilch	

Schlagsahne ist in Ordnung, auf Sahnefestiger verzichten Sie jedoch besser.

Milchprodukte (Fortsetzung)

Trinkjogurt mit Frucht- oder Zuckerzusatz	Süße Quarkspeisen und -zubereitungen
Buttermilch und ähnliche Getränke mit Frucht- oder Zuckerzusatz	Süße probiotische Milchdrinks
Jogurt mit Früchten und/oder Zucker	Fertigpuddings
	Fertigdesserts
	Molkedrinks mit Frucht- oder Zuckerzusatz

Eier

Alle Zubereitungsarten

Gemüse, Salate & Kräuter

Alle Sorten (auch tiefgefroren)	Sauerkonserven (ohne Zucker)
Hülsenfrüchte (auch Konserven)	Sauerkraut (am besten frisch)

Sprossen und Keimlinge (frisch oder in Gläsern)

Obst ist natürlich sehr gesund. Für Pilzpatienten ist allerdings der darin enthaltene Fruchtzucker nicht gut. Lassen Sie Früchte und Fruchtprodukte für zwei bis vier Wochen weg.

Obst & Obstprodukte

Frische und tiefgefrorene Früchte	Trockenobst (Rosinen, Datteln, Feigen usw.)
Säfte (auch ohne Zuckerzusatz)	Konfitüren, Marmeladen und Gelees
Fruchtnektar, Sirup und Fruchtsaftgetränke	Apfel- und Birnenkraut
Frucht-Dicksäfte	Fruchtjogurt und ähnliche Milchprodukte mit Fruchtzusatz
Obstkonserven (auch Sorten ohne Zuckerzusatz)	

Getränke

Diätlimonade und -Cola (mit Süßstoff)	Tee (alle Sorten)
Kaffee	Mineral- und Heilwässer
Land-Kaffee (z. B. Caro)	Gemüsesafte (ohne Zucker)
	Alkoholfreies Bier (wenig!)

Getränke (Fortsetzung)

Bier (alle alkoholhaltigen Sorten)	Gesüßte Fertig-Kaffee-Getränke (z. B. Cappuccino)
Malzbier	Gesüßte Tee-Getränke (z. B. Eistee)
Wein	Limonaden und Cola-Getränke mit Zuckerzusatz
Sherry und andere Aperitifs	
Likör	
Spirituosen	

Getreide & Nährmittel

Alle Getreidekörner	Hafer-, Weizen-, Roggen- und Hirseflocken
Getreideschrot	Hafer- und Weizenkleie
Getreidevollkornmehl	Amaranth
Vollkorngrieß	Quinoa
Buchweizen	
Helles Weizenmehl (Type 405, 550 und 1050)	Fertigmüslis mit Zucker, Trockenfrüchten oder Rosinen
Helles Roggenmehl (mit niedriger Typennummer)	Speisestärke
Backmischungen jeder Art für Brot und Kuchen	Sago
Geröstete, gesüßte Kleieprodukte	Reis (auch Vollkornreis)
	Nudeln
	Hart- und Weichweizengrieß
	Dessert- und Puddingpulver

Kleieprodukte enthalten reichlich Ballaststoffe, leider aber manchmal auch Zucker. Darum stehen für sie die Signale auf Rot.

Kartoffeln & Kartoffelprodukte

Frische Kartoffeln (gekocht, gebraten, geröstet, gebacken)	Kartoffelpuffer
Kartoffelpüree (selbst gemacht oder aus der Tüte)	Kartoffelklöße (selbst gemacht oder aus der Packung bzw. im Kochbeutel)
Kartoffelgratin	Rösti (selbst gemacht oder aus der Packung)
Kartoffelsuppe (selbst gemacht)	Pommes frites
	Kartoffelchips

Kartoffeln & Kartoffelprodukte (Fortsetzung)

Kartoffelnudeln (Schupfnudeln) Gnocchi (italienische Kartoffelklößchen)	Fix-Zubereitungen (z.B. für Gratin) und andere Produkte mit Nährmittelbeimischungen

Suppen, Saucen, Binde- und Würzmittel

Auch bei Suppen können Sie ruhig auf Fertigprodukte zurückgreifen, solange Sie sich an die klaren Brühen halten, die keine Stärke enthalten.

Instant- und Würfelbrühe Klare Suppen (selbst gekocht, aus Tüte oder Konserve) Klare Suppenfonds Senf Mayonnaise (ohne Zuckerzusatz)	Apfelessig Reines Kakaopulver (ohne Zuckerzusatz) Gelatine Kohlenhydratfreie pflanzliche Bindemittel (Reformhaus)
Instantsaucen Fertigsaucen aus dem Glas Cremesuppen (Tüte oder Konserve) Saucenbinder Stärkehaltige Saucen in Pulver- oder Pastenform	Ketchup Flüssige Fertig-Saucen mit Zucker und/oder Stärke Sojasauce Hefe-Extrakt oder Hefe-Paste (z.B. Vitam R) Sahnefestiger

Brot & Gebäck

Sauerteigbrot Vollkornbrot Pumpernickel	Vollkornkekse (ohne Honig- oder Zuckerzusatz) Vollkorn-Knäckebrot
Brötchen (aller Sorten, auch so genannte Müsli- und Körnerbrötchen) Weißbrot Toast Fladen- und Ciabattabrot	Zwieback Kekse (auch Diabetikerprodukte) Kuchen und Torten (auch Diabetikerprodukte) Knabbereien wie Salzstangen, Grissini etc.

Fleisch & Wurst

Kalb-, Rind-, Lamm- und Schweinefleisch	Schinken (vor allem luftgetrocknet)
Geflügelfleisch (alle Sorten)	Rauchfleisch
Kaninchen	Dauerwurst wie Salami (vor allem luftgetrocknet)
Wildfleisch (alle Sorten)	Streichwurst
Frischwurst	

Paniertes Fleisch wie z. B. Hähnchen-Nuggets	Cordon Bleu
	Wiener Schnitzel

Bei luftgetrocknetem Schinken, wie z. B. Serrano- oder Parmaschinken, oder bei lufttrockneter Salami können Sie unbesorgt zugreifen. Denn bei der Herstellung spielen die nützlichen Milchsäurebakterien eine Hauptrolle.

Fisch & Meerestiere

Meeres- und Süßwasserfische jeder Art	Krabben und Shrimps
Austern	Hummer und Langusten
Muscheln (alle Sorten)	Alle Fischkonserven im eigenen Saft oder in Olivenöl

Alle Fischkonserven in Saucen	Frittierter Fisch in Panade
Paniertes Fischfilet	Fischmarinaden

Fette und Öle

Alle Pflanzenöle (vorzugsweise Raps- oder Olivenöl)	Butter-, Gänse- und Schweineschmalz
Margarine	Halbfett- und Diätmargarine und -butter
Butter	

Kokosfett/Fette mit hohem Anteil an ungesättigten Fettsäuren.

Soja

Sojabohnen	Sojacreme
Sojakerne, -schrot und -mehl	Sojadrink (Sojamilch) ohne Zuckerzusatz
Tofu	

Sojabohnen und Sojaprodukte liefern reichlich pflanzliches Eiweiß und sind darum empfehlenswert. Ausnahme: Gesüßte Sojadrinks und -desserts müssen wegen des Zuckers gemieden werden.

Gesüßte Sojacreme	Sojanudeln
Gesüßte Sojadesserts	Gesüßte Sojadrinks

Nüsse & Samen

Alle Sorten Nüsse	Kokosflocken
Samen wie Sonnenblumenkerne, Kürbiskerne, Sesam	Ungesüßtes Nussmus (Reformhaus)
Ungesüßte Kokosmilch	Chufanuss

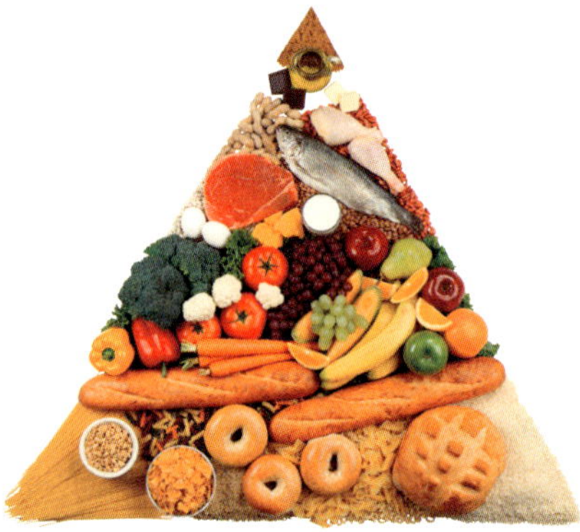

Süßmittel & Süßigkeiten

Milchzucker	alle Süßstoffe

Das »süße Leben« muss leider eine Weile warten. Denn Zucker schmeckt krank machenden Pilzen einfach zu gut.

Zucker in jeder Form (auch Fruchtzucker und brauner Zucker)	Pralinen
Getrockneter Zuckerrohrsaft	Bonbons
Zuckerrüben- und Ahornsirup	Schokolade
Zuckeraustauschstoffe wie z. B. Fruchtzucker, Sorbit, Xylit	Marzipan
Streusüße	Schoko- und Müsli-Riegel
Honig	Lakritz
Nussnougatcreme (Aufstrich)	Weingummi & Gummibärchen
	Instant-Kakaopulver
	Eiscreme (auch Diabetiker-Eis)
	Diät-Süßwaren
	Gesüßte Carobprodukte

RICHTIG ESSEN GEGEN PILZE

Sie wissen inzwischen, wie wichtig die richtige Ernährung für Menschen mit Pilzerkrankungen ist. Aber keine Sorge: Das Leben mit der Candida-Immundiät bedeutet keinen Verzicht auf die genussvollen Seiten des Daseins. Und überhaupt nichts oder nur wenig zu essen, wäre ganz falsch: Damit würden Sie Ihre lästigen Mitbewohner nur rebellisch machen. Also essen Sie – mit Genuss und Verstand. Ausführliche Erläuterungen zu den einzelnen Punkten finden Sie im nächsten Kapitel.

Die wichtigsten Regeln für die Candida-Immundiät

- Während der strengen Diätphase in den ersten zwei Wochen sind alle Lebensmittel, die Zucker und Feinmehl enthalten, tabu. Dazu gehören auch feine Vollkornmehle. Die Ausnahme ist Sauerteig-Vollkornbrot.
- Solange Sie Medikamente nehmen, sollten Sie keinen Alkohol trinken.
- Essen Sie morgens ein ballaststoffreiches Müsli, das ist der richtige Start in den Tag.
- Gemüse und Salate können Sie immer, in jeder Zubereitungsform und in jeder Menge essen – mindestens zwei große Portionen am Tag.
- Essen Sie häufig probiotische Lebensmittel, die lebende Laktobazillen enthalten: Naturjogurt, Buttermilch, Kefir, Molke.
- Greifen Sie oft zu milchsauren Produkten wie Sauerkraut, Oliven, eingelegte Gurken und Bohnen.
- Hülsenfrüchte und Kartoffeln liefern wichtige Proteine und resistente Stärke und enthalten mehr Ballaststoffe als Fisch und Fleisch.

Die ballaststoffreiche Ernährung während der Immundiät unterstützt die Wirkung der Medikamente. Vergessen Sie nicht: Ihr Immunsystem kann nur funktionieren, wenn Ihr Darm gesund ist.

Die Zeit nach der Immundiät

- Sie können jetzt wieder frisches Obst essen.
- Vollkornmehle kommen jetzt wieder auf den Speiseplan.
- Für Zucker und Alkohol gilt: Wenn Sie ab und zu ein Stück Schokolade essen und einen Schluck Wein trinken, wird das in der Regel nicht gleich einen großen Rückfall auslösen.

Der Einkaufsberater

Bei der klugen Auswahl der richtigen Lebensmittel hilft Ihnen unser Einkaufsberatungsteil mit vielen Infos und Tipps. Sie erfahren unter anderem, welche Lebensmittel besonders lohnend für Pilzpatienten sind und warum das so ist, was Sie außerdem für Wohlbefinden und Gesundheit tun können, und worauf Sie beim Kauf achten müssen.

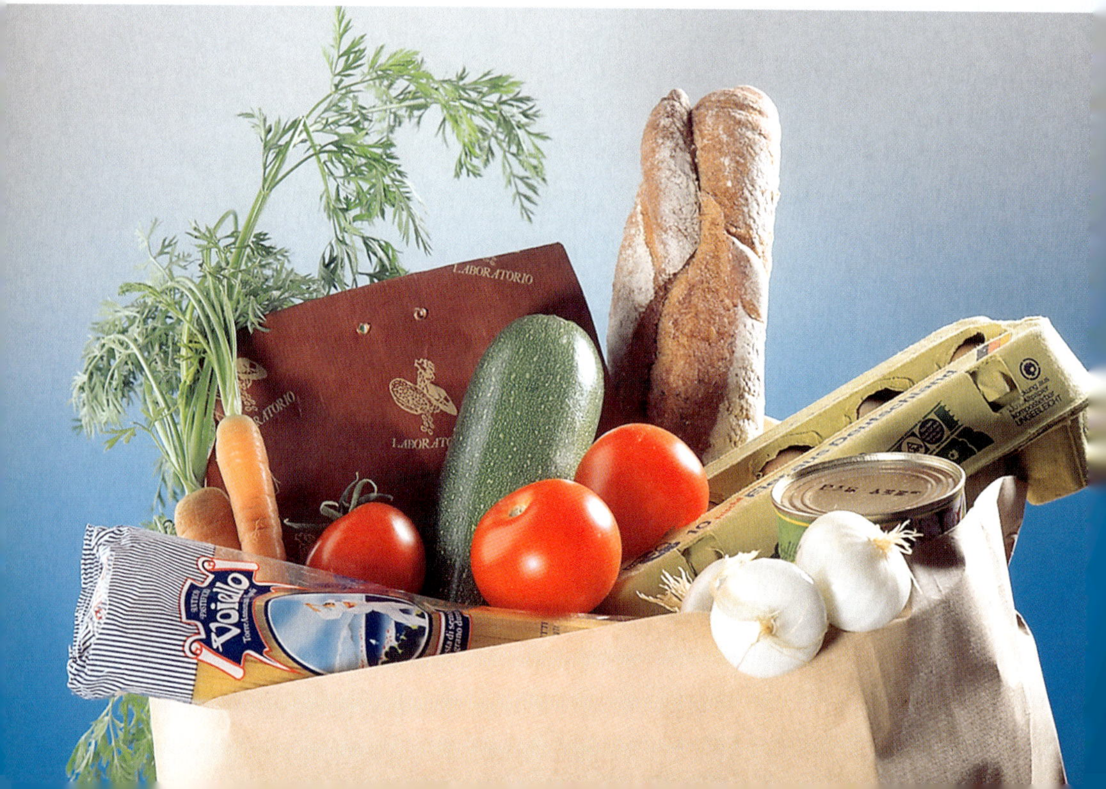

Salate & Gemüse: Knackige Köstlichkeiten

Dass Gemüse gesund ist, weiß jedes Kind. Dass es nicht schmeckt, ist ein Ammenmärchen. Das weiß jeder, der sich querbeet durch den (Gemüse-)Garten schlemmt: Wo sonst gibt es so viele verschiedene Aromen und Zubereitungsarten wie bei Grünzeug?

Sie müssen nicht gleich zum Vegetarier werden, aber Gemüse gehört auf jeden Fall regelmäßig und reichlich auf den Tisch. Denn es liefert außer wichtigen Vitaminen, die das Immunsystem unterstützen, auch Ballaststoffe. All diese Stoffe helfen dem Körper dabei, sich gegen schädliche Hefen zu wehren.

Auch die natürlichen Farbstoffe, die das Gemüse so appetitlich grün, rot oder gelb machen, sind bei einer Pilzerkrankung bedeutsam. Biologisch aktive Substanzen, wie etwa die so genannten *Flavonoide*, verbauen den Mitessern den Aufenthalt im Darm und unterstützen den Körper dabei, mit den giftigen Stoffwechselprodukten der Pilze besser fertig zu werden.

Wer sich an die Candida-Immundiät hält, wird mit Vitaminen und Mineralstoffen bestens versorgt. Es handelt sich nicht um eine Diät zur Gewichtsreduktion, aber ein gewisser »Abnehmeffekt« kann sich nebenbei durchaus einstellen.

Die berühmte Regel »Fünf am Tag« – gemeint sind fünf Portionen Obst und Gemüse – ist sehr sinnvoll. Menschen mit einer Pilzerkrankung verzichten zwar für eine kurze Zeit auf Obst; wer aber einmal täglich einen Salat isst und sich außerdem noch ein bis zwei große Portionen gedünstetes Gemüse schmecken lässt, isst trotzdem besser als der Durchschnitt der deutschen Esser. Denn weniger als 20 Prozent unserer Mitbürger schaffen die magischen fünf Portionen.

Schade. Eine japanische Langzeitstudie ergab nämlich: Der Zusammenhang zwischen reichlichem Gemüseverzehr und dem Auftreten bestimmter Erkrankungen ist noch viel größer, als bisher vermutet wurde. Die Forscher beobachteten die Essgewohnheiten von 265 118 Japanern über 17 Jahre hinweg und verzeichneten alle Krankheits- und Todesfälle.

Lange verkannt, inzwischen als Gesundmacher hoch geschätzt: Sekundäre Pflanzenstoffe. Sie geben Obst und Gemüse Farbe, Geruch und Geschmack. Vor allem aber wirken sie sehr positiv auf den Organismus.

Das Ergebnis: Studienteilnehmer, die nicht tranken und rauchten und außerdem mehrmals täglich Gemüse aßen, lebten durchschnittlich zehn bis 15 Jahre länger. Die Sterblichkeitsrate für Herz-Kreislauf-Erkrankungen lag rund 54 Prozent, die für Krebserkrankungen sogar rund 60 Prozent niedriger als bei Gemüsemuffeln.

Nach Pilzerkrankungen wurde zwar nicht gesucht, aber man kann sicher sein, dass auch ihr Anteil bei den Gemüsefans niedriger lag, weil auch sie zu den durch falsche Ernährung begünstigten Krankheiten gehören.

Gemüse fürs Immunsystem

Alle Gemüse wirken sich positiv auf unsere Gesundheit aus. Einige Sorten sind aber echte Stars, die unseren Abwehrkräften richtig Power geben und so unter anderem auch Pilze bekämpfen helfen. Das liegt an ihrem überdurchschnittlichen Gehalt an Vitaminen, Mineralstoffen und sekundären Pflanzenstoffen. Ihnen verdanken wir zum Beispiel die appetitlichen Farben und Aromen von Obst und Gemüse.

Die rund 20 000 verschiedenen sekundären Pflanzenstoffe, von Experten kurz SPS genannt, galten bis vor 25 Jahren als nutzlos, manche wurden sogar für schädlich gehalten. Nur ein kleiner Teil von ihnen ist inzwischen erforscht.

Neuere Studien ergaben, dass einige der nützlichen Pflanzenstoffe unsere Zellen besser vor Schäden schützen als beispielsweise die Vitamine C und E.

Übrigens gilt für die biologisch aktive Substanzen Ähnliches wie für Vitamine: Sie benötigen schonende Behandlung. Also: Gemüse nur kurz waschen, nicht lange herumstehen lassen, sondern erst direkt vor dem Kochen oder Essen zerkleinern. Besser mit wenig Flüssigkeit im geschlossenen Topf dünsten oder dämpfen. So bleiben die wertvollen Stoffe am besten erhalten. Wo immer möglich, isst man die Schale gleich mit.

GEMÜSE UND IMMUNSYSTEM

Sekundäre Pflanzenstoffe erfüllen viele unterschiedliche Aufgaben im Stoffwechsel.

- Phytoöstrogene (Isoflavonoide) Diese natürlichen pflanzlichen Hormone stecken vor allem in Sojabohnen, Kohl, Gerste, Weizen und Leinsamen.
- Saponine Diese Bitterstoffe trainieren das Immunsystem, steigern die Produktion wichtiger Immunzellen. Besonders reichlich enthalten sind sie in Hülsenfrüchten und Körnern wie etwa Quinoa sowie in Spargel.
- Phytosterine Natürliche Hormonbausteine, die vor allem in Nüssen, Sonnenblumenkernen, Sesam und in kaltgepressten Pflanzenölen vorkommen.
- Sulfide Schwefelhaltige Stoffe, die in Knoblauch, Zwiebeln und Porree stecken. Sie sind besonders geeignet, Pilze zu vertreiben.
- Terpene Einige dieser wohlriechenden und wohlschmeckenden ätherischen Öle entspannen zum Beispiel die Muskulatur des Verdauungstrakts, andere, wie etwa die Terpene aus Thymian, Fenchel und Kümmel, vertreiben Blähungen.

Keine Frage – Vitamin C spielt eine wichtige Rolle für die Abwehrkräfte. Es steckt nicht nur im Obst, sondern auch reichlich in Gemüsen wie etwa Paprika, Broccoli und Weißkohl. Wer ganz sichergehen will, dass der Körper keinen Mangel leidet, kann das Vitamin als Ascorbinsäurepulver im Drogeriemarkt kaufen und prisenweise ins Essen streuen.

Dufte Gesundmacher

Wer Zwiebeln, Knoblauch und Porree schätzt, ist gut dran. Denn diese Gemüse aus der Familie der Liliengewächse enthalten besonders potente Sekundäre Pflanzenstoffe, die nachweislich gegen pathogene Pilze wirken.

Vor allem der Knoblauchwirkstoff *Allicin* wappnet den Körper und wirkt darüber hinaus auf natürliche Weise antibiotisch gegen Viren und Bakterien. Es gibt kaum ein besseres Lebensmittel für Pilzkranke und solche, die es gar nicht erst werden wollen.

Das Motto »viel hilft viel« trifft hier absolut zu: Je mehr Knoblauch und Zwiebeln Sie verwenden, desto günstiger. Darum spielen beide Gemüse in der Candida-Immundiät eine wichtige Rolle.

Knoblauchfans haben gut lachen: Der enthaltene Wirkstoff Allicin ist fast ein Wundermittel. Er wirkt nicht nur gegen pathogene Pilze, sondern reguliert den Fettstoffwechsel und stärkt die Blutgefäße.

Mögen Sie die würzigen Knollengewächse überhaupt nicht, sind Rettich, Meerrettich und Kresse eine brauchbare Alternative. Durch ihre Senföle wirken auch sie gegen Pilze.

Rohkost – Unverdauliches für Pilze

Je naturbelassener das Gemüse, desto schwerer für pathogene Pilze im Darm, die Faserstoffe aufzuspalten und zu verwerten. Manche Naturheilkundler meinen sogar, dass die Fasern von rohem Gemüse den Darm regelrecht putzen und dabei die Schmarotzer von der Darmwand ablösen.
Fest steht, dass grob geraspeltes Gemüse wie zum Beispiel Möhren und Kohlrabi eine Wohltat für den geplagten Darm ist und das Immunsystem optimal stärkt.
Allerdings: Die Vitamine und Karotinoide aus Möhren und Tomaten verwertet der Körper besser, wenn die Gemüse vorher gegart wurden.

Sauerkraut – Feind der Pilze

Rohkost und Sauerkraut fördern den »Kehraus« im Darm. Die groben Pflanzenfasern bürsten krank machende Hefen regelrecht von den Schleimhäuten und beschleunigen außerdem den Transport des Nahrungsbreis.

Ein Fall für sich ist Sauerkraut, das gleich mehrfach gegen pathogene Pilze wirkt. Zum einen enthält es Milchsäurebakterien, die bekanntlich als Sparringspartner unserer »guten« Darmbewohner wirken.
Zum anderen steckt viel Vitamin C im Kraut, das für unsere Abwehrkräfte wichtig ist. Und zusätzlich ist Sauerkraut dank seines hohen Ballaststoffanteils ein echter »Darmputzer«.
Gründe genug also, es möglichst oft zu genießen. Roh ist es besonders wirksam, aber selbst gegart büßt es kaum etwas von seinen wertvollen Eigenschaften ein.

Sprossen & Keimlinge – Paradies für Pilze

Was ihren Gesundheitswert angeht, werden Sprossen meist überschätzt. Um ihren angeblich hohen Vitamingehalt nutzen zu können, müssten wir sie kiloweise verspeisen.

Im Übrigen sind sie wahre Brutstätten für Mikropilze. Denn um zu sprießen, benötigen Keimlinge Wärme und Feuchtigkeit - ideale Klimabedingungen auch für unerwünschte Schmarotzer, die sich im Keimgerät rasant vermehren können.
Wer bereits eine Pilzerkrankung oder ein schwaches Immunsystem hat, verzichtet also besser auf Sprossen.

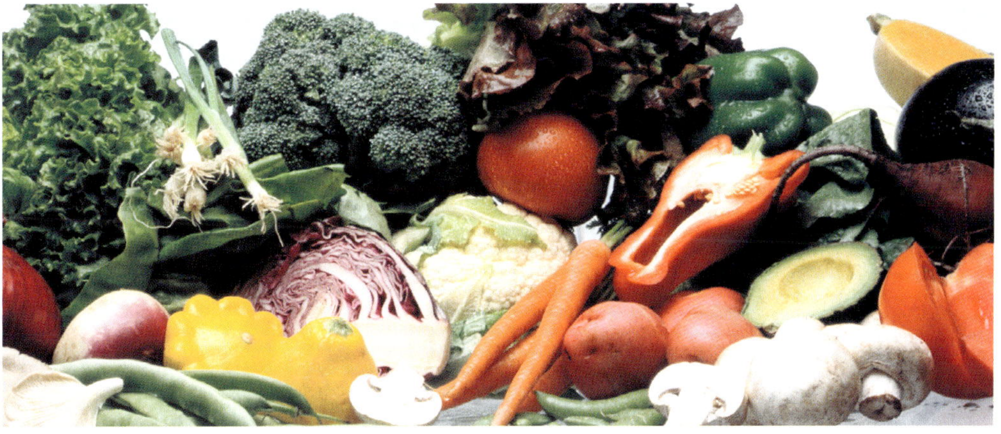

Mit Gemüse gleich welcher Art und Zubereitung stärken Sie Ihren Körper und entziehen Pilzen die Lebensgrundlage.

Kräuter & Gewürze: Duftende Abwehrstoffe

Gegen alles ist bekanntlich ein Kraut gewachsen - und gegen Pilze sogar etliche. Wohlschmeckende Kräuter und Gewürze, die antimykotisch wirken, zeigt unsere Liste:

- Kresse Ob Garten- oder Brunnenkresse - mit ihrem scharfen Aroma peppen beide viele warme und kalte Gerichte auf. Pathogene Pilze mögen dieses Kraut ganz und gar nicht, denn die darin enthaltenen Senföle machen ihnen den Garaus.
  Das Gleiche gilt für die enge Verwandte Kapuzinerkresse, deren Blüten aus Salat einen echten Hingucker machen.
- Schnittlauch Die in den aromatischen, ebenfalls leicht scharfen Halmen enthaltenen Phytonzide wirken schwach, aber nachweislich gegen krank machende Pilze. Noch mehr von

dem potenten Anti-Pilz-Stoff steckt in Bärlauch, der wild wächst und auch auf Wochenmärkten zu haben ist.

- Meerrettich Je schärfer, desto mehr Senföl steckt in den Wurzeln. Und das wirkt hervorragend gegen pathogene Hefen.
  Aber Achtung: Meerrettich aus dem Glas enthält fast immer Zucker. Besser ist es, frischen Meerrettich zu reiben!
- Ingwer Die frischen Knollen enthalten eine geballte Ladung von ätherischen Ölen (besonders Gingeorol) und Bitterstoffen, die Pilzen absolut nicht »schmecken«.
  Getrockneter und gemahlener Ingwer dagegen ist in der Anti-Pilz-Ernährung wenig wertvoll und für Feinschmecker auch sonst kein echter Ersatz.

Manche mögen's scharf. Sollten Sie dazugehören, haben Sie sehr gute Chancen, Ihre »Mitesser« im Darm bald los zu sein. Denn die können die Senföle in Kresse, Rettich und Co. zum Glück überhaupt nicht leiden.

Unter den Kräutern gelten vor allem diejenigen als günstig bei einer Pilzerkrankung, die viele ätherische Öle enthalten. Geizen Sie also nicht mit Salbei, Thymian, Minze, Zitronenmelisse und Rosmarin.
Am meisten haben Sie sowohl geschmacklich als auch gesundheitlich davon, wenn Sie möglichst frische Kräuter verwenden. Beim Trocknen und Zerkleinern verfliegt viel von den wertvollen Inhaltsstoffen.

Scharfe Sachen für den Darm

Würzen Sie während der Candida-Immundiät alle Gerichte ganz nach Lust und Laune ruhig auch kräftig. Ob Chili, Curry, Muskat, Paprika, Pfeffer oder Piment – vor allem scharfe Gewürze kurbeln die Durchblutung der Schleimhäute und die Bildung von Verdauungssäften an. Beides macht es den Darmparasiten entschieden ungemütlicher.
Gewürze wie Chili und Paprika enthalten darüber hinaus den Scharfmacher *Capsaicin*, der den Speichelfluss anregt. Auf diese Weise können sich Pilze im Mund gar nicht erst festsetzen, weil sie nach dem Essen schnell »weggespült« werden.

AUGEN AUF BEIM GEWÜRZKAUF!

Greifen Sie beim Gewürzkauf besser nicht zu billiger Discountware. Gemahlene Billiggewürze könnten überlagert sein und das Pilzgift Aflatoxin enthalten. Gute Markenhersteller schließen dieses Risiko weitgehend aus, da sie die Rohware regelmäßig auf Schadstoffe überprüfen lassen. Klar, dass das etwas mehr kostet. Kaufen Sie nur kleine Mengen hochwertiger Gewürze und verbrauchen Sie sie rasch: Was nach Schimmel riecht oder »muffelt«, gehört nicht ans Essen, sondern in den Abfalleimer!

Obst: Kurze Pause für Pilzpatienten!

Keine Frage, Früchte sind reich an Vitaminen und anderen Nährstoffen, also im Prinzip ausgesprochen gesund. Leider eben nur dann nicht, wenn Sie akut unter Darmpilzen leiden: Obst enthält reichlich Fruchtzucker, der nur aus einem Molekül »gebaut« und darum für Pilze ein buchstäblich gefundenes Fressen ist. Das gilt für frische, eingemachte, tiefgefrorene und getrocknete Früchte gleichermaßen.

Alle kräftigen Gewürze und Kräuter helfen dabei, pathogenen Pilzen den Garaus zu machen. Verwenden Sie diese reichlich beim Kochen, wenn Sie ihren Geschmack mögen.

Während der Candida-Immundiät decken Sie Ihren Bedarf an Vitaminen, Mineral- und Ballaststoffen mit reichlich Gemüse, Salat und Rohkost. Sie werden deshalb bestimmt keinen Mangel leiden: Schon 100 Gramm Paprikaschoten zum Beispiel liefern mehr als doppelt so viel Vitamin C wie die gleiche Menge Kiwis oder Orangen.

Wer ganz sichergehen will, kann zusätzlich Ascorbinsäure aus der Apotheke nehmen. Dieses Vitamin C in Pulverform lässt sich in Wasser oder Tee auflösen. Willkommene Nebenwirkung: Da es sauer ist, mögen Pilze das immunstärkende Vitamin ganz und gar nicht. Am besten mogeln Sie es über den Tag verteilt prisenweise ins Essen.

Übrigens: Fruchtsäfte sind noch weniger ratsam als Obst. Denn darin steckt in jedem Fall natürlicher Fruchtzucker und oft genug obendrein ansehnliche Mengen von weißem Kristallzucker und anderen Süßmitteln.

Esspause für Obst! Während der ersten zwei bis vier Wochen Ihrer Candida-Immundiät müssen Sie auf alle Früchte und Fruchtsäfte leider verzichten.

Zum Würzen ist natürlich etwas Zitronensaft erlaubt. Manche Fachleute halten auch einen sauren Apfel oder anderes saures Obst wie beispielweise rote Johannisbeeren oder Sauerkirschen für unproblematisch. Sie meinen, der darin enthaltene Fruchtzucker sei so gering dosiert, dass er nicht schadet. Doch wer ganz sichergehen möchte, verzichtet für die kurze Dauer der Candida-Immundiät ganz auf Früchte.

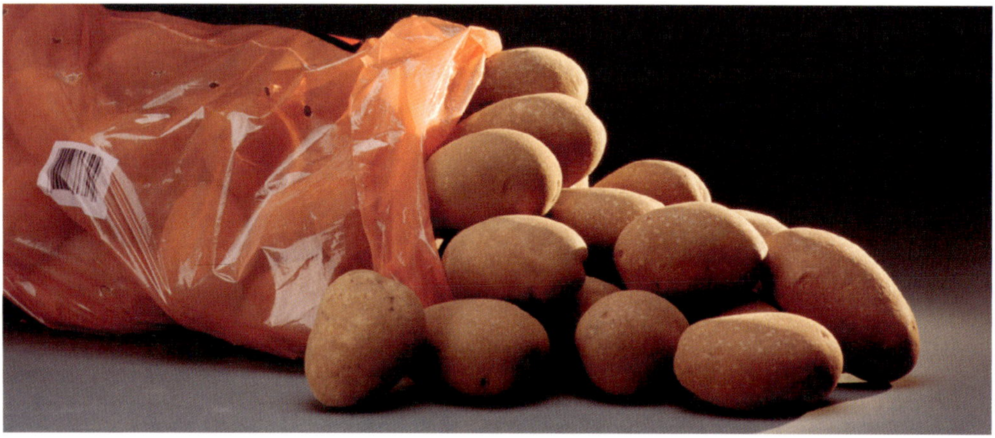

Kaum ein Nahrungsmittel ist bei Pilzinfektionen so hilfreich wie die gute alte Kartoffel.

Kartoffeln: Nährstoffreiche Alleskönner

Gehören Sie auch zu denjenigen, die immer noch glauben, Kartoffeln seien »Dickmacher«? Dabei stimmt genau das Gegenteil: Die braunen Knollen liefern nämlich kaum Kalorien und vor allem kein Fett. Dafür machen sie mit ihrem Ballaststoff- und Stärkegehalt lange satt und helfen dabei, pathogene Pilze zu verscheuchen.

Apropos Ballaststoffe: Wer neue Kartoffeln sauber bürstet und mit der Schale verzehrt, erwischt am meisten davon.

Die Eiweißqualität von Kartoffeln liegt im Übrigen höher als die von Schnitzel oder Steak, wenn man die Knollen mit Milchpro-

dukten oder Eiern serviert. Weshalb die beliebte Kombination von Bratkartoffeln mit Spiegelei oder Kartoffelpüree mit Rührei auch gesundheitlich unschlagbar ist. Dazu haben Kartoffeln reichlich Vitamin C, B-Vitamine und Kalium zu bieten.
Kartoffeln lassen sich auf vielerlei Weise zubereiten, kosten relativ wenig, sind leicht verdaulich und selbst für Menschen mit Lebensmittelallergien in aller Regel gut verträglich.

Kartoffeln mit Milchprodukten oder Eiern kombiniert sind eine sehr gute Eiweißquelle. Selbst Schnitzel oder Steaks bringen es nicht auf so viele hochwertige Proteine!

Einkaufstipp

Ob Sie Bio-Kartoffeln oder Knollen aus herkömmlichem Anbau bevorzugen, ist eine Geschmacks- und Preisfrage. In jedem Fall gilt aber: Kaufen Sie lichtgeschützte Ware in Papierbeuteln oder aus abgedunkelten Behältern.
Grüne Knollen sollten Sie lieber wegwerfen, sie enthalten zu viel giftiges *Solanin*. Haben die Kartoffeln lediglich wenige grüne Stellen, genügt großzügiges Abschneiden.
Das Solanin bildet sich übrigens durch Lichteinwirkung, darum ist dunkle Lagerung auch im Haushalt ratsam. Wer keinen Keller hat, hält die Knollen am besten im Gemüsefach des Kühlschranks frisch.

Schnelle Kartoffel-Genüsse

Wer gern Kartoffelklöße, Rösti, Puffer und Püree aus der Packung oder der Tiefkühltruhe isst, darf sich freuen: Diese Fertigprodukte sind während der Candida-Immundiät erlaubt. Zwar haben sie einen Teil ihrer Vitamine verloren, aber sie bringen die begehrte resistente Stärke auf den Teller und nützen darum den »guten« Helferbakterien im Darm. Noch besser als gekaufte Kartoffelzubereitungen ist natürlich Selbstgemachtes. Müssen Sie nicht auf die Figur achten, sind auch Pommes frites und Chips kein Problem.
Fertige Kartoffelsalate lassen Sie lieber stehen, bis Ihre »Mitbewohner« sich verflüchtigt haben, denn in der Regel enthalten sie Zucker. Bereiten Sie sich aber ruhig selbst einen Kartoffelsalat zu. Vor allem, wenn Sie gekochte Knollen vom Vortag dafür ver-

wenden, ist auch hier der Anteil an resistenter Stärke groß. Mögen Sie ihn am liebsten mit einer Essig-Öl-Marinade? Umso besser, denn in Fertig-Mayonnaise steckt oft Zucker. Also vorsichtshalber aufs Etikett achten!
Für die Candida-Immundiät ungeeignet sind fertig gekaufte Schupfnudeln und Gnocchi, denn beide Spezialitäten enthalten neben geriebenen Kartoffeln auch Weißmehl.

Sie mögen gern bequeme Produkte aus Kartoffeln? Wunderbar, denn Fritten, Puffer und Co. liefern eine Extraportion resistente Stärke, die sich als Ballaststoff vorteilhaft auf eine gesunde Darmflora auswirkt.

DER RICHTIGE START IN DEN TAG

Weißbrot, Toast und Brötchen sind »Pilzfutter« und haben daher während der Candida-Immundiät keinen Platz auf dem Frühstückstisch. Wer nicht auf Brot verzichten mag, greift am besten zu Sauerteigbrot aus Vollkornmehl oder zu Vollkornknäcke.
Als Aufstrich kommt alles außer Konfitüre, Honig und anderen Süßaufstrichen in Frage.
Wollen Sie den Pilzen das Leben so richtig ungemütlich machen und Ihrem Darm etwas Gutes tun, geht nichts über das selbst gemischte Müsli (→ Seite 126). Es strotzt nur so vor Ballast- und Mineralstoffen und schmeckt obendrein köstlich. Hinzu kommt, dass es für viele Stunden sättigt.
Sie gehören zu den unbekehrbaren »Müsli-Muffeln«? Sehr schade, aber kein Drama. Auch mit den Omeletts aus dem Rezeptteil, einem gekochten oder gebratenen Ei oder mit einem selbst gekochten Haferbrei gelingt der Start in den Tag auf genüssliche und durchaus gesunde Art.
Den Tag mit leerem Magen anzufangen, ist wenig ratsam. Bekommen Sie morgens noch gar nichts hinunter, ist ein probiotischer Jogurt ein guter Kompromiss. Er »rutscht« leicht, stärkt die »Helferbakterien« im Darm und belastet nicht.

Lieber nicht: Exotische Kartoffelsorten

Bataten, die essbaren Knollen einer Trichterwinde namens *Ipomoea batatas*, stammen aus den Tropen. Schon ihr deutscher Name »Süßkartoffel« verrät, warum sie während der Candida-Immundiät nicht in Frage kommen: Ihren ausgeprägt süßlichen Geschmack verdanken sie nämlich der Tatsache, dass sie Zucker enthalten. Wenn die Pilzinfektion verschwunden ist, lohnt sich das Probieren aber durchaus. Die gelben bis dunkelroten Knollen ergeben zum Beispiel ein interessant schmeckendes Püree, das gut zu Kurzgebratenem passt.

Wer zum Frühstück etwas Gesundes genießen möchte, mischt sich ein ballaststoffreiches Müsli.

Bataten enthalten wie ihre europäische Verwandten reichlich Stärke. In Asien, Afrika und Südeuropa ist ihr gehaltvolles Fruchtfleisch darum ein wichtiges Nahrungsmittel und zum Beispiel Bestandteil von Gemüsecurrys und Eintöpfen.

Hülsenfrüchte: Kleine Kraftpakete

Wer seine Pilze loswerden will, isst am besten häufig Hülsenfrüchte. Erbsen, Bohnen, Linsen, Sojabohnen und Kichererbsen liefern dem Darm im Durchschnitt etwa 20 Prozent unverdauliche Ballaststoffe. Das macht sie zur idealen Kost für Pilz-Geschädigte. Neben dem Quellstoff Pektin und dem Faserstoff Zellulose enthalten Hülsenfrüchte zusätzlich Schleimstoffe und Eiweißkomponenten, Pflanzengummi und unverdauliche Mehrfachzucker, die den guten Darmbakterien als willkommene Kraftnahrung dienen.

Hülsenfrüchte machen den Menschen wohlig satt, lassen aber pathogene Pilze hungrig ausgehen. Denn die darin enthaltenen 20 Prozent unverdaulichen Faserstoffe sind für die Parasiten kaum zu knacken.

Wertsteigernd kommt zu alledem noch ein hoher Eiweißgehalt hinzu: Mit bis zu 20 Prozent sind Bohnen und Co. dem Fleisch als Proteinlieferant fast ebenbürtig. Nur sind sie weitaus billiger und praktisch fettfrei. Ähnlich wie Kartoffeln leiden auch Hülsenfrüchte noch immer unter dem Ruf, »Figurkiller« zu sein. Wer aber die kleinen Kraftpakete nicht gerade mit fettem Speck kombiniert, wird von Hülsenfrüchten garantiert nicht dick.

Wie wertvoll Erbsen, Bohnen und Linsen sind, sieht man schon daran, dass weltweit Millionen von Menschen sich überwiegend davon ernähren. Je nach Erdteil und Land sind die Vorlieben unterschiedlich: In Indien schätzt man Linsen in scharf gewürzten Currys, die Mexikaner lieben Bohnen in allen Farben und Größen, im Orient liegen Kichererbsen ganz vorn. Auch die Spanier kennen etliche Kichererbsenrezepte. Nordeuropäer kochen am liebsten die einfachen getrockneten Erbsen, grüne Linsen und weiße Bohnen. Und in Asien ist die Sojabohne ein Star, aus dem unter anderem Tofu, Öl, Mehl und Sojamilchprodukte hergestellt werden.

Langes Einweichen und Garen von Hülsenfrüchten muss nicht unbedingt sein. Bohnen, Linsen oder Kichererbsen aus der Konserve sind im Handumdrehen fertig und ebenso nährstoffreich wie selbst gekochte Ware.

Dass Hülsenfrüchte fünf bis sechs Stunden in reichlich Wasser weichen sollten, schreckt vor allem Berufstätige vom Kochen ab. Doch die Einweichzeit ist kein Problem, wenn Sie Linsen oder Bohnen einfach vor dem Schlafengehen ins »Bad« schicken – oder morgens, bevor Sie das Haus verlassen.

Soja: Die Wunderbohne

Alle Hülsenfrüchte helfen dabei, Immunsystem und Darm fit zu machen – aber Sojabohnen liegen weit vorn in der Nützlichkeit. Was in den Mini-Bohnen steckt, grenzt fast an ein kleines Wunder. Sojaprotein gilt als eines der wenigen vollwertigen pflanzlichen Eiweiße. Mit 39 Prozent an essentiellen Aminosäuren im Protein liegt es etwa gleichauf mit Hühnereiern.

Übrigens sind Sojabohnen die einzige Ausnahme von der Regel in Sachen Fett bei Hülsenfrüchten: Sie bringen es auf elf Prozent. Nur nahe liegend, dass aus Sojabohnen Öl gewonnen wird, und zwar ein sehr hochwertiges, das sich gut zum Kochen und Braten eignet. Sojaöl ist preiswert und besteht zu rund 62 Prozent aus mehrfach ungesättigten Fettsäuren.

Einkaufstipp

Hochwertige Hülsenfrüchte sehen prall und glatt aus. Runzelige Exemplare sind meist zu lange gelagert worden. Das macht sie zwar nicht im eigentlichen Sinn »schlecht«, aber sie schmecken weniger aromatisch, und es dauert länger, bis sie gar sind. Achten Sie auch auf das Verfallsdatum auf der Packung.

WENN DER SCHIMMEL SPRIESST

Selbst wer keine Pilzerkrankung hat, sollte Pilzgifte nach Kräften meiden – vor allem im eigenen Haushalt. Für Pilzpatienten gilt das erst recht, denn sie reagieren besonders empfindlich auf diese Substanzen. Achten Sie besonders auf folgende Punkte:

- Wer aus Sparsamkeit oder Unwissen angeschimmelte Lebensmittel aufhebt und isst, lebt riskant. Bis auf wenige Ausnahmen gehört »Verpilztes« in den Mülleimer. Bei Hartkäse können Gesunde leichten Schimmel großzügig entfernen und den Käse dann möglichst zügig verbrauchen. In allen anderen Fällen hilft nur Wegwerfen.
- Um Schimmelpilzen das Leben möglichst schwer zu machen, hilft das Auswischen von Brotbehälter und Kühlschrank mit Essig.
- Lagern Sie Lebensmittel so kühl und trocken wie möglich, denn Schimmelpilze lieben Feuchtigkeit und Wärme. Im Sommer macht es Sinn, auch Brot im Kühlschrank aufzuheben, weil es sehr leicht schimmelt.
- Lassen Sie grundsätzlich keine Lebensmittel länger als nötig offen herumstehen. In der Luft lauern vor allem bei warmer Witterung neben Schimmelpilzen auch wilde Hefen. Decken Sie Schüsseln, Platten und so weiter immer mit Folie oder einem passenden Deckel ab.
- Bei einigen Nussarten, vor allem bei Pistazien aus dem Iran, besteht ein erhöhtes Risiko für *Aflatoxine*. Auch Paranüsse und Haselnüsse können betroffen sein. Prüfen Sie gerade bei diesen Sorten sehr kritisch, ob sie irgendwie »muffig« riechen, verfärbt sind oder bitter schmecken. Verdächtige Exemplare werfen Sie besser weg.
- Alle Lebensmittel, die Sie lagern möchten – egal, ob im Kühlschrank oder in der Vorratskammer –, müssen sorgfältig getrennt verpackt werden. Neben Folien und Kunststoffdosen eignen sich dazu besonders Gläser mit gut schließendem Schraubverschluss. Preiswert wird diese Form der Lagerung durch die Verwendung von Gurken- und Marmeladegläsern.

Schimmelpilze auf Lebensmitteln? Da heißt es aufpassen: Mit wenigen Ausnahmen gehört Verschimmeltes grundsätzlich in den Mülleimer. Besonders schädlich ist das Pilzgift Aflatoxin, das Krebs auslösen kann.

WENIGER GIFT IM BAUCH

Für die Gesundheit ist eine Nebenwirkung der durch Ballaststoffe erhöhten Stuhlmenge sehr wichtig: Ballaststoffe verdünnen den Darminhalt. Damit sinkt während der Diät der Anteil an giftigen Substanzen, die von Pilzen ausgeschieden werden.

100 Gramm enthalten	Ballaststoffe
Inulin	89 Gramm
Pektin	74 Gramm
Johannisbrotkernmehl	74 Gramm
Weizenkleie mit OligoFruktose	54 Gramm
Weizenkleie	45 Gramm
Leinsamen	35 Gramm
Erdmandelflocken (Chufanuss)	32 Gramm
Haferkleie	30 Gramm
Dicke Bohnen	28 Gramm
Roggenkleie	28 Gramm
Knäckebrot, ballaststoffreich	24 Gramm
Kidneybohnen, getrocknet	21 Gramm
Weizenkeime	18 Gramm
Grüne Erbsen, getrocknet	18 Gramm
Sojakerne, getrocknet	17 Gramm
Sojamehl (Vollsoja)	17 Gramm
Weiße Bohnen, getrocknet	17 Gramm
Roggen	14 Gramm
Hirse	13 Gramm
Kichererbsen, getrocknet	12 Gramm
Linsen, getrocknet	11 Gramm
Erdnusskerne	11 Gramm
Sesam	11 Gramm
Popcorn	11 Gramm

Die Wirkung einer hohen Ballaststoffzufuhr überzeugt Menschen mit einer Pilzerkrankung sofort: Sie haben keine Probleme mehr mit dem täglichen Gang aufs »Örtchen«.

Getreide: Körner für Kenner

Ob Roggen, Weizen, Hafer oder Gerste – ein Leben ohne Getreide ist kaum vorstellbar. Seit Jahrtausenden ernähren sich die Menschen von den gehaltvollen Körnern. Brot und Getreidegrützen hielten im Mittelalter und noch lange danach die Leute am Leben: Fleisch kam, außer bei den Reichen, nur selten auf den Tisch. Wie wir heute wissen, ist das für die Gesundheit unbedingt ein Vorteil. Ganz besonders gilt das, wenn wir von Darmpilzen geplagt werden. Denn im vollen Korn stecken neben wichtigen Mineralstoffen auch reichlich Kohlenhydrate. Und zwar von der Sorte, die Pilzen nicht »schmeckt«, weil sie sie nicht aufspalten können. Zusätzlich meinen viele Experten, dass die groben Bestandteile von Getreide die pathogenen Pilze regelrecht von der Darmwand »scheuern«.

Billig, gesund und wohlschmeckend: Kein Wunder, dass Getreide seit Jahrhunderten für viele Menschen ein Hauptnahrungsmittel ist. Für den Darm ist Körnerkost optimal, weil sie besonders viele Ballaststoffe liefert.

Weitere Vorteile von Vollkornballaststoffen: Sie füllen den Bauch nachhaltig und regulieren den Blutzuckerspiegel, weshalb sie auch für Übergewichtige und Diabeteskranke interessant sind. Der Nahrungsbrei passiert den Darm schneller. Das erleichtert dem Körper die Verdauungsarbeit und verkürzt den Verbleib von Schadstoffen im Körper – alles Vorzüge, wenn man an Darmpilzen erkrankt ist. Sie gelten aber nur für das volle Korn!

Bei Mehl sieht es etwas anders aus. Fein gemahlenes Getreide können die Schmarotzer leider gut verwerten. Feines Vollkornmehl bekommt Pilzen zwar auch, liefert aber so viel wertvolle Nährstoffe, dass die Candida-Immundiät nicht ohne auskommt. Bei ganzen Körnern, bei Schrot und Grütze sowie Flocken aus dem vollen Korn hingegen stehen alle Signale auf Grün.

Einkaufstipp

Getreide schimmelt schnell und wird leicht ranzig. Kaufen Sie deshalb nur so viel, wie Sie in kürzerer Zeit auch wirklich verbrauchen. Getreide lagert am besten kühl und trocken.

Kleines Getreide-Lexikon

Amaranth Streng genommen sind die Mini-Körner gar kein Getreide, sondern die Samen eines Fuchsschwanzgewächses. Amaranth wurde schon vor 3 000 Jahren in Mittel- und Südamerika angebaut. Die Pflanzen sehen »echtem« Getreide zum Verwechseln ähnlich, und ihre Samen werden auch so verwendet. Mit etwa 18 Prozent sind sie sehr eiweißreich; außerdem enthalten die leicht bitteren Körner reichlich Magnesium, Kalzium und Eisen. Amaranth ist im Gegensatz zu herkömmlichem Getreide glutenfrei und darum auch für Menschen mit *Sprue* (bei Kindern *Zöliakie*) geeignet.

Nicht alles, was wir Getreide nennen, gehört auch botanisch gesehen zur selben Familie. Allerdings sind die Inhaltsstoffe bei den meisten Körnern ähnlich.

Buchweizen Obwohl die graubraunen Körner botanisch ebenfalls nicht zu den Getreiden gehören, sind die Inhaltsstoffe ganz ähnlich. Mit rund zehn Prozent hochwertigem Eiweiß und einem überdurchschnittlich hohen Vitamin-E-Gehalt gehört Buchweizen allerdings bei diesen Bestandteilen zu den Spitzenreitern. Backen mit Buchweizen? Kuchen ja, Brot nein – weil ihm das, für manche unverträgliche, Klebereiweiß *Gluten* fehlt.

Das robuste Korn tut Pilzpatienten gut. Interessant ist Buchweizen besonders für Diabetiker. Diesen hilft er bei der Normalisierung des Stoffwechsels. Das jedenfalls fanden chinesische Forscher in einer Studie mit 1000 Teilnehmern heraus, die in der inneren Mongolei – einer traditionellen Buchweizengegend – stattfand. Aufmerksam geworden waren die Experten, weil in Gebieten, in denen dieses Getreide zu den Grundnahrungsmitteln gehört, nur etwa ein bis zwei Prozent der Menschen an Diabetes erkranken. In Gegenden Chinas, in denen kein Buchweizen auf den Tisch kommt, liegen die Erkrankungsraten bei vier bis sieben Prozent.

So überraschte es die Experten nicht, als ihre Probanden bereits nach 15 Tagen Buchweizendiät eine verbesserte Blutzuckerkurve aufwiesen. Der Forscher Zhang Hongwei erklärte den Effekt mit dem hohen Gehalt des Spurenelements Chrom sowie dem reichlichen Angebot an pflanzlichem Eiweiß und an Ballaststoffen, die sich in den unscheinbaren Körnchen finden.

Dinkel und Co Dinkel oder Grünkern? Die Frage ist beinahe müßig, denn beide Getreide stammen vom Urahn des Weizens ab, der Dinkelpflanze.

Grünkern ist unreif geernteter Dinkel, der geröstet und getrocknet wird. Das gibt ihm nicht nur den typisch aromatischen Geschmack, sondern macht ihn obendrein besonders bekömmlich. Besonders von Darmpilzen Betroffene mit Verdauungsbeschwerden profitieren davon.

Um rohes Getreide genießbar zu machen, muss man es in reichlich Wasser einweichen. Besonders bekömmlich wird es übrigens, wenn es nach dem Garen auf der ausgeschalteten Herdplatte noch nachquellen darf.

Bis der moderne Weizen zu Beginn des letzten Jahrhunderts den Dinkel von den Feldern verdrängte, war er eins der wichtigsten Getreide. Inzwischen weiß man ihn zu schätzen, weil diese Weizensorte weitgehend ohne Pflanzenschutzmittel auskommt.

Gerste Gerste ist ein so genanntes Spelzgetreide, das durch Schleifen von seiner harten Hülle befreit wird. Die nussig schmeckenden Körner gehören zu den leichter verdaulichen Getreiden und sind darum auch für Menschen mit empfindlichem Magen oder Darm gut verträglich.

GETREIDE KOCHEN & AUFBEWAHREN

Getreidekörner müssen – mit wenigen Ausnahmen wie Amaranth, Buchweizen, Hirse und Quinoa – einige Stunden in reichlich Wasser quellen, damit sie genießbar werden. Wichtig ist, dass sie dabei nicht zu warm stehen, denn sonst tummeln sich rasch wilde Hefen und auch Schimmelpilze im Einweichwasser.

Am besten lassen Sie darum Getreide im Kühlschrank aufquellen und waschen es vorher gründlich, um die von Natur aus vorhandenen Hefen von den Häuten zu spülen.

Wem das alles zu umständlich und zeitraubend erscheint, der kocht gleich größere Mengen auf Vorrat. Denn einmal gegart und in einer gut schließenden Dose im Kühlschrank aufbewahrt, halten sich die Körner mehrere Tage.

Hafer Ganze Haferkörner bereichern einen vegetarischen Speisezettel mit nussartigem Geschmack und rund zehn Prozent hochwertigem Fett. Für Menschen mit Darmpilz hat Haferkleie viel zu bieten: Sie bindet nämlich im Darm giftige Abbauprodukte von Pilzen und sorgt für einen schnellen Abtransport.

Hirse Die feinen, goldgelben Hirsekörner ernähren Millionen von Menschen in Afrika. In den letzten Jahren kommen sie auch bei uns zu Ehren. Und das mit Recht, denn sie haben nicht nur einen angenehmen Geschmack und sind leicht verdaulich - sie enthalten auch besonders viel Lecithin sowie Kieselsäure.

Hirse lässt sich ganz ähnlich wie Reis verwenden und ist während der Candida-Immundiät ein hervorragender Ersatz dafür. Hirse ist übrigens ebenfalls frei von Gluten und daher für eine Ernährung bei Zöliakie oder Sprue geeignet.

Bei den Inkas galt Quinoa als Wundermittel, um die Widerstandsfähigkeit gegen Krankheiten zu erhöhen. Die spanischen Eroberer waren wohl derselben Ansicht, denn sie verboten den Anbau der Pflanze unter Androhung der Todesstrafe.

Roggen Die länglichen, grau-grünen Körner mit dem ausgesprochen würzigen Geschmack stecken voller wertvoller Ballast- und Mineralstoffe. Sie glänzen besonders durch einen hohen Anteil an Eisen, Kalium, Phosphor, Fluor und Magnesium. Naturbelassenes Roggenbrot ohne Zucker oder andere Färbemittel ist für Pilzpatienten empfehlenswert. Solches Brot wird nämlich erst durch Sauerteig aus wilden Hefen, Essig- und Milchsäurebakterien locker.

Quinoa Ähnlich wie Amaranth ist Quinoa kein echtes Getreide. Es zählt botanisch zu den Gänsefußgewächsen und ist eng verwandt mit Spinat, Mangold und Roter Bete. In ihrer südamerikanischen Heimat isst man die mineralstoffreichen Blätter der Pflanze gern als Gemüse oder Salat. Die kleinen Samenkörnchen stecken voller Vitamine, Ballast- und Mineralstoffe. 16 Prozent hochwertiges Eiweiß, 7 Prozent Fett und 64 Prozent Stärke machen Quinoa so nahrhaft.

Wer den vom ebenfalls enthaltenen Saponin stammenden, leicht bitteren Geschmack nicht mag, wäscht die Körnchen am besten gründlich, um den Bitterstoff auszuspülen.

Mehl: Aus vollem Korn mehr wert

Auf Kuchen, Kekse und Brot haben Pilzpatienten oft am meisten Appetit. Das liegt daran, dass die Schmarotzer im Darm besonders scharf auf die leicht konsumierbare Stärke im Mehl sind. Ganz ähnlich wie ein Hefeteig aus feinem weißem Mehl wunderbar gärt und aufgeht, so gärt es auch in Ihrem Darm, wenn Sie die Hefepilze mit Weißmehlprodukten »füttern«.

Während der Candida-Immundiät ungeeignet sind alle Mehle mit niedrigen Typenzahlen wie »Type 405« – das ist unser normales Haushaltsmehl – oder »Type 550«. Denn dafür wird nur der so genannte Mehlkörper, der helle Anteil des Korns, gemahlen. Das macht das Mehl so weiß, aber auch so beliebt bei Pilzen, weil keine Ballaststoffe mehr darin stecken. Zu den unerwünschten Mehlen für die Zeit der Candida-Immundiät zählen außerdem:

Die auf der Packung abgedruckte so genannte Typenzahl verrät uns bei Mehl, wie wertvoll es für die Gesundheit ist. Je höher die Zahl, desto mehr Ballast- und Nährstoffe stecken darin.

- Doppelgriffiges Mehl Es ist zwar etwas grober gemahlen als Haushaltsmehl, aber trotzdem ebenso ballaststoffarm.
- Instant-Mehl Die weiße Mehlspezialität wird gern zum Binden von Flüssigkeiten genommen, weil sie beim Einrühren nicht klumpt. Instant-Mehl ist für Pilze womöglich noch leichter als andere Weißmehle zu »verputzen«!

Nehmen Sie Vollkornmehl zum Kochen und Backen, machen Sie es Ihren Plagegeistern schwerer, sich satt zu essen. Denn dafür wird das ganze Getreidekorn gemahlen, so dass jede Menge Ballaststoffe darin stecken. Es hat dadurch eine gröbere Beschaffenheit als Weißmehle, ist aber fein genug für Brot-, Kuchen- und Keksteige. Sparen Sie nicht beim Einkauf: Für Marken- und Biomehl entfernt der Müller Verunreinigungen und Ungeziefer besonders sorgfältig. Da Vollkornmehl wegen seines hohen Gehalts an Keimöl relativ schnell verdirbt, kauft man besser nur kleine Mengen, die man gleich verbrauchen kann. Eine große Auswahl an Vollkornmehlen finden Sie im Reformhaus oder Naturkostladen. Dort können Sie sich Ihr Wunschmehl häufig sogar frisch mahlen lassen.

Außer Vollkornmehl sind noch zwei grob gemahlene Mehle während der Candida-Immundiät erlaubt:

- Weizenmehl Type 1700 Wie die hohe Typenzahl bereits verrät, handelt es sich dabei um Schrot, für den auch die ballaststoffreichen Randschichten mitgemahlen werden.
- Grahammehl Dieses Vollkornmehl ist feiner als das Weizenmehl »Type 1700« und gröber als feines Vollkornmehl

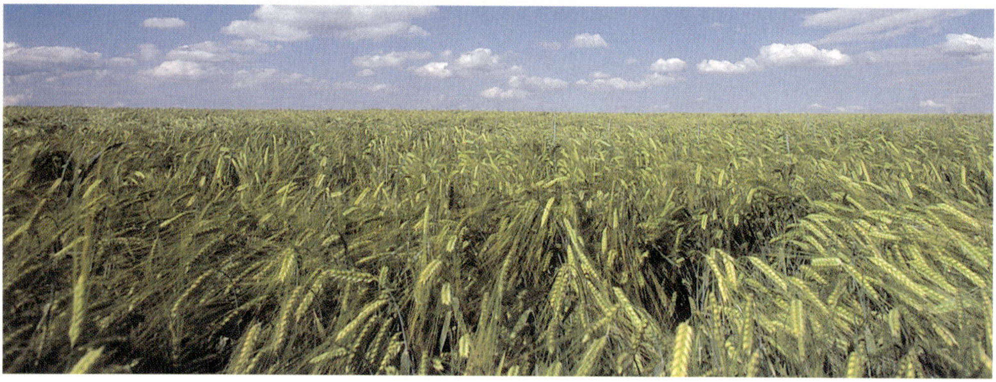

Produkte aus Vollkorngetreide dürfen Sie nach Belieben zu sich nehmen.

NÜTZLICHE BALLASTSTOFFE

- Sie helfen dabei, giftige Stoffwechselprodukte der Pilze schnell aus dem Darm zu entfernen
- Sie stärken die Darmbarriere und verhindern damit, dass Pilze in den Körper gelangen.
- Sie beschleunigen den Abtransport der Nahrungsreste und entziehen den Parasiten damit den Nährboden.
- Sie erhöhen die Stuhlmenge und erleichtern die Entleerung.
- Sie machen den Darm beweglicher.
- Sie »massieren« die Darmwände und sorgen für gute Durchblutung.
- Sie verstärken den Fluss von Verdauungsenzymen.
- Sie ernähren die nützlichen Bakterien der Darmflora.
- Sie sind die Grundlage für die Produktion von Schutzstoffen, die den Darm aktiv halten.

Vollkornmehl schmeckt frisch gemahlen am besten. Man bekommt es auch abgepackt im Supermarkt. Weil es rasch an Qualität verliert, kaufen Sie es besser in kleinen Mengen zum schnellen Verbrauch.

Nudeln: Keine Pasta für Pilze!

Die meisten von uns lieben Teigwaren. Dagegen ist selbst von strengen Ernährungsfachleuten nichts zu sagen. Nudeln sind fast fettfrei, reich an Kohlenhydraten und leicht verdaulich.

Das Problem ist: Auch Pilze sind versessen auf Pasta. Schließlich bestehen Nudeln aus hellem Weizenmehl. Das gilt gleichermaßen für Sojanudeln, die ebenfalls zum Teil aus Weißmehl bestehen. Darum raten wir Ihnen, während der Candida-Immundiät eine Weile ganz auf Spaghetti und Co. zu verzichten.

Menschen, die an Darmpilzen leiden, lassen weißen Reis und helle Nudeln am besten für eine Weile links liegen.

Wer gar nicht ohne sein Leibgericht auskommen kann, kocht mit Nudeln aus Vollkornmehl. Einige Ernährungsfachleute und Naturheilkundler sind nämlich der Ansicht, dass Vollkornteigwaren bei Pilzerkrankungen gut verträglich seien.

Probieren Sie es aus, und achten Sie darauf, was Ihnen gut bekommt: Fühlen Sie sich gebläht und rumort es im Darm, sollten Sie auch Vollkornpasta für eine Weile meiden.

Reis: Bei Pilzen beliebt!

Ganz Ähnliches wie zum Thema Nudeln lässt sich zum Thema Reis sagen. Er besteht zwar nicht aus Mehl, aber zu 70 bis 78 Prozent aus gut verfügbarer Stärke.

Natur- oder so genannter Vollkornreis enthält fast dreimal so viele Ballaststoffe wie die weißen, polierten Körnchen. Das liegt daran, dass er seine nährstoffreiche Hülle bei der Verarbeitung behalten darf. Dennoch gilt wie bei Vollkornnudeln: Im Zweifelsfall lieber verzichten.

Reisfans sind übrigens gegenüber Pastajunkies insofern im Vorteil, als sich die Körnchen ganz gut durch kleinkörnige Getreide wie Hirse, Amaranth oder Quinoa ersetzen lassen. In unserem Rezeptteil ab Seite 124 finden Sie ein paar gute Tipps.

Sicher, der Geschmack ist anders. Aber die optische Erscheinung ist fast perfekt und die Ballast- und Nährstoffbilanz stimmt auf alle Fälle.

ZUCKER & STÄRKE

Vorsicht, Falle: Nur weil auf der Bonbon- oder Kaugummitüte »zuckerfrei« steht, muss das noch nicht heißen, dass wirklich kein Zucker drin ist. Unter Umständen ist bloß gemeint, dass anstelle von Haushaltszucker so genannte Zuckeraustauschstoffe wie etwa Sorbit das Produkt versüßen.

Zucker: Verführer im Wartestand In Maßen genossen ist Zucker für Gesunde eine harmlose Lust. Pilzpatienten verzichten während der Diät besser auf den süßen Seelentröster.

Der Hauptgrund: Wer sich an feinen Süßigkeiten satt isst, verdrängt Gesundes und Ballaststoffreiches vom Speisezettel. Außerdem scheint ein hoher Zuckerverzehr pathogene Pilze anzulocken. Das gilt nicht nur für den ganz normalen Haushaltszucker, sondern auch für alle Sorten, ganz gleich ob Trauben-, Frucht-, Malz-, Gelier-, Hagel-, Puder- oder Kandiszucker.
Wer nun meint, er könnte den Schmarotzern mit Honig, Sirup oder Fruchtdicksäften ein Schnippchen schlagen, irrt leider: Auch diese natürlichen Süßungsmittel sind in erster Linie Zuckerlieferanten.
Die einzige Ausnahme bildet Milchzucker (Laktose), der wegen seiner chemischen Beschaffenheit für Candida und Co. nicht genießbar ist.
Selbst so genannte Diabetikerzucker wie Mannit, Sorbit und Xylit kommen bei krank machenden Hefen bestens an.
Einzig die synthetischen Süßstoffe Acesulfam, Aspartam, Cyclamat und Saccharin geben für hungrige Hefen nichts her und dürfen darum unbeschränkt während der Candida-Immundiät verwendet werden.
Vorsicht übrigens, wenn Sie Bonbons und andere Leckereien mit der Aufschrift »zuckerfrei« sehen. Das besagt nicht mehr, als dass das jeweilige Produkt keinen Haushaltszucker enthält – andere Zuckerarten können aber sehr wohl darin stecken! Welche das sind, verrät das Kleingedruckte auf der Verpackung.
Hier eine Übersicht zur besseren Orientierung beim Einkauf:

- Glukose und Dextrose: Hier handelt es sich um zwei verschiedene Namen für den Pilz-Liebling Traubenzucker.
- Fruktose: Dasselbe wie Fruchtzucker, also »Pilzfutter«!
- Saccharose: Bitte nicht mit dem synthetischen Süßstoff Saccharin verwechseln – tatsächlich verbirgt sich dahinter ganz normaler Haushaltszucker. Auf der Packung steht übrigens auch häufig »Kristallzucker«.

• Maltose: Ein anderer Name für Malzzucker, der pathogene Pilze wunderbar gedeihen lässt.
• Maltodextrin: Wird als Diätzucker genutzt und als Füllmittel für Streusüße verwendet. Besteht aus einer Variante des Traubenzuckers.

- Sonderfall Stärke Sie wundern sich darüber, dass einige stärkereiche Lebensmittel in der Candida-Immundiät empfohlen werden, obwohl Stärke letztlich aus nichts anderem als Zucker besteht? Das hat schon seine Richtigkeit. Zugegeben, Stärke bildet sich aus langen Zuckermolekülketten und wird nach dem Essen im Verdauungstrakt wieder zu Traubenzucker. Pathogene Pilze bevorzugen aber die leicht zugängliche Einfachstärke, weil sie diese leicht zerlegen können.
Die resistente Stärke von Hülsenfrüchten beispielsweise ist anders aufgebaut. Sie besteht aus mehrfach miteinander »verknoteten« Molekülketten. Auch sie könnten theoretisch von den Parasiten aufgeknackt werden, so dass der darin enthaltene Zucker frei wird. Doch das ist eine Frage der Dauer: Bleibt die Stärke nur kurze Zeit im Dickdarm, schaffen die Pilze es nicht, an ihr Lieblingsgericht zu kommen.
Und da können wir sie gut austricksen, indem wir reichlich Ballaststoffe zu uns nehmen. Denn dadurch rutscht bekanntlich der Speisebrei besonders flott durch den Darm.

Zucker kann sich hinter vielen Bezeichnungen wie etwa Saccharose, Dextrose, Maltose oder Fruktose verstecken. Pilzkranke greifen besser für eine Weile zu synthetischen Süßstoffen wie Natriumcyclamat, Saccharin oder Aspartam.

Milch & Milchprodukte: Nichts für Pilze

Viele wichtige Nährstoffe machen den weißen Saft zum Fitnessdrink. Für Pilzpatienten ist natürlich der darin enthaltene Milchzucker wichtig, weil er die Plagegeister aus dem Darm vertreibt. Aber auch sonst hat Milch viel zu bieten. Sie besteht zwar zu 87 Prozent aus Wasser, doch der Rest hat es in sich: Kalzium, Eiweiß sowie diverse Vitamine, Mineralstoffe und Spurenelemente machen sie zu einem hochwertigen Lebensmittel.
Wer auf seine Figur achtet, nimmt fettarme Milch statt Vollmilch, um das Kalorienkonto zu entlasten.

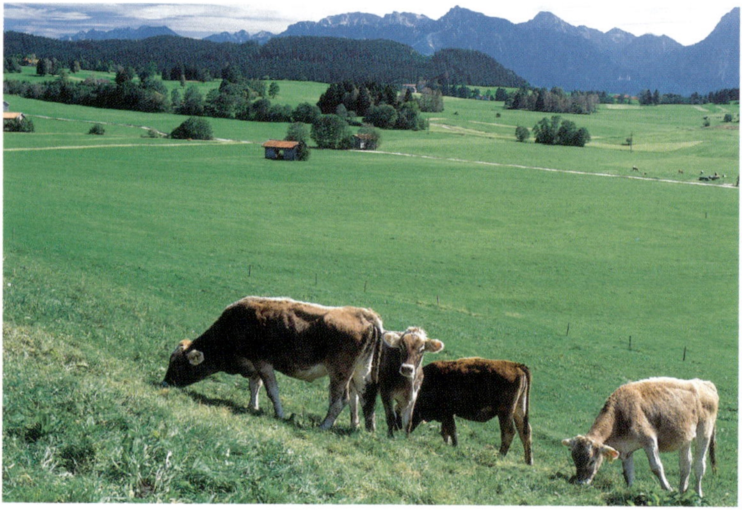

Milch und Milchprodukte tun dem Körper gut. Probieren Sie aus, was Ihnen am besten schmeckt.

Sauermilch & Jogurt

Milch und Milch produkte sollten Sie nach Herzenslust genießen. Ausnahme: süße dessertähnliche Jogurt- und Quarkspeisen, die Zucker und Früchte enthalten.

Für Pilz-Geplagte sind Dickmilch, Buttermilch und Kefir noch besser als Trinkmilch. Die darin enthaltene Milchsäure erzeugt nämlich im Darm ein saures Klima, das die Helferbakterien stärkt und Pilze verscheuchen hilft. Sauer macht Pilze auch bei Milchprodukten alles andere als lustig. Vor allem Naturjogurt mit probiotischen, lebenden Bakterienkulturen versauert ihnen das Dasein als Schmarotzer und schützt die Darmflora vor schädlichen Veränderungen. All diese Vorzüge gelten aber nur für Sauermilch und Jogurt ohne Zucker und Fruchtzusätze.

WAS TUN BEI MILCH-ALLERGIE?

Manche Menschen bekommen nach dem Genuss von Milch oder Milchprodukten Bauchschmerzen und Durchfall. Fast immer fehlt ihnen ein bestimmtes Enzym, das zur Verdauung von Milchzucker gebraucht wird. Gehören Sie auch dazu, sollten Sie lieber auf Jogurt oder Sauermilch umsteigen, die werden meist perfekt vertragen. Wer gegen Milcheiweiß allergisch ist, kann eventuell Sojamilch als Ersatz verwenden.

Aber bitte mit Sahne?

Wenn Sie nicht übergewichtig sind oder besonders auf Ihren Cholesterinspiegel achten müssen, dürfen Sie sich Schlagsahne, Schmant, Crème fraîche und Crème double ruhig schmecken lassen. Wollen Sie lieber fettarm genießen, ist saure Sahne eine gute Alternative. Sie darf allerdings nicht kochen, sonst gerinnt sie, was nicht sonderlich appetitlich aussieht.
Sie möchten eine cremige Sauce und trotzdem Fett sparen? Auch kein Problem: Mittlerweile gibt es eine leichte Variante von Crème fraîche mit nur 15 Prozent Fett.

Käse: In Maßen erlaubt

Den Teller allzu üppig mit tierischen Lebensmitteln voll zu laden, ist natürlich nicht günstig. Vor allem nicht in puncto Pilze, denn Käse und Quark haben keine Ballaststoffe zu bieten. Stattdessen bringt es besonders Käse auf beachtliche Fettmengen.
Darum gilt hier: Gönnen Sie sich Käse, wenn Sie ihn mögen, in Maßen. Echte Käsefans verkleinern zu seinen Gunsten den Anteil von Fisch und Fleisch auf dem Speiseplan. Wer dann mit viel Rohkost, Salat, Hülsenfrüchten, Getreide und Gemüse einen Ausgleich bietet, macht alles richtig.

Käse aller Sorten kann ruhig auf den Tisch kommen. Das gilt auch für Spezialitäten mit Edelschimmel. Falls Sie aber eine Abneigung dagegen spüren, lassen Sie Camembert und Co. einfach weg.

Fisch & Fleisch: Weniger ist mehr

Fisch, Fleisch, Eier und tierische Fette spielen beim Kochen eine große Rolle. Dagegen ist gar nichts einzuwenden, wenn Sie auf die Mengen und die Häufigkeit achten, mit der die tierischen Produkte auf Ihrem Speiseplan erscheinen.

Fisch als Fitmacher

Zugegeben – Fisch und Meeresfrüchte wirken nicht unmittelbar gegen Pilze. Trotzdem helfen sie dem Körper dabei, nach einer Candida-Infektion wieder fit zu werden. Die in Lachs, Hering und

Makrele enthaltenen Omega-3-Fettsäuren sind Balsam für den gestressten Organismus. Günstig für das Immunsystem wirken speziell die Spurenelemente Selen und Jod sowie die vitaminähnlichen *Ubiquinone*.

Können Sie Fisch partout nicht ausstehen? Schade. Er ist mager, vielseitig zuzubereiten und sehr nährstoffreich. Einfach durch Fleisch zu ersetzen ist er nicht. Aber Sie können sein Fehlen auf dem Speiseplan kompensieren, wenn Sie jodiertes Speisesalz verwenden und sich öfter mal eine Portion pflanzliches Eiweiß aus Hülsenfrüchten gönnen.

Um genügend Omega-3-Fettsäuren aufzunehmen, empfehlen sich für Menschen mit einer Neigung zu Arthritis spezielle Fischöl-Kapseln aus Reformhaus oder Apotheke.

Auf Fisch und Fleisch verzichten? Für viele undenkbar. Doch das muss auch gar nicht sein, denn beide bieten Inhaltsstoffe, die für den Organismus wertvoll sind. Essen Sie zum Ausgleich reichlich Vollkorn, dann stimmt auch die Ballaststoffbilanz.

Fleisch als Highlight

Wer fleischliche Genüsse liebt, braucht auf ein saftiges Steak oder eine Portion Gulasch nicht zu verzichten. Fleisch hat durchaus seinen Platz in der Candida-Immundiät. Bei abwechslungsreichem Essen trägt es dazu bei, den Körper mit wichtigen Nährstoffen, wie etwa dem oft knappen Spurenelement Zink, zu versorgen und so die Folgen einer Pilzerkrankung zu mildern. Auch das in Schweinefleisch reichlich enthaltene Vitamin B_{12} sowie der generell hohe Eisengehalt der roten Fleischsorten bringen Vorteile.

Der Eiweißgehalt von Fleisch ist zwar mit durchschnittlich 20 Prozent hoch, aber unseren Bedarf können wir durchaus auch allein durch pflanzliches Eiweiß, Milch und Eier decken.

Täglich eine große Portion Fleisch zu essen, ist für Menschen mit einer Pilzerkrankung nicht günstig, da Fleisch keine Ballaststoffe liefert und die Darmflora eher belastet als unterstützt. Deshalb lieber kleinere Portionen einplanen oder Braten, Schnitzel und Co. nur ein- oder zweimal pro Woche als Beilage zu einer großen Gemüseportion auf den Tisch bringen.

Rückstände im Fleisch

Ob Antibiotika, Aflatoxine oder Medikamentenrückstände - das Thema Chemie im Fleisch ist leider nicht vom Tisch. Noch immer finden sich in Fleischproben aus der Intensivmast (vor allem bei Puten) die Rückstände von unerlaubten Arzneimitteln. Aber die Zahl der artgerecht gehaltenen Schlachttiere nimmt zu. Und das bedeutet: genug Auslauf im Freiland, natürliches Futter und dadurch weniger Anfälligkeit für die bei reiner Käfig- und Stallhaltung typischen Krankheiten. Weshalb solche Tiere auch kaum Medikamente brauchen.

Wer sichergehen will, rückstandsfreies Fleisch zu bekommen, kauft am besten beim Bio-Schlachter. Bei ihm kostet das Fleisch zwar deutlich mehr als konventionelle Ware, aber dafür können Sie darauf vertrauen, dass die Tiere artgerecht gehalten wurden. Eine andere Möglichkeit: Lammfleisch oder Wild bevorzugen. Denn Schafe werden noch immer überwiegend auf der Weide gehalten. Und selbst das im Gatter gehaltene Damwild hat noch genug Auslauf.

Für ein gutes Stück Fleisch lohnt sich der Weg zum Bio-Schlachter. Denn artgerecht aufgezogene Tiere liefern wohlschmeckendes festes Fleisch, das nicht mit Rückständen belastet ist.

INNEREIEN - OFT STARK BELASTET

Leber und andere Innereien sind nicht jedermanns Sache. Wer sie aber mag, sollte sie ruhig essen - allerdings eher selten. Zwar stecken in der Leber besonders reichlich Vitamin A und Vitamine der B-Gruppe, doch können sich auch Umweltgifte wie etwa Schwermetalle und andere schädliche Stoffe darin anreichern. Deshalb lohnt sich gerade bei Innereien - egal, ob von Geflügel, Lamm, Rind oder Schwein - der Kauf von Bioware. Das Gleiche gilt selbstverständlich auch für Niere, Milz und Herz. Auf den Verzehr von Hirn sollte in Zeiten von BSE lieber ganz verzichtet werden.

Denken Sie daran, dass für die auch bei Kindern so beliebte Leberwurst dieselben Kriterien gelten wie für »Innereien pur«: Auch wenn der Leberanteil in der Wurst gering ist, sollten Sie lieber Biowurst kaufen.

Eier: Bekömmliche Eiweißquelle

Eier waren in den letzten Jahren oft Opfer »übler Nachrede«. Doch in der Candida-Immundiät sollte man nicht ohne Grund auf diese geradezu vollkommenen Lebensmittel verzichten. Eier bieten das hochwertigste Protein aller Tierprodukte, reichlich wichtige Vitamine (A, D, E und B) sowie eine Extraportion Kalzium und Eisen. Außerdem steckt im Eigelb das wertvolle *Zeaxanthin*, ein natürlicher gelber Farbstoff, der für gute Sehkraft bis ins hohe Alter unentbehrlich ist. Es gibt viele gute Gründe, Eier als nützliche und wohlschmeckende Eiweißlieferanten auf den Speisezettel zu setzen. Selbst wer unter Störungen des Fettstoffwechsels leidet, kann sich das Frühstücksei ohne Reue erlauben: Neue Studien haben bewiesen, dass das darin enthaltene Cholesterin vom Körper kaum aufgenommen wird und daher den Cholesterinspiegel auch nicht in die Höhe treiben kann. Außerdem: Bei einem hohen Cholesterinspiegel ist es wichtiger, sich ballaststoffreich zu ernähren, als auf cholesterinarme Nahrung zu achten.

Eier enthalten das hochwertigste aller Proteine. Seine Aminosäuren sind für den Körper günstiger zusammengesetzt als bei jedem anderen Eiweißlieferanten – sieht man einmal von der Muttermilch ab.

Für den Einkauf gilt: Auf die Stempel gucken. Seit dem 1. Januar 2004 ist die neue EU-Verordnung zur Kennzeichnung der Eier in Kraft. Demnach muss jedes Ei der Güteklasse A – das sind die üblichen frischen Eier – mit einem Erzeugercode gestempelt werden. Ein Blick auf die Packung verrät die Haltungsform und die Herkunft der Eier.

DIE CODES AUF DEM EI

Art der Tierhaltung		Herkunft der Eier	
0	Ökologische Erzeugung	AT	Österreich
1	Freilandhaltung	BE	Belgien
2	Bodenhaltung	DE	Deutschland
3	Käfighaltung	NL	Niederlande

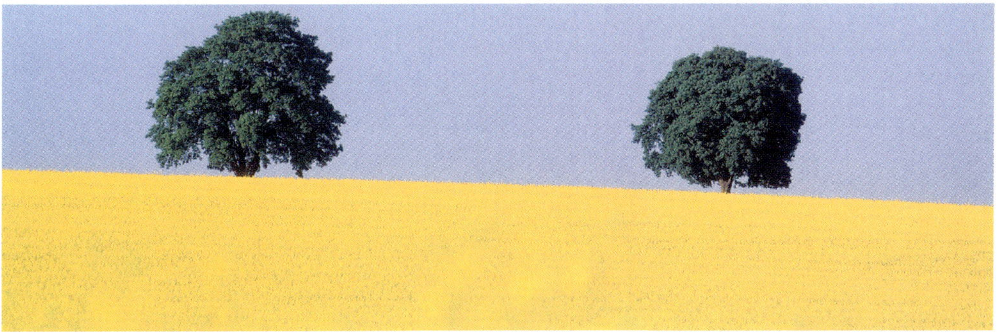

Fette: Tierisch oder pflanzlich?

Das preiswerte Rapsöl ist reich an wertvollen Fettsäuren.

Dass Menschen mit Herz- und Kreislauferkrankungen bei tierischen Fetten wie Butter, Butterschmalz, Lamm- und Rinderfett besser Maß halten, hat sich herumgesprochen. Doch komplett streichen muss sie niemand.

Optimal ist es allerdings, einen Teil der täglichen Fettration als Pflanzenöl, allen voran Raps- und Olivenöl, einzuplanen. Grund ist der ausgewogene Gehalt an einfach und mehrfach ungesättigten Fettsäuren. Vor allem die so genannten Omega-3-Fettsäuren sind in unserer Nahrung oft knapp, dabei spielen ausgerechnet diese Substanzen im Stoffwechsel der Zellen eine zentrale Rolle. Aus einer dieser Fettsäuren, der *Eicosapentaensäure*, entstehen beispielsweise Gewebshormone *(Eicosanoide)*, die Entzündungen zurückdrängen können und an zahlreichen weiteren Stoffwechselprozessen beteiligt sind. Doch diese Fettsäure findet sich nicht nur in Pflanzenölen, sondern vor allem in Meeresfischen.

Kalt gepresste Pflanzenöle, allen voran Raps- und Olivenöl, sind besonders wertvoll. Sie liefern wichtige essentielle Fettsäuren in besonders günstiger Mischung.

Das preiswerte Rapsöl liefert mit einem Anteil von rund neun Prozent eine dicke Portion der begehrten pflanzlichen Omega-3-Fettsäuren. Sie wirken positiv auf den Fettstoffwechsel und können bei Störungen der Darmökologie nützlich sein. Aus diesem Grund findet Rapsöl in den Rezepten der Candida-Immundiät oft Verwendung.

Die Rezepte

Wenn Sie bis hierher gelesen haben, dürfte klar geworden sein: Nur mit einer Veränderung der Ernährungsgewohnheiten können Sie die lästigen Pilze im Körper auf Dauer loswerden. Auf den folgenden Seiten finden Sie jede Menge Anregungen dazu: köstliche Snacks und Salate, Suppen und Eintöpfe, die richtig schön satt machen, Fisch, Fleisch, vegetarische Gerichte und allerlei feine süße Sachen für den Genuss ohne Reue.

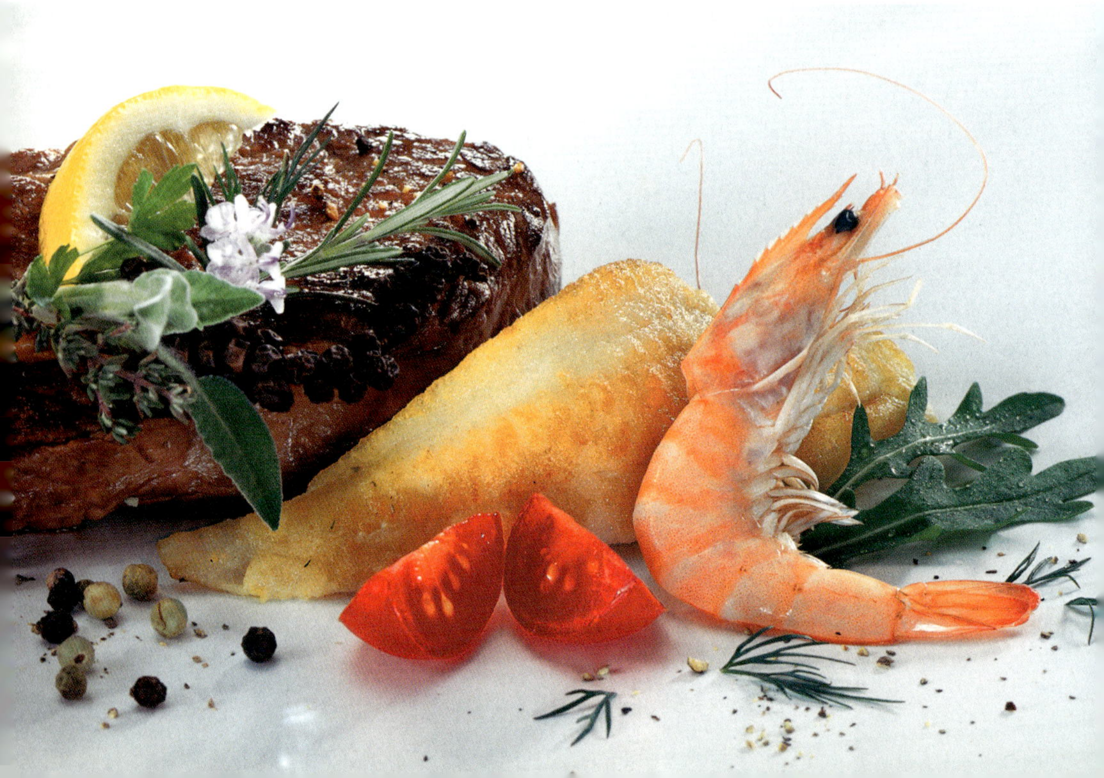

Snacks & Salate: Genüsse im Handumdrehen

Fastfood in der Candida-Diät? Knackige Salate und köstliche Gerichte für den kleinen Hunger sind im Blitztempo fertig und stecken trotzdem voller wichtiger Nährstoffe. So kommen auch eilige Genießer entspannt auf ihre Kosten.
Bei den Rezepten ist angegeben, wenn ein Gericht keine Hefen enthält.

MINI-MÜSLI-TRICKS

- Ein Müsli bietet sich als ideales Frühstück an – wer täglich eine Portion davon isst, versorgt sich optimal mit Ballaststoffen. Gibt es dazu Jogurt, Dickmilch oder Kefir, freuen sich die nützlichen Darmbakterien besonders.
- Frühstücksmuffel genießen ihr tägliches Müsli einfach zwischendurch als Snack und tanken so Energie und Nährstoffe.
- Wenn Sie eine Messerspitze Ascorbinsäure (Vitamin C in Pulverform) ans Müsli geben, schmeckt es fruchtig und gibt dem Immunsystem noch mehr Power!
- Größere Müslimengen füllen Sie am besten in fest schließende Dosen oder Gefrierbeutel um und bewahren diese kühl und dunkel auf, damit Nährstoffe und Aroma erhalten bleiben.
- Haben Sie weder Speisekammer noch Keller, lagern Sie Müslivorräte einfach im Gemüsefach des Kühlschranks. Ihre Tagesration nehmen Sie dann ein bis zwei Stunden vor dem Essen heraus, denn eiskalt schmeckt das Müsli nicht so gut.
- Wer ihn verträgt, süßt das Müsli mit Milchzucker. Süßstoff ist natürlich auch erlaubt.
- Kaufen Sie Nüsse und Samenkerne nicht nach Preis. Da sparen Sie am falschen Platz. Bei etwas teurerer Markenqualität aus Reformhaus, Naturkostladen oder Supermarkt können Sie sich eher darauf verlassen, dass nur streng kontrollierte Ware in die Tüte kommt.

Wenn Sie rohe Flocken und grobe Körner vom Magen her schlecht vertragen, weichen Sie die Getreidebestandteile Ihres Müslis vorher ein. Besonders bekömmlich für empfindliche Mägen sind eingeweichte Vollkornhaferflocken.

Flor-Aktiv-Müsli Hefefrei

Zutaten

Für 25 Portionen

100 g Nusskerne (ungeschält; z.B. Mandeln, Walnüsse oder Cashewnüsse)
150 g Samenkerne (z.B. Sonnenblumen- oder Kürbiskerne)
100 g geröstete Sojakerne
150 g Weizenkleie
200 g Haferkleie
150 g geschroteter Leinsamen
250 g kernige Haferflocken
100 g Roggenflocken
150 g Gerstenflocken
200 g Weizenflocken

1 Nuss- und Samenkerne grob hacken und in eine große Schüssel geben.

2 Soja, Weizen- und Haferkleie, Leinsamen sowie alle Getreideflocken gut untermengen. Das Müsli in verschließbare Gläser oder Dosen umfüllen.

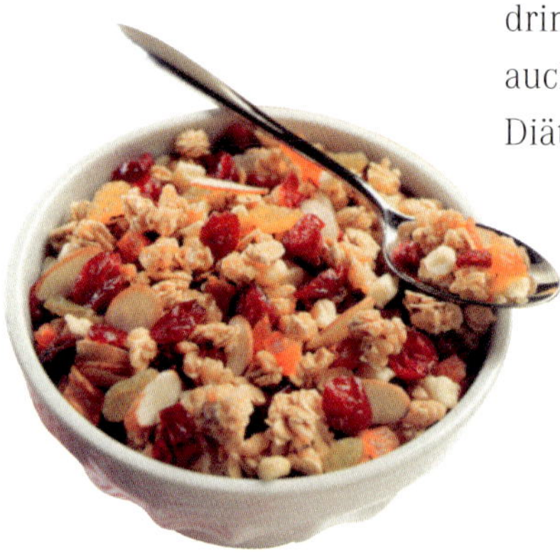

Tipp Übergießen Sie Ihr Müsli mit Milch, Buttermilch oder Kefir. Besonders günstig ist auch probiotischer Naturjogurt. Zum Süßen können Sie flüssigen Süßstoff verwenden. Schokoholics genießen das Müsli mit dem Vanille-Schokodrink (→ Seite 204). Das ist auch während der strengen Diätphase erlaubt.

Gebratene Zucchini mit Knoblauch-Jogurt Hefefrei

Zutaten

Für 2 Portionen

200 g gelbe Zucchini
Salz
3–4 EL Olivenöl
3 Knoblauchzehen
1 EL frische Thymianblättchen
200 g Naturjogurt
2 TL Zitronensaft
Pfeffer aus der Mühle
Flüssigsüßstoff

1 Zucchini putzen, waschen und mit einem Sparschäler der Länge nach in dünne Scheiben schneiden.

2 Mit Salz bestreuen und 5 Minuten ruhen lassen. Die austretende Feuchtigkeit mit Küchenpapier abtupfen.

3 Olivenöl in einer Pfanne erhitzen. Zucchini portionsweise darin braun braten. Zum Abtropfen auf Küchenpapier legen.

4 Knoblauch abziehen, eine Zehe in hauchdünne Scheiben schneiden. Mit Thymianblättchen bei mittlerer Hitze kurz im Bratfett anbraten.

5 Restlichen Knoblauch durchpressen. Mit Jogurt, Zitronensaft, Salz und Pfeffer glatt rühren. Mit Süßstoff abschmecken. Thymianmischung über die Zucchini streuen und den Knoblauch-Jogurt dazu reichen.

Paprika-Omelett mit Zwiebeln Hefefrei

1 Paprikaschoten halbieren, entkernen, waschen und in Streifen schneiden. Im heißen Öl anbraten. Zwiebeln und Knoblauchzehe abziehen, hacken und kurz mitbraten.
2 Eier mit etwas Salz und der Kleie verquirlen und über das Paprikagemüse gießen.
3 Bei mittlerer Hitze braten, bis die Oberfläche nur noch leicht feucht ist. Nach kurzer Zeit einen Deckel auflegen.

Tipp Dazu schmeckt gekochtes Getreide oder Kartoffelbrei.

Zutaten

Für 2-3 Portionen

Je 1 gelbe, grüne und rote Paprikaschote
3 EL Olivenöl
3 Zwiebeln
1 Knoblauchzehe
4 Eier
Salz
1 EL Weizenkleie

Omelett mit Käse und Schnittlauch Hefefrei

1 Die Eier mit Crème fraîche, etwas Salz und Pfeffer aufschlagen. Schnittlauch, Kleieflocken und Käse untermischen. Zwiebeln und Knoblauch abziehen und fein hacken oder durchpressen.
2 In einer Pfanne das Fett erhitzen. Zwiebeln und Knoblauch darin glasig dünsten. Eier hineingeben und die untere Seite goldbraun backen. Einmal wenden und sofort auf eine Platte gleiten lassen und servieren.

Tipp Dazu schmecken Bohnen mit Thymian-Creme (→ Seite 174).

Zutaten

Für 2 Portionen

4 Eier
3 EL Crème fraîche
Salz
Pfeffer aus der Mühle
2 EL Schnittlauchröllchen
1 EL Haferkleieflocken
1 EL geriebener Parmesan
2 Zwiebeln
2 Knoblauchzehen
2 EL Butter oder Margarine

Chicorée-Salat mit Walnüssen Hefefrei

1 Chicorée putzen, waschen, trockentupfen und klein schneiden. Apfel waschen, vierteln, entkernen und in hauchdünne Scheibchen schneiden.
2 Walnussöl mit Sahne und Zitronensaft verrühren. Das Dressing mit Salz, Pfeffer und etwas Süßstoff abschmecken. Chicorée, Äpfel und gehackte Walnüsse untermengen.

Tipp Lecker auch mit gebratenen Putenstreifen.

Zutaten

Für 2 Portionen

300 g Chicorée
1 säuerlicher Apfel
1 EL Walnussöl
1 EL Schlagsahne
1 EL Zitronensaft
Salz, Pfeffer
Flüssigsüßstoff
1 EL Walnusskerne

Sauerkraut-Salat mit Paprika

Hefefrei

Zutaten

Für 2 Portionen

2 rote Paprikaschoten
200 g fassfrisches Sauerkraut
2 Lauchzwiebeln
2 EL Walnussöl
1 Prise Inulin
Salz, Pfeffer aus der Mühle
1 Becher probiotischer Naturjogurt (150 g)
1–2 EL Walnusskerne

1 Paprikaschoten halbieren, entkernen, waschen, in schmale Streifen schneiden. Sauerkraut mit einer Gabel zerpflücken, mit Paprikaschoten in einer Schüssel vermengen.

2 Lauchzwiebeln putzen, waschen, in dünne Ringe schneiden. Unter den Salat mischen. Alles mit Öl beträufeln und 20 Minuten durchziehen lassen. Mit Inulin, Salz und Pfeffer abschmecken.

3 Salat auf zwei großen Tellern anrichten, Jogurt darauf geben. Mit Walnusskernen bestreuen und servieren.

Linsen-Gemüse-Salat

Hefefrei

Zutaten

Für 2 Portionen

75 g Linsen
1 kleine Möhre
100 g Staudensellerie
1 dünne Stange Porree (Lauch)
2 Schalotten
1 Knoblauchzehe
1 EL Apfelessig
Salz, Pfeffer aus der Mühle
Flüssigsüßstoff
2 EL Olivenöl

1 Linsen gut bedeckt mit kaltem Wasser aufsetzen. Aufkochen, bei mittlerer Hitze ca. 30–40 Minuten köcheln lassen. Sie sollten noch Biss haben!

2 Inzwischen Gemüse putzen, waschen und sehr fein würfeln. Schalotten und Knoblauch abziehen und hacken.

3 Linsen abgießen und gut abtropfen lassen. In einer Schüssel mit dem vorbereiteten Gemüse vermengen. Knoblauch und Schalotten mit Essig, Salz, Pfeffer und 1 Spritzer Süßstoff verrühren.

4 Das Öl mit dem Schneebesen unterschlagen. Die Salatsauce gut mit Linsen und Gemüse vermischen und etwa 15 Minuten durchziehen lassen. Vor dem Servieren mit Salz und Pfeffer abschmecken.

Tipp Inzwischen gibt es in Supermärkten und Bioläden eine große Auswahl an verschiedenen Linsensorten. Besonders schmackhaft sind die kleinen braunen Pardilla-Linsen, die auch eine geringere Kochzeit benötigen. Schnell gar ohne Einweichen – nämlich in etwa 20 Minuten – sind die kleinen roten Linsen, die in der indischen Küche viel verwendet werden.

Broccoli-Zucchini-Salat

Hefefrei

Zutaten

Für 2 Portionen

250 g Broccoli
Salz
1 kleine gelbe oder grüne Zucchini
3 Tomaten
2 Lauchzwiebeln
1 EL Apfelessig
Salz
Pfeffer aus der Mühle
Flüssigsüßstoff
2 EL Olivenöl

1 Broccoli putzen, waschen und in kleine Röschen zerteilen. In sprudelndem Salzwasser 2–3 Minuten kochen. Kalt abspülen und im Sieb gut abtropfen lassen.

2 Zucchini putzen, waschen und in dünne Scheiben schneiden.

3 Tomaten kurz in kochendes Wasser tauchen, abschrecken, häuten, vierteln, entkernen und würfeln.

4 Lauchzwiebeln putzen, waschen und in feine Ringe schneiden.

5 Alles vorsichtig in einer Schale mischen. Essig mit Salz, Pfeffer und etwas Süßstoff verrühren. Öl mit dem Schneebesen unterschlagen und das Dressing über den Salat gießen.

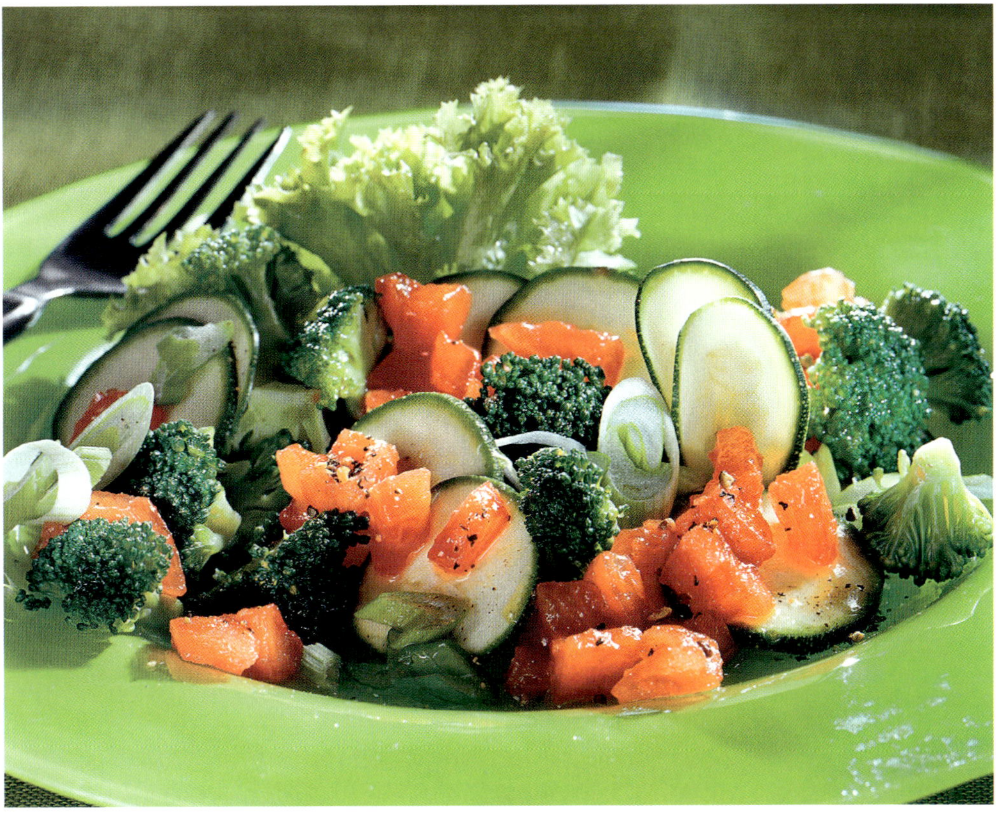

Rucolasalat mit Ricotta

Hefefrei

Zutaten

Für 2 Portionen

150 g Rucola (Rauke)
125 g Cocktailtomaten
Salz
Pfeffer aus der Mühle
2 EL Apfelessig
1–2 TL Senf
3–4 EL Olivenöl
Flüssigsüßstoff
80 g Ricottakäse

1 Rucola putzen, waschen, trockentupfen und in mundgerechte Stücke zupfen. Tomaten waschen und abtrocknen. Anschließend vierteln.

2 Für das Dressing Salz und Pfeffer mit Essig und Senf verrühren. Olivenöl mit Schneebesen oder Mixstab unterschlagen. Mit Süßstoff abschmecken.

3 Rucola und Tomatenviertel in einer Schüssel mischen. Mit dem Dressing vermengen.

4 Den Ricotta mit feuchten Händen zu kleinen Kugeln formen, auf den Salat setzen.

Rote-Bete-Rohkost mit Meerrettich-Creme

Hefefrei

Zutaten

Für 2 Portionen

300 g Rote Bete
1 EL Apfelessig
Salz
Pfeffer aus der Mühle
Flüssigsüßstoff
2 EL Rapsöl
1 kleines Stück frischer Meerrettich
½ Becher Schmant oder Crème fraîche

1 Rote-Bete-Knollen waschen und schälen. In der Küchenmaschine oder auf der Küchenreibe fein raspeln und in eine Schüssel geben.

2 Essig mit Salz, Pfeffer und etwas Süßstoff verrühren. Öl mit dem Schneebesen unterschlagen und unter die Rohkost mischen.

3 Meerrettich schälen und auf der Käse- oder Muskatreibe fein reiben. Unter den Schmant rühren, salzen und pfeffern. Die Meerrettich-Creme sofort zur Rohkost servieren.

Möhren-Kohlrabi-Salat

Hefefrei

Zutaten

Für 2 Portionen

200 g Kohlrabi
200 g Möhren
1 Becher Naturjogurt
3 EL Schlagsahne
Saft von ½ Zitrone
Flüssigsüßstoff
Salz
Pfeffer aus der Mühle
½ Bund Kerbel oder Petersilie

1 Kohlrabi und Möhren schälen, putzen und in der Küchenmaschine oder auf der Rohkostreibe grob raspeln.

2 Jogurt mit Sahne und Zitronensaft glatt rühren. Mit Süßstoff, Salz und Pfeffer abschmecken.

3 Kerbel oder Petersilie waschen, trockentupfen und fein hacken. Unter die Jogurtsauce rühren, mit der Rohkost vermengen und servieren.

Tipp Mit Vollkornbrot ist dieser Salat ein leckeres Abendessen.

Weißkohl-Mangold-Salat Hefefrei

Zutaten

Für 2 Portionen

- 250 g Weißkohl
- 250 g roter Mangold
- Salz
- 1 EL Apfelessig
- Pfeffer aus der Mühle
- ½ TL Senf
- 2 EL Rapsöl
- 2 EL Kürbiskerne

1 Weißkohl putzen, waschen und quer zur Schnittfläche in hauchdünne Scheiben schneiden. Fäden von den Mangoldstielen abziehen. Die Stiele in feine Streifen schneiden und in wenig Salzwasser 2 bis 3 Minuten dünsten.

2 Abgießen, abtropfen und abkühlen lassen. Mangoldblätter waschen und in schmale Streifen schneiden. Kohl und Mangold in eine Schüssel geben.

3 Essig mit Salz, Pfeffer, Senf und Öl zu einem Dressing verrühren. Unter den Salat mengen, kurz durchziehen lassen und mit Kürbiskernen bestreut anrichten.

Tipp Dieser Salat lässt sich gut variieren – zum Beispiel mit Chinakohl und jungem Blattspinat. Besonders nussig schmecken die Kürbiskerne, wenn man sie vorher anröstet.

Chicorée-Salat mit Lachs Hefefrei

Zutaten

Für 2 Portionen

- 1 Mini-Salatgurke
- 1 Apfel
- 2 TL Zitronensaft
- 1 Kolben Chicorée
- 1 kleiner Radichiosalat
- ½ Bund Dill
- 100 g Crème fraiche
- 2–3 EL Schlagsahne
- Salz
- Pfeffer aus der Mühle
- Flüssigsüßstoff
- 50 g Räucherlachs

1 Gurke waschen und in dünne Scheiben hobeln. Apfel waschen, vierteln, entkernen und in Spalten schneiden. Sofort mit Zitronensaft beträufeln, damit er nicht braun wird.

2 Chicorée und Radicchio waschen, trockentupfen und in mundgerechte Stücke zupfen. Mit den Gurkenscheiben auf einer Platte anrichten. Dill waschen, trockentupfen und fein hacken.

3 Crème fraîche mit Sahne, Salz, Pfeffer und einem Spritzer Süßstoff verrühren. Dill unterrühren und die Sauce über den Salat gießen.

4 Räucherlachs in dünne Streifen schneiden und auf dem Salat anrichten und servieren.

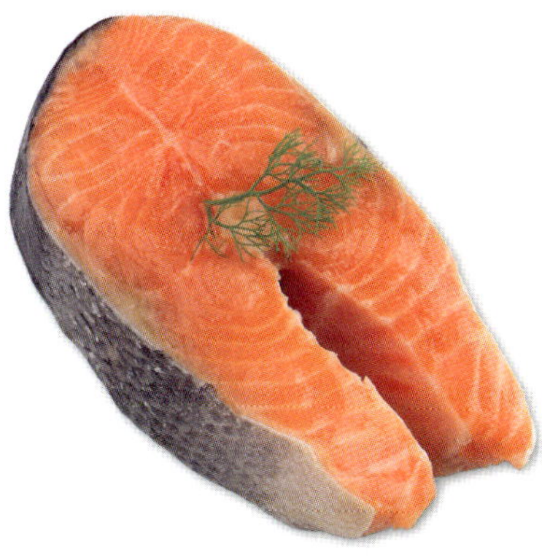

Kidneybohnen-Salat mit Gemüse

Hefefrei

Zutaten

Für 2–3 Portionen

1 kleine Dose Kidneybohnen
250 g Tomaten
1 gelbe Paprikaschote
1 kleine Zucchini
1 Zwiebel
1 Knoblauchzehe
1 ½ EL Apfelessig
Salz
Pfeffer aus der Mühle
Flüssigsüßstoff
3–4 EL Olivenöl

1 Bohnen in ein Sieb geben, abspülen und abtropfen lassen.

2 Tomaten waschen und achteln. Paprika und Zucchini putzen, waschen und klein würfeln. Zwiebel abziehen, hacken.

3 Gemüse mit den Bohnen in einer Schüssel mischen. Knoblauch abziehen und durchpressen. Mit Essig, Salz, Pfeffer und einem Spritzer Süßstoff verrühren. Öl mit dem Schneebesen unterschlagen und das Dressing unter den Salat mischen.

4 Etwa 1–2 Stunden durchziehen lassen. Nochmals kräftig mit Salz und Pfeffer abschmecken und servieren.

Kopfsalat mit Kapern-Sauce

Hefefrei

Zutaten

Für 2 Portionen

2 Salatherzen
1 Naturjogurt (150 g)
Provencekräuter
Salz, Pfeffer
2 EL Kapernflüssigkeit
1 EL Kapern
1 Sardelle (Glas)
1 Zweig Estragon

1 Salatherzen waschen, trockentupfen und achteln. Auf einer Platte verteilen.

2 Jogurt mit Kräutern, Salz und Pfeffer glatt rühren. Kapernflüssigkeit und die Hälfte der Kapern unterrühren.

3 Sardelle abspülen, fein hacken und untermischen. Sauce über den Salat gießen und vorsichtig vermengen. Mit den restlichen Kapern und dem Estragonzweig garnieren und sofort servieren.

Bohnen-Salat mit Ziegenkäse

Hefefrei

Zutaten

Für 2 Portionen

350 g feine grüne Bohnen
½ unbehandelte Zitrone
1 Messerspitze Senf
Salz, Pfeffer
2 ½ EL Rapsöl
1 Schalotte
½ Bund Thymian
100 g fester Ziegenkäse

1 Bohnen putzen, waschen und in ½ l kochendem Salzwasser 10 Minuten garen. In Eiswasser abschrecken, abtropfen lassen.

2 Von der Zitrone eine Scheibe abschneiden, restliche Zitrone auspressen. Den Saft mit Senf, Salz, Pfeffer und Öl verrühren. Schalotte abziehen und fein hacken.

3 Thymian waschen und fein hacken. Mit der Schalotte unter die Sauce rühren, mit den Bohnen vermischen. Ziegenkäse würfeln und mit Zitronenscheiben auf dem Salat anrichten.

Radicchio-Salat mit Avocadocreme Hefefrei

1 Radicchio putzen, waschen, trockentupfen und in mundgerechte Stücke zupfen. Zucchini putzen, waschen, der Länge nach halbieren und in dünne Scheiben schneiden.

2 Avocado schälen, halbieren und entsteinen. Eine Hälfte würfeln, die andere für die Sauce mit dem Mixstab pürieren. Avocadopüree sofort mit Zitronensaft, Salz, Pfeffer und Crème fraîche verrühren.

3 Radicchio, Zucchini und Avocadowürfel auf einer Platte anrichten. Die Avocadosauce darauf geben. Mit den gehackten Haselnüssen garnieren.

Zutaten

Für 2 Portionen

1 Radicchiosalat
1 kleine Zucchini
1 weiche Avocado
1 EL Zitronensaft
Salz
Pfeffer aus der Mühle
1–2 EL Crème fraîche
1 EL gehackte Haselnüsse

Gefüllte Eier mit Anchovis-Creme Hefefrei

1 Eier hart kochen. Gurkenwasser, Pfeffer, Salatcreme und Anchovisfilets pürieren.

2 Knoblauch abziehen und dazupressen. Dill zufügen und nochmals durchmixen, bis eine glatte Paste entstanden ist.

3 Eier abschrecken und schälen. Das Eigelb herauslösen. Mit einer Gabel zerdrücken, unter die Anchovis-Paste rühren.

4 Die Paste in die Eihälften füllen. Gurke fein würfeln, über die Eier streuen und servieren.

Zutaten

Für 2 Portionen

4 Eier
1–2 EL Gewürzgurkenwasser
Pfeffer aus der Mühle
1 EL Jogurt-Salatcreme
50 g Anchovisfilets
2 Knoblauchzehen
1 EL gehackter Dill
1 Gewürzgurke

Eier mit Thunfisch-Kapern-Füllung Hefefrei

1 Eier etwa 8 Minuten hart kochen. Mayonnaise, Thunfisch und Kapern mit dem Mixstab pürieren. So viel Kapernflüssigkeit untermixen, dass eine geschmeidige Creme entsteht.

2 Mit Salz und Pfeffer abschmecken. Eier gut unter fließendem kaltem Wasser abschrecken und schälen. Dann halbieren und das Eigelb herauslösen.

3 Die Thunfisch-Kapern-Creme in die Eihälften füllen. Die Eidotter durch die Knoblauchpresse auf die Eier pressen.

Zutaten

Für 2 Portionen

4 Eier
2 EL Salat-Mayonnaise
50 g Thunfisch aus der Dose
2 EL kleine Kapern
2–3 TL Kapernflüssigkeit
Salz
Pfeffer aus der Mühle

Feta in Knoblauch-Kräuter-Marinade

Hefefrei

Zutaten

Für 2 Portionen

200 g Feta (Schafskäse)
½ Bund Thymian
2–3 Knoblauchzehen
30 g eingelegte getrocknete Tomaten
Salz
Pfeffer aus der Mühle
100–125 ml Olivenöl

1 Den Feta würfeln. Thymian waschen, trockentupfen und die Blättchen abzupfen. Knoblauch abziehen und durchpressen. Tomaten fein hacken.

2 Fetawürfel abwechselnd mit Thymian, Tomaten und Knoblauch in ein Glas mit Schraubdeckel schichten. Dabei jede Schicht salzen und pfeffern.

3 Öl darüber gießen. Glas verschließen und einige Stunden – am besten über Nacht – kalt stellen.

Gefüllte Avocados mit Oliven

Hefefrei

Zutaten

Für 2 Portionen

1 große, weiche Avocado
1 EL Zitronensaft
½ Packung Mozzarellakugeln (ca. 62,5 g)
1 Fleischtomate
2 Lauchzwiebeln
25 g schwarze Oliven
1 EL Olivenöl
2 TL Apfelessig
Flüssigsüßstoff
Salz, Pfeffer

1 Avocado halbieren, den Kern entfernen und die Haut abziehen. Die Fruchthälften mit Zitronensaft beträufeln. Mozzarellakugeln abtropfen lassen und vierteln.

2 Tomate waschen, vierteln, entkernen und klein würfeln. Lauchzwiebeln putzen, waschen und das Weiße fein hacken. Oliven halbieren, entkernen und ebenfalls fein hacken. Aus Olivenöl, Essig, Süßstoff und Gewürzen ein Dressing anrühren. Mit Käse, Tomaten, Zwiebeln und Oliven mischen. In die Avocadohälften füllen und servieren.

Scharfe Reisplätzchen

Hefefrei

Zutaten

Für 3–4 Portionen

1 rote Paprikaschote
100 g gekochter Vollkorn-Reis
3 Eier
30 g Tomatenmark
20 g feines Weizenvollkornmehl
Cayennepfeffer
Salz
50 g Butterschmalz

1 Paprikaschote halbieren, entkernen und mit dem Blitzhacker fein hacken. Einen Löffel der gehackten Schote zum Garnieren beiseite stellen, den Rest mit Reis und Eiern vermengen.

2 Tomatenmark und Mehl unterrühren. Mit Cayennepfeffer und Salz nach Belieben pikant abschmecken.

3 Butterschmalz portionsweise in einer Pfanne erhitzen. Je 1 EL Reisteig zu flachen runden Plätzchen verstreichen, hellbraun braten. Mit gehackter Paprika garnieren.

Shrimps-Frittata mit Lauchzwiebeln

Hefefrei

1 Lauchzwiebeln putzen, waschen und das Weiße fein würfeln. Zwiebelgrün beiseite legen. ½ EL Butter oder Margarine in einer Pfanne erhitzen. Zwiebelwürfel darin weich dünsten.

2 Eier mit Mineralwasser, Salz und Pfeffer verquirlen. Shrimps und gedünstete Zwiebeln unterrühren.

3 Restliches Fett in einer beschichteten Pfanne schmelzen. Eier hineingießen und bei kleiner Hitze stocken lassen.

4 Das Zwiebelgrün in sehr dünne Ringe schneiden, über die Frittata streuen und servieren.

Zutaten

Für 2 Portionen

1 Bund Lauchzwiebeln
2 EL Butter
3 Eier
1 EL Mineralwasser
Salz
Pfeffer aus der Mühle
125 g gekochte Shrimps

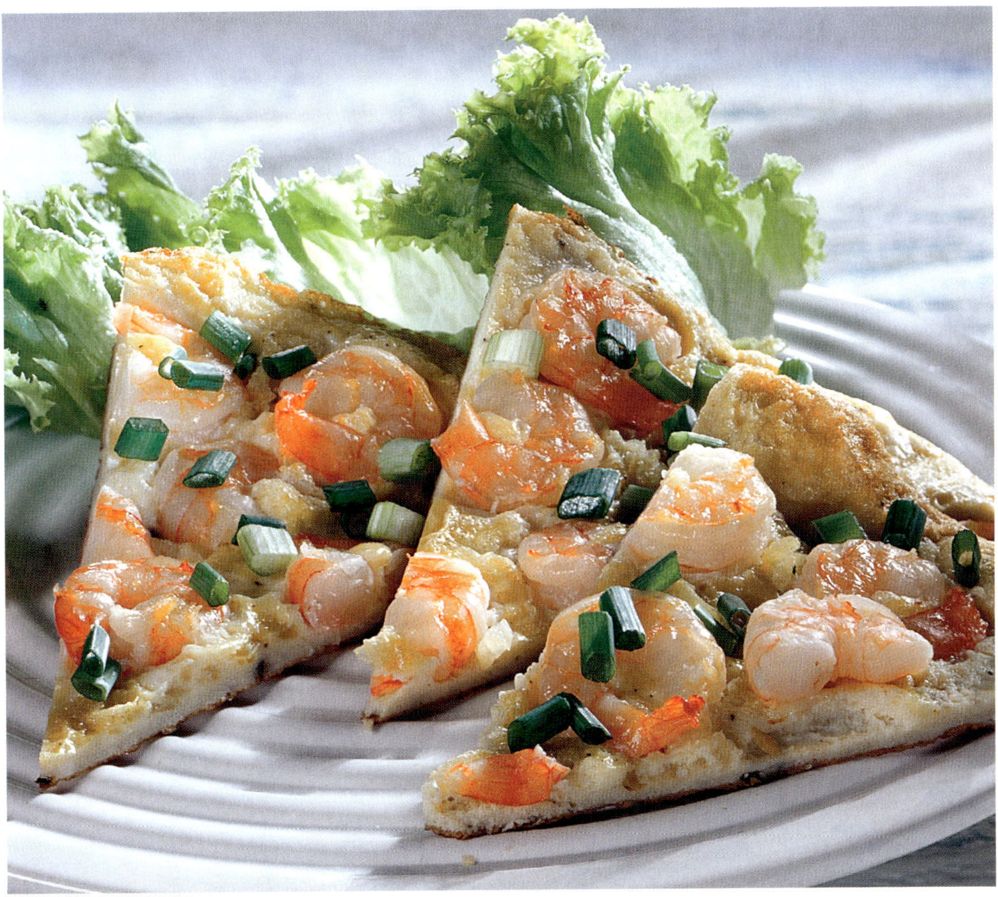

Suppen & Eintöpfe: Lust zum Löffeln

Werfen Sie ruhig alles in einen Topf: Gehaltvolle Suppen mit Gemüse, Getreide und Hülsenfrüchten sind ein heißer Tipp als gesunde Energiespender. Ob vorweg, zwischendurch oder als Hauptgericht – Suppen schmecken einfach immer.

HEFEFREIE BRÜHEN SELBST GEKOCHT

Wer empfindlich auf hefehaltige Produkte reagiert, kann die Rezepte der Candida-Immundiät auch mit hefefreien Instantbrühen aus Reformhaus oder Naturkostladen zubereiten. Normale Fertigbrühen enthalten immer Hefe!

Für eine richtig gute Brühe lohnt es sich aber auch, sich selbst an den Herd stellen: Das macht zwar etwas Arbeit, aber der würzige Geschmack verfeinert jedes Gericht auf persönliche Weise. Was Sie nicht gleich verwenden, können Sie abgekühlt portionsweise einfrieren – so haben Sie immer einen Vorrat an hefefreier, aromatischer Brühe zum Kochen.

Hühnerbrühe

Zutaten

Für ca. 2 Liter Brühe

ca. 1,2 kg Hähnchenflügel
1 Bund Suppengrün
1 Zwiebel
1 Bund glatte Petersilie
Salz
Pfeffer aus der Mühle

1 Hähnchenflügel abspülen und in einen Topf mit 2 ½ l kaltem Wasser geben. Aufkochen lassen, bei kleiner Hitze ca. 45 Minuten leise köcheln lassen.

2 Suppengrün putzen und grob zerkleinern. Zwiebel abziehen und vierteln. Petersilie waschen und trockentupfen. Alles zur Suppe geben und ca. 20–30 Minuten weitergaren.

3 Hähnchenflügel mit einem Schaumlöffel herausnehmen und die Brühe durch ein feines Sieb gießen. Mit Salz und Pfeffer abschmecken und abkühlen lassen. Das erstarrte, kalte Fett abnehmen.

Tipp Wer eine lieber kräftige Fleischbrühe möchte, ersetzt die Hähnchenflügel durch 750 g Rindersuppenfleisch und 2–3 Kalbsknochen.

Gemüsebrühe

1 Gemüse waschen, putzen, klein schneiden, mit gut 2 l kaltem Wasser aufkochen. Knoblauchzehe und gewaschene Petersilie im Ganzen zufügen. Mit Liebstöckel kräftig würzen.

2 Bei kleiner Hitze ca. 60 Minuten köcheln lassen. Die Brühe durch ein feines Sieb in einen sauberen Topf gießen. Dabei die Gemüse im Sieb ausdrücken. Salzen, pfeffern und abkühlen lassen.

Zutaten

Für ca. 2 Liter Brühe

400 g Porree (Lauch)
500 g Möhren
600 g Staudensellerie
300 g Blumenkohl
1 Petersilienwurzel
2 Zwiebeln
1 Knoblauchzehe
1 Bund Petersilie
1 TL Liebstöckelblätter
Salz, Pfeffer

Slowenische Bohnensuppe

1 Bohnen in ein Sieb geben, abspülen, gut abtropfen lassen. Mit der ganzen Knoblauchzehe in einen Topf geben. Mit ½ l Wasser aufgießen. Zugedeckt aufkochen. Bei kleiner Hitze 10 Minuten garen.

2 Zwiebeln abziehen, Kartoffeln schälen, beides würfeln. Suppengrün putzen, waschen und ebenfalls würfeln. Alles zur Suppe geben und weitere 15–20 Minuten kochen. Knoblauch entfernen.

3 Die Suppe mit reichlich Pfeffer abschmecken. Schinkenwürfel hineingeben und erhitzen. Petersilie waschen, trockentupfen und fein hacken. Über die Suppe streuen und servieren.

Zutaten

Für 2 Portionen

100 g große weiße Bohnen (Glas)
1 Knoblauchzehe
2 kleine Zwiebeln
250 g Kartoffeln
½ Bund Suppengrün
Pfeffer aus der Mühle
80 g Räucherschinkenwürfel
½ Bund Petersilie

Feine Brunnenkresse-Suppe

1 Brunnenkresse waschen und die Blätter abzupfen. Stiele fein hacken. Lauchzwiebeln putzen und in Ringe schneiden. Zwiebeln und Kressestiele in knapp der Hälfte der Butter glasig dünsten.

2 Brühe zugießen und aufkochen. Grünkernschrot zufügen und 5 Minuten kochen.

3 Kresse in Streifen schneiden und in restlicher Butter andünsten. Zur Suppe geben, erhitzen und mit Salz würzen.

Zutaten

Für 2 Portionen

150 g Brunnenkresse
150 g Lauchzwiebeln
25 g Butter oder Margarine
400 ml Hühnerbrühe (Instant)
1 EL Grünkernschrot
Salz

Kartoffel-Lauch-Eintopf

Zutaten

Für 2 Portionen

150 g Lauch (Porree)
1 Zwiebel
500 g Kartoffeln
1 ½ EL Rapsöl
30 g Speckwürfel
1 ¼ l Fleischbrühe
½ TL getrockneter Majoran
Pfeffer aus der Mühle
2 Würstchen
½ Bund Schnittlauch

1 Lauch und Zwiebel putzen, waschen und klein schneiden. Kartoffeln schälen, waschen und klein würfeln. Öl in einem Topf erhitzen. Speckwürfel, Zwiebel und Lauch zugeben und 5 Minuten dünsten.

2 Brühe angießen und aufkochen. Kartoffelwürfel zufügen, einen Deckel auflegen und 20 Minuten kochen. Mit Majoran und Pfeffer würzen.

3 Würstchen klein schneiden und im Eintopf einige Minuten erhitzen. Schnittlauch waschen, in Röllchen schneiden und den Eintopf kurz vor dem Servieren damit bestreuen.

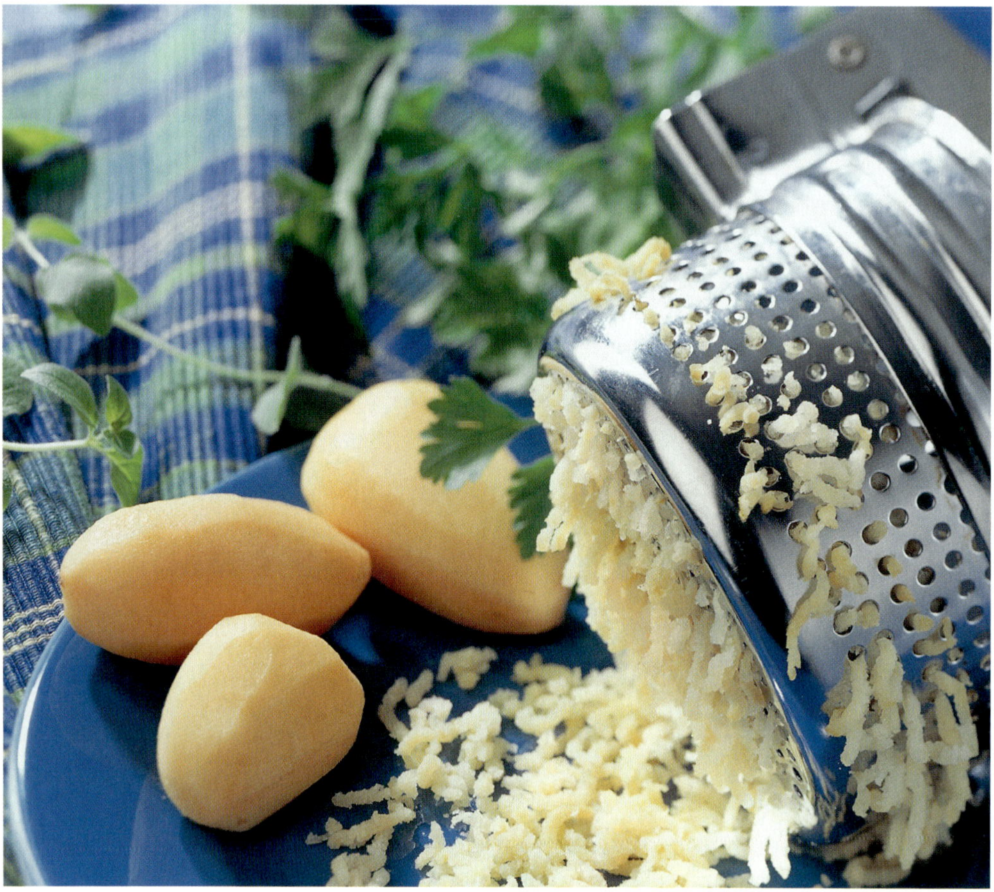

Bohnen-Suppe mit Paprika

Zutaten

Für 2 Portionen

80 g Wachtelbohnen
400 ml Gemüsebrühe (Instant)
Salz
Pfeffer aus der Mühle
10 g Grünkernschrot
1 grüne Paprikaschote
½ Bund Lauchzwiebeln
1 ½ EL Rapsöl
2 TL Edelsüß-Paprika
2 TL Rosenpaprika

1 Bohnen mit Wasser bedeckt einige Stunden einweichen. Abgießen, mit Brühe bedecken und aufkochen. Zugedeckt bei kleiner Hitze etwa 50–60 Minuten garen.

2 Die Suppe mit Salz und Pfeffer kräftig würzen. Grünkernschrot zufügen und die Suppe 20 Minuten weiter köcheln lassen. Inzwischen Paprika und Lauchzwiebeln waschen, putzen und klein scheiden.

3 Das Gemüse im heißen Öl anbraten. Dann unter die Suppe mischen. Paprika unterrühren, nochmals mit Salz und Pfeffer abschmecken und servieren.

Portugiesische Gemüsesuppe

Zutaten

Für 2–3 Portionen

300 g Mangold
500 g Kartoffeln
1 Gemüsezwiebel
6 EL Olivenöl
1 Knoblauchzehe
1 TL Edelsüß-Paprika
125 g Chorizo (oder Kabanossi)
Salz
Pfeffer aus der Mühle

1 Mangold waschen, Blätter ablösen, in Streifen schneiden. Von den Stielen die Fäden abziehen, in grobe Stücke schneiden. Kartoffeln schälen, waschen, würfeln. Zwiebel abziehen, grob hacken.

2 Die Hälfte des Olivenöls in einem großen Suppentopf erhitzen, die Zwiebel darin glasig dünsten. Knoblauch abziehen und dazupressen. Kartoffeln und Mangoldstiele zufügen, mit Paprika überstäuben.

3 Alles unter Wenden einige Minuten dünsten. 1 ½ l Wasser zugießen. Die Wurst ein paar Mal einstechen und dazugeben. Einen Deckel auflegen, zum Kochen bringen und ca. 15–20 Minuten kochen, bis die Kartoffeln weich sind.

4 Die Wurst herausnehmen, in Scheiben schneiden. Die Suppe mit dem Mixstab pürieren. Mangoldblätter und Wurstscheiben zufügen und die Suppe nochmals 5 Minuten kochen. Salzen, pfeffern und das restliche Olivenöl einrühren.

Tipp Chorizo ist eine würzige spanische Paprikawurst. Sie bekommen Chorizo in spanischen Lebensmittelgeschäften und in vielen Supermärkten. Sie können stattdessen auch Kabanossi verwenden.

Kalte Gurkensuppe

Zutaten

Für 2 Portionen

2 Salatgurken (etwa 600 g)
1 Zwiebel
1 EL Rapsöl
3 TL Hühnerbrühepulver
1 probiotischer Jogurt (150 g)
1 unbehandelte Zitrone (Saft und Schale)
Salz
Pfeffer aus der Mühle
½ Bund Dill

1 Gurken schälen und in Würfel schneiden. Einige Gurkenwürfel zur Garnitur zurückbehalten. Zwiebel abziehen und ebenfalls würfeln. Mit restlichen Gurkenwürfeln in heißem Öl andünsten.

2 ¼ l Wasser zugießen und aufkochen. Brühepulver einstreuen und bei kleiner Hitze ca. 5 Minuten garen. Suppe etwas erkalten lassen. Mit dem Pürierstab gründlich pürieren und aufschäumen. Jogurt unterrühren.

3 Die Suppe mit Zitronensaft und -schale, Salz und Pfeffer abschmecken. Kalt stellen.

4 Die gut gekühlte Suppe in Teller füllen, jeweils einige Gurkenwürfel hineingeben und mit abgezupften Dillfähnchen garnieren.

Tipp Wer die Suppe gehaltvoller machen möchte, kann sie mit Räucherlachsstreifen oder gekochtem Krabbenfleisch verfeinern.

Hühner-Eintopf mit Kichererbsen

Zutaten

Für 2 Portionen

300 g Hähnchenbrustfilet
125 g Möhren
125 g Zwiebeln
1 ½ EL Rapsöl
Salz
½ Lorbeerblatt
750 ml Hühnerbrühe (Instant)
1 kleine Dose gekochte Kichererbsen
Pfeffer aus der Mühle
½ Bund Koriander

1 Hähnchenbrust abspülen, trockentupfen und würfeln. Möhren schälen und fein würfeln. Zwiebeln abziehen, halbieren und in Ringe schneiden. Öl erhitzen und das Fleisch darin bei mittlerer Hitze rundum hellbraun anbraten. Salzen.

2 Zwiebel zufügen und andünsten. Möhren, Lorbeerblatt und Brühe dazugeben. Alles zugedeckt bei kleiner Hitze etwa 30 Minuten kochen.

3 Kichererbsen auf einem Sieb abspülen, abtropfen lassen, zum Eintopf geben und weitere 15–20 Minuten kochen. Mit Salz und Pfeffer abschmecken. Koriander waschen, trockentupfen und hacken. Über den Eintopf streuen und servieren.

Tipp Sie können das Gericht auch mit getrockneten Kichererbsen zubereiten. Dazu benötigen Sie etwa 100 Gramm der Hülsenfrüchte, die Sie über Nacht in Wasser einweichen.

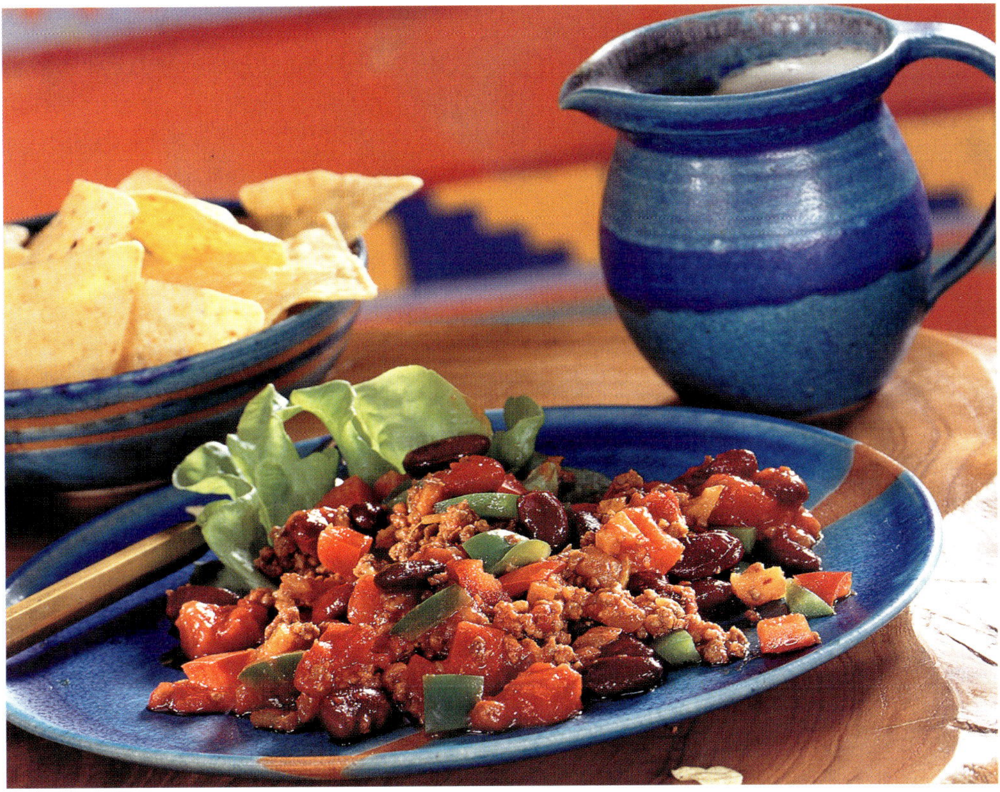

Bohnen-Chili mit Rinderhack

1 Bohnen abtropfen lassen. Zwiebeln und Knoblauch abziehen und fein hacken bzw. durchpressen. Chilischoten halbieren und entkernen. Das Fruchtfleisch in feine Streifen schneiden.

2 Suppengrün putzen und würfeln. Öl in einem großen Topf erhitzen. Zwiebeln und Rinderhack braun anbraten. Salzen. Knoblauch zugeben und bei kleiner Hitze glasig dünsten.

3 Die Bohnen zufügen. Mit Salz, Paprika, einer kräftigen Prise Piment und Muskat würzen. Suppengrün und fein geschnittene Chilischoten untermischen. Die Fleischbrühe zugießen. Einen Deckel auflegen und das Chili bei kleiner Hitze 15 Minuten schmoren.

Zutaten

Für 2 Portionen

1 kleine Dose weiße Bohnen
3 Zwiebeln (150 g)
1–2 Knoblauchzehen
1–2 Chilischoten
½ Bund Suppengrün
1 ½ EL Olivenöl
80 g mageres Rinderhack
Salz
½ EL Edelsüß-Paprika
Gemahlener Piment
Gemahlene Muskatnuss
150 ml Fleischbrühe

Bohnen-Wirsing-Eintopf

Zutaten

Für 2–3 Portionen

400 g Wirsing
2 Möhren
1 Stange Porree (Lauch)
1 große weiße Zwiebel
3 EL Olivenöl
1 kleine Dose geschälte Tomaten
1 l Fleischbrühe (Instant)
2 kleine Lorbeerblätter
½ Bund Thymian
Salz
Pfeffer aus der Mühle
1 kleine Dose weiße Bohnen
½ Bund Basilikum
1-2 Knoblauchzehen

1 Wirsing waschen, putzen und in 3 cm breite Streifen schneiden. Möhren schälen und in Scheiben schneiden. Porree putzen, waschen und in feine Ringe schneiden. Zwiebel abziehen und hacken. Zwiebel und Gemüse in 1 EL heißem Öl andünsten.

2 Die Tomaten mit dem Saft, die Brühe sowie Lorbeer und Thymian dazugeben. Salzen und pfeffern. Einen Deckel auflegen und bei mittlerer Hitze etwa 15 Minuten garen.

3 Bohnen auf einem Sieb abspülen und abtropfen lassen. Die Hälfte mit dem Mixstab pürieren, dann mit den restlichen Bohnen zur Suppe geben.

4 Bei kleiner Hitze weitere 15 Minuten köcheln lassen. Basilikum waschen und trockentupfen. Knoblauch abziehen und durchpressen. Beides mit 1 Teelöffel Salz im Mörser zermahlen, dabei nach und nach das restliche Olivenöl einarbeiten. Den Gemüseeintopf mit der Basilikumpaste anrichten.

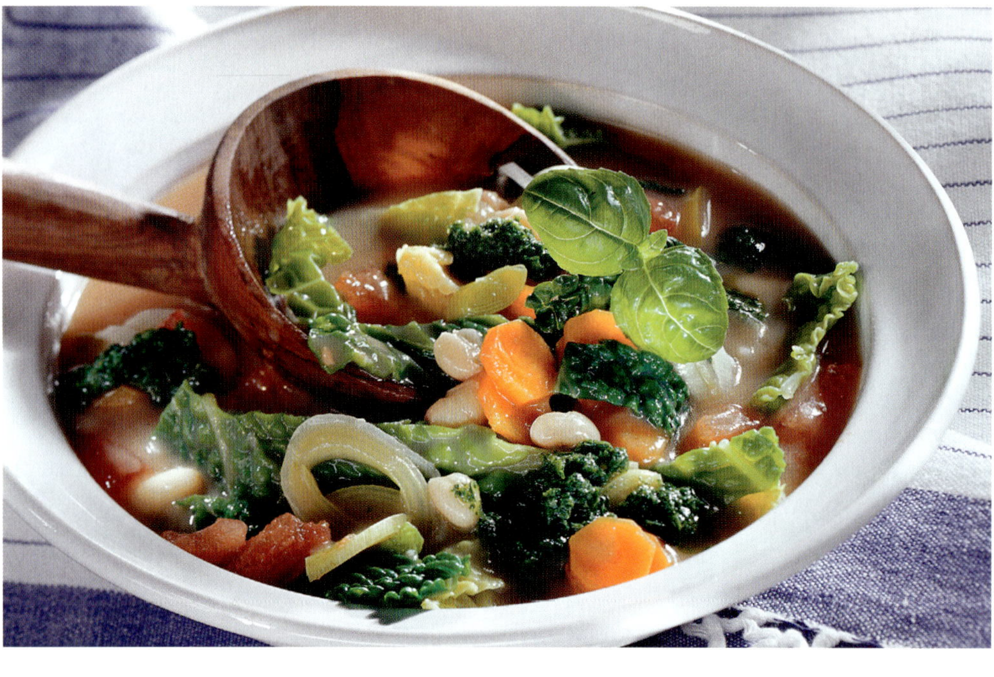

Tomaten-Eintopf mit Hirse

1 Tomaten mit kochendem Wasser überbrühen, kalt abschrecken und häuten. Mit dem Stabmixer pürieren. Sellerie waschen, putzen und klein schneiden. Zwiebel und Knoblauch abziehen, fein hacken.

2 Öl erhitzen. Zwiebel und Knoblauch zufügen und kurz andünsten. Hirse, Sellerie und pürierte Tomaten dazugeben. Brühe angießen. Mit Inulin, Salz und Pfeffer würzen.

3 Einen Deckel auflegen und alles ca. 15–20 Minuten bei mittlerer Hitze garen. Inzwischen Schnittlauch waschen, trockentupfen und in Röllchen schneiden. Über den Eintopf streuen und servieren.

Zutaten

Für 2 Portionen

500 g Tomaten
1 Stange Staudensellerie
1 Zwiebel
1 Knoblauchzehe
3 EL Olivenöl
50 g Hirse
400 ml Gemüsebrühe (Instant)
1–2 TL Inulin
Salz
Pfeffer aus der Mühle
1 Bund Schnittlauch

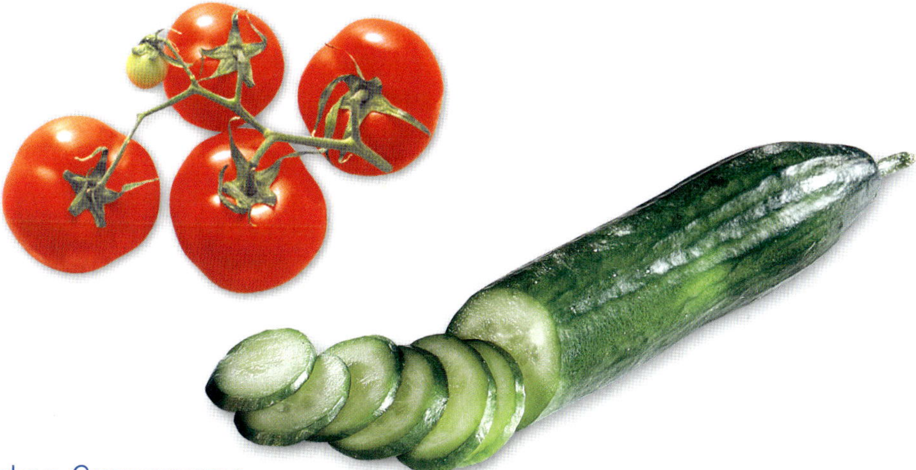

Gurken-Cremesuppe

1 Gurken schälen und würfeln. Dabei etwas ungeschälte Gurke für die Garnitur zurücklassen. Schalotten abziehen und sehr fein würfeln. Schalotten und Gurkenwürfel im heißen Fett andünsten.

2 Brühe dazugießen, einen Deckel auflegen und 5 Minuten kochen. Mit Salz, Pfeffer und Muskat abschmecken. Die Suppe mit dem Pürierstab oder im Mixer pürieren. Sahne unterrühren und nochmals aufkochen.

3 Den Dill waschen, trockentupfen und hacken. Über die Suppe streuen und servieren.

Zutaten

Für 2 Portionen

500 g Salatgurke
2 Schalotten
20 g Butter oder Margarine
200 ml Hühnerbrühe (Instant)
Salz
Pfeffer aus der Mühle
Muskatnuss
2 EL Schlagsahne
½ Bund Dill

Kürbis-Cremesuppe mit Pistazien

Zutaten

Für 2 Portionen

50 g Pistazienkerne
1 Zwiebel
1 Knoblauchzehe
380 g Kürbis-Fruchtfleisch (frisch oder eingelegt)
1 EL Rapsöl
Currypulver
50 g Schlagsahne
¼ l Gemüsebrühe (Instant)
Salz
Pfeffer aus der Mühle

1 Pistazien in einer beschichteten Pfanne ohne Fettzugabe anrösten. Zwiebel und Knoblauch abziehen und fein hacken bzw. zerdrücken. Kürbisfleisch entkernen (oder abtropfen lassen) und klein würfeln.

2 Öl in einem großen Topf erhitzen. Vom Herd nehmen und Curry einrühren. Zwiebel und Knoblauch zugeben und glasig dünsten. Kürbis zufügen und andünsten. Mit Sahne und Brühe ablöschen.

3 Salzen, pfeffern und einen Deckel auflegen. Bei kleiner Hitze ca. 15–20 Minuten garen. Die Suppe mit dem Stabmixer fein pürieren, nochmals mit Salz und Pfeffer pikant abschmecken. Mit Pistazien garnieren und servieren.

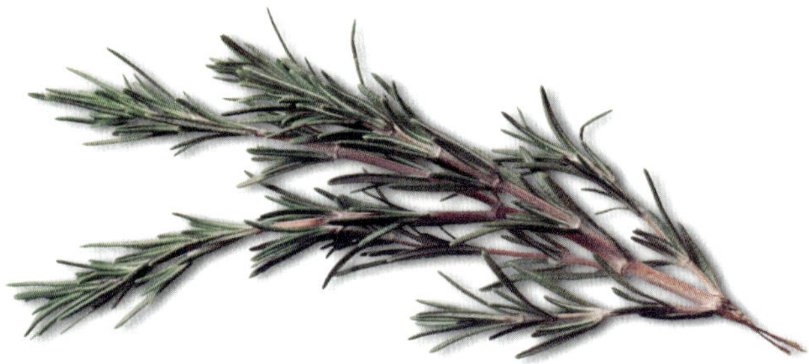

Reissuppe mit Erbsen

Zutaten

Für 3 Portionen

½ Bund Suppengrün
1 Stange Staudensellerie
100 g breite Bohnen (Schnittbohnen)
1 Knoblauchzehe
50 g luftgetrockneter Schinken
½ Bund Basilikum
2 EL Olivenöl
75 g Vollkorn-Reis
1 EL Instant-Brühepulver
250 g TK-Erbsen
1–2 EL frisch geriebener Parmesan

1 Suppengrün putzen, waschen und würfeln. Staudensellerie in Ringe, Bohnen in Stücke schneiden. Knoblauch abziehen. Schinken in Streifen schneiden. Basilikum waschen, trockentupfen und ebenfalls in Streifen schneiden.

2 Öl erhitzen, Reis zugeben, Knoblauch dazupressen und beides kurz anschwitzen. Suppengemüse und Sellerie zufügen, kräftig andünsten. 750 ml Wasser zugießen. Aufkochen und Brühepulver einstreuen.

3 Die Suppe 10 Minuten kochen. Bohnen dazugeben und alles bei kleiner Hitze weitere 15 Minuten kochen. Erbsen zufügen und noch 5 Minuten garen.

4 Schinken und Basilikum in die Suppe geben. Mit Parmesan bestreuen und servieren.

Linsensuppe mit Speck

1 Die Linsen in reichlich Salzwasser zum Kochen bringen. Bei mittlerer Hitze ca. 30 Minuten bissfest garen. In ein Sieb geben und abtropfen lassen. Kartoffel schälen, waschen, klein würfeln.

2 Zwiebel abziehen und fein hacken. Petersilie waschen, trockentupfen und grob hacken. Sellerie und Möhre putzen und in feine Würfel schneiden.

3 Das Öl in einem Topf erhitzen und das vorbereitete Gemüse darin 5 Minuten bei kleiner Hitze dünsten. Tomatenmark zufügen und kurz mit anschmoren. Linsen, Kartoffeln und Brühe dazugeben.

4 Die Suppe etwa 30 Minuten bei kleiner Hitze garen. Die Linsen sollen weich sein, aber nicht zerfallen. Mit Essig, wenig Salz und reichlich Pfeffer abschmecken. Speckwürfel in einer Pfanne ohne Fett knusprig ausbraten und über die Suppe streuen.

Zutaten

Für 2 Portionen

150 g Linsen
Salz
1 große Kartoffel
1 große Zwiebel
½ Bund glatte Petersilie
1 Stange Staudensellerie
1 Möhre
1 ½ EL Rapsöl
1 EL Tomatenmark
400 ml Gemüsebrühe (Instant)
1 EL Apfelessig
Pfeffer aus der Mühle
50 g gewürfelter Speck

LINSEN, BOHNEN, ERBSEN

Hülsenfrüchte sind in vieler Hinsicht wertvolle Nahrungsmittel. Die Ernährungsprobleme der Menschen in den Ländern der Dritten Welt wären noch wesentlich größer, wenn es nicht die Möglichkeit gäbe, auf die wertvollen Eiweißspender auszuweichen. So gibt es in vielen Regionalküchen innerhalb und außerhalb Europas zahlreiche außerordentlich schmackhafte Gerichte mit den verschiedensten Sorten von Linsen, Bohnen und Erbsen. Vor allem die Linsen bestechen den Feinschmecker mit ihrer großen Sortenvielfalt. Wer unter Pilzen im Körper leidet, ist mit Hülsenfrüchten gut bedient, aber auch alle anderen Genießer können sich mit Linsen, Bohnen und Erbsen leicht und – was ein zusätzliches Argument ist – preiswert gesund ernähren. Wer beim Genuss von Hülsenfrüchten Blähungen befürchtet, kann verschiedene Tricks ausprobieren, um die Blähwirkung zu vermeiden. Ein besonders wirkungsvoller Kniff ist es, die Linsen oder Bohnen nicht im Einweichwasser zu kochen, sondern in frischem Mineralwasser mit Kohlensäure. Probieren Sie's aus!

Fisch & Fleisch: Kulinarische Höhepunkte

Guten Appetit. Wer sich auf die Candida-Immundiät einlässt, kann sich eine Menge Gutes gönnen und köstliche neue Gerichte ausprobieren. Bei den folgenden Hauptgerichten stehen frischer Fisch und mageres Fleisch im Mittelpunkt. Beide bieten wertvolle Nährstoffe, die uns beim Auspunkten der Pilze helfen. Bei den Rezepten ist immer angegeben, wenn ein Gericht keine Hefen enthält.

FISCH

Fischfilet auf buntem Gemüse

Zutaten

Für 2 Portionen

200 g Zwiebeln
300 g Kartoffeln
150 g Möhren
2 kleine Tomaten
1 EL Butter oder Margarine
2 Kabeljaufilets (à 200 g)
Salz
Pfeffer aus der Mühle
350 ml Fischfond (Glas)

1 Zwiebeln abziehen, halbieren und in dünne Scheiben schneiden. Kartoffeln und Möhren schälen, waschen und würfeln. Tomaten waschen und in Scheiben schneiden.

2 Fett in einer großen Pfanne erhitzen. Alle Gemüse darin 10 Minuten bei kleiner Hitze unter Rühren schmoren. Fischfilets abspülen, trockentupfen und auf das Gemüse legen.

3 Alles salzen und pfeffern. Fischfond dazugießen, einen Deckel auflegen und bei kleiner Hitze 25–30 Minuten garen.

Heilbutt-Koteletts mit Tomaten-Sahne

Hefefrei

Zutaten

Für 2 Portionen

2 Heilbuttkoteletts (200 g)
Salz, Pfeffer aus der Mühle
1 EL Rapsöl
½ Becher Crème fraîche
1 EL Tomatenmark
Flüssigsüßstoff
Zitronensaft
1 Fleischtomate

1 Koteletts waschen und mit Küchenkrepp trockentupfen. Salzen und pfeffern. Öl in einer Grillpfanne erhitzen, Koteletts darin bei mittlerer Hitze etwa 10–12 Minuten von beiden Seiten garen.

2 Inzwischen Crème fraîche erwärmen. Tomatenmark unterrühren. Mit Zitronensaft, Süßstoff, Salz und Pfeffer abschmecken. Tomate waschen, würfeln, über die Sauce streuen. Mit dem Fisch servieren.

Heringe auf Zwiebelgemüse

1 Heringe abspülen. Brühe mit Estragon aufkochen, Heringe hineinlegen und einen Deckel auflegen. Bei kleiner Hitze ca. 10–12 Minuten garen, dabei einmal wenden.
2 Inzwischen Lauchzwiebeln waschen, putzen und in dünne Ringe schneiden. In einer Pfanne in heißem Fett andünsten. Schmant unterrühren, salzen und pfeffern und 3–4 Minuten schmoren.
3 Heringe mit einem Schaumlöffel vorsichtig aus dem Sud heben. Auf den Zwiebeln anrichten, mit Schnittlauch bestreuen und servieren.

Zutaten

Für 2 Portionen

4 küchenfertige Heringe (à 150 g)
¼ l Gemüsebrühe (Instant)
Getrockneter Estragon
400 g Lauchzwiebeln
1 EL Butter oder Margarine
3 EL Schmant
Salz, Pfeffer
1 EL gehackter Schnittlauch

Gebackene Makrelen

1 Makrelen abspülen und trockentupfen. Zitrone halbieren, eine Hälfte auspressen und den Saft über die Makrelen träufeln.
2 Die andere Hälfte in Scheiben schneiden. Den Boden einer flachen feuerfesten Form fetten und mit den Zitronen belegen.
3 Makrelen darauf legen, mit Zitronenpfeffer und Salz würzen. Brühe und Öl darüber gießen, mit Haferflocken und Thymian bestreuen. Im vorgeheizten Backofen bei 200 Grad (Gasherd: Stufe 3/Umluft: 180 Grad) ca. 35 Minuten garen.

Zutaten

Für 2 Portionen

2 küchenfertige Makrelen (à 350 g)
1 unbehandelte Zitrone
1 EL Butter
Zitronenpfeffer
Salz
100 ml Gemüsebrühe
1 EL Olivenöl
1 EL Haferflocken
2 EL gehackter Thymian

Marinierte Lachssteaks Hefefrei

1 Lachssteaks abspülen und trockentupfen. Knoblauch abziehen und hacken. Mit 1 EL Zitronensaft, 2 EL Öl, Salz, Pfeffer und Kräutern verrühren.
2 Lachssteaks mit der Marinade beträufeln und etwa 20–30 Minuten marinieren.
3 Restliches Öl in einer Pfanne erhitzen. Lachssteaks darin bei mittlerer Hitze von jeder Seite ca. 6–8 Minuten braten. Mit übrigem Zitronensaft beträufeln und servieren.

Zutaten

Für 2 Portionen

2 Lachssteaks (Filet; à 150 g)
1 Knoblauchzehe
2 EL Zitronensaft
3 EL Olivenöl
Salz, Pfeffer
Kräuter der Provence

Lachsfilet auf Schaum-Sauce

Zutaten

Für 2 Portionen

2 Scheiben Lachsfilet (à 150 g; frisch oder TK)
1 EL eiskalte Butter
300 ml Fischfond (Glas)
2–3 EL Crème fraîche
50 ml Mineralwasser mit Kohlensäure
Salz
Pfeffer aus der Mühle

1 Lachsfilet abspülen und trockentupfen. Butter würfeln. Fischfond in einer Pfanne aufkochen. Lachsfilets darin 8–10 Minuten bei kleiner Hitze garen. Mit einem Schaumlöffel herausnehmen und warm stellen.

2 Flüssigkeit wieder aufkochen, Crème fraîche unterrühren und bei mittlerer Hitze in der offenen Pfanne cremig einkochen lassen.

3 Sauce mit Mineralwasser aufgießen, mit Salz und Pfeffer würzen und nochmals aufkochen. Butter in kleinen Stücken einrühren. Die Sauce zum Lachs servieren.

Tipp Dazu schmeckt Blattspinat.

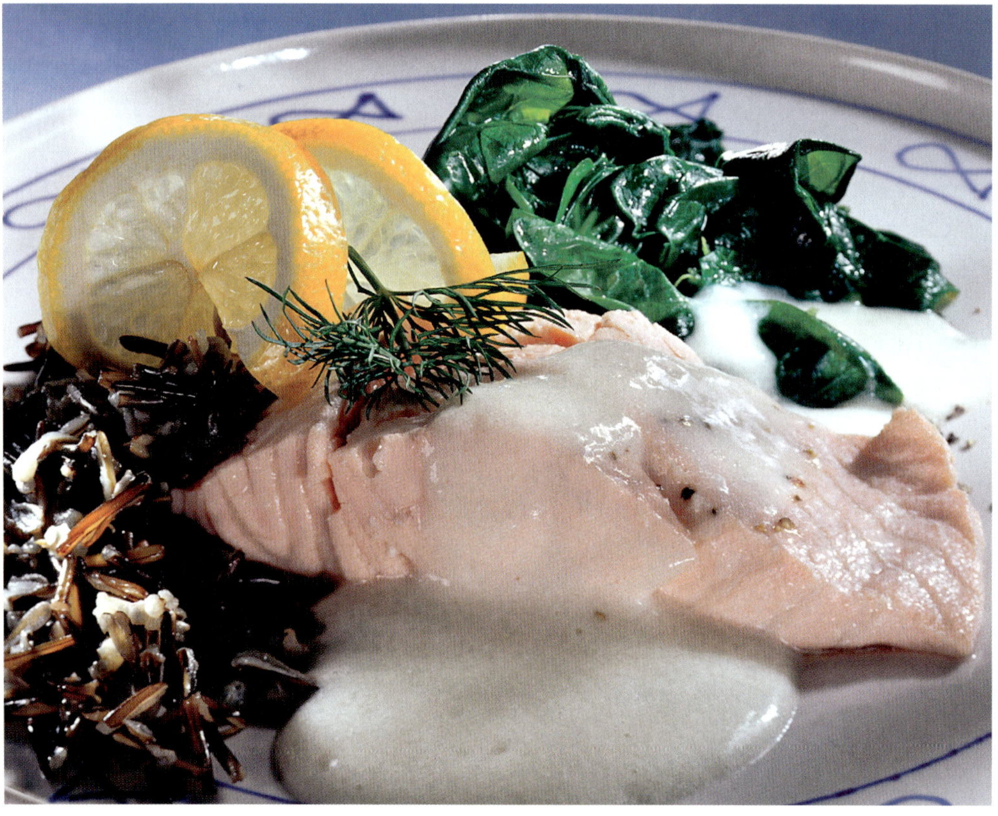

Thunfisch-Tomaten-Spieße Hefefrei

Zutaten

Für 2 Portionen

400 g Thunfischfilet
Salz
Pfeffer aus der Mühle
2 EL Zitronensaft
1 Knoblauchzehe
8–12 kleine Cocktailtomaten
½ Bund Petersilie
2 EL Olivenöl

Außerdem:
Holzspieße

1 Thunfischfilet abspülen, trockentupfen und gleichmäßig würfeln. Salzen, pfeffern und mit Zitronensaft beträufeln.
2 Knoblauch abziehen, fein hacken oder durchpressen. Cocktailtomaten und Petersilie waschen, Petersilie trockentupfen und die Blätter abzupfen.
3 Fischwürfel abwechselnd mit Cocktailtomaten und Petersilienblättern auf Spieße stecken. Das Öl in einer großen Pfanne erhitzen. Knoblauch darin glasig dünsten.
4 Fischspieße in der Mischung ca. 10 Minuten braten, dabei öfter wenden. Sofort auf einer Platte anrichten.

Tipp Dazu schmecken Rosmarin-Kartoffeln und Salat. Besonders gut gelingen die Spieße, wenn sie auf dem Holzkohlengrill zubereitet werden.

Schollenfilet-Porree-Auflauf Hefefrei

Zutaten

Für 2 Portionen

4 Schollenfilets (à 150 g)
2 EL Zitronensaft
Salz
Pfeffer aus der Mühle
3 Stangen Porree (Lauch)
2 EL Butter oder Margarine
2 EL Crème fraîche mit Kräutern

1 Schollenfilets abspülen, trockentupfen und mit etwas Zitronensaft beträufeln. Salzen und pfeffern.
2 Porree putzen, waschen, in dünne Scheiben schneiden. Eine feuerfeste Form mit etwas Butter oder Margarine ausfetten, Schollenfilets darin verteilen. Porree darüber geben. Salzen und pfeffern.
3 Das restliche Fett in Flöckchen darauf setzen. Restlichen Zitronensaft darüber träufeln. Im vorgeheizten Backofen bei 200 Grad (Gasherd: Stufe 3/Umluft: 180 Grad) etwa 25 Minuten garen.
4 Fischfilets und Porree auf eine Platte geben und warm stellen. Garsud mit Crème fraîche verrühren, nochmals abschmecken. Sauce zu dem Auflauf servieren.

Tipp Dazu schmecken Pellkartoffeln mit gehackter Petersilie. Sie können die Schollenfilets auch durch ein beliebiges anderes Fischfilet ersetzen.

Lachsschnitzel mit Knoblauch-Spinat

Hefefrei

Zutaten

Für 2 Portionen

400 g Lachsfilet
Salz
Pfeffer aus der Mühle
2 EL Olivenöl
1 P. TK-Blattspinat (300 g)
2 Knoblauchzehen
1 Limette

1 Lachs abspülen, trockentupfen und in 2 gleich große Scheiben schneiden. Salzen und pfeffern. In 1 EL heißem Öl von jeder Seite etwa 2 ½ Minuten braten. Herausnehmen und warm stellen.

2 Spinat in wenig Salzwasser garen. Knoblauch abziehen und durchpressen. Spinat gut abtropfen und im restlichen heißen Öl leicht anbraten. Mit Salz, Pfeffer und Knoblauch würzen.

3 Limette abspülen, trockentupfen und in Schnitze schneiden. Spinat mit den Lachsschnitzeln anrichten, mit Limettenschnitzen garnieren.

Lachsforelle mit Senf-Sahne

Hefefrei

Zutaten

Für 2 Portionen

2 küchenfertige Lachsforellen (à 250 g)
1 Zwiebel
1 kleine Möhre
1 Stange Staudensellerie
200 ml Kräuteressig
1 kleines Lorbeerblatt
1 Gewürznelke
Flüssigsüßstoff
Salz
Pfeffer aus der Mühle
½ Becher Schlagsahne (100 g)
1 EL Senf
1 Limette

1 Lachsforellen gut abspülen, aber nicht die Schleimschicht auf der Haut entfernen. Vorsichtig trockentupfen.

2 Zwiebel abziehen und in dünne Ringe schneiden. Möhre und Sellerie putzen, waschen und fein würfeln. In einem großen, weiten Topf den Essig und 750 ml Wasser mischen.

3 Zwiebel, Gemüsewürfel, Lorbeerblatt, Nelke und Süßstoff zufügen. Mit Salz und Pfeffer würzen, aufkochen und 5 Minuten ziehen lassen.

4 Forellen vorsichtig in den Sud legen und 8–10 Minuten bei kleinster Hitze ziehen, aber nicht kochen lassen.

5 Inzwischen die Schlagsahne steif schlagen. Dabei nach und nach den Senf unterschlagen und mit etwas Salz und Pfeffer würzen.

6 Limette abspülen, trockenreiben und in Achtel schneiden. Die Forellen mit der Schaumkelle aus dem Sud nehmen und mit Limetten anrichten. Senf-Sahne dazu servieren.

Tipp Dazu schmecken Petersilienkartoffeln und grüner Salat. Die Temperatur des Fischsuds stimmt, wenn winzige Blasen an die Oberfläche steigen. Der Sud darf auf keinen Fall sprudeln.

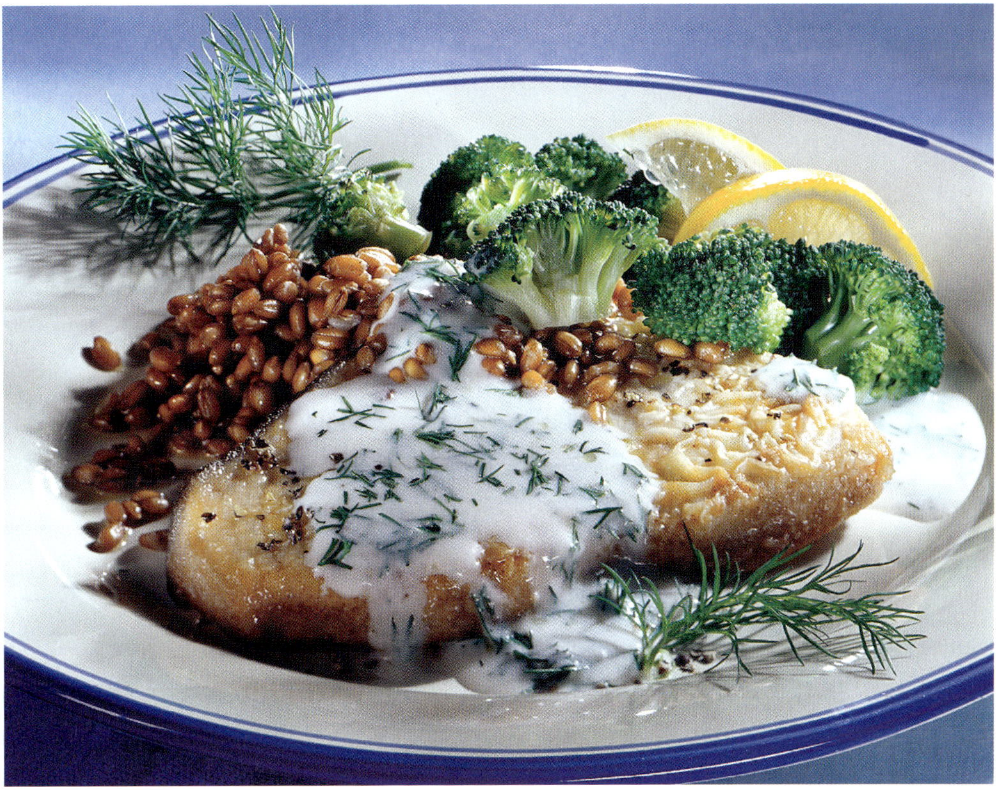

Schwertfisch in Dill-Creme

Hefefrei

1 Fisch abspülen und trockentupfen. Dill fein schneiden. Butter würfeln und wieder kalt stellen.

2 Olivenöl in einer Pfanne erhitzen. Den Fisch leicht salzen und pfeffern, in Mehl wenden und 7–8 Minuten braten.

3 Zitronensaft in einer zweiten Pfanne erwärmen. Salzen, pfeffern und Crème fraîche unterrühren. Cremig einkochen lassen.

4 Unter Rühren die Butter nach und nach mit dem Schneebesen einarbeiten. Dill einstreuen und den Fisch mit der Sauce anrichten.

Tipp Dazu schmeckt gedünsteter Broccoli und gekochter Weizen.

Zutaten

Für 2 Portionen

2 Scheiben Schwertfisch (à 200 g; frisch oder TK)
½ Bund Dill
50 g eiskalte Butter
2 EL Olivenöl
Salz
Pfeffer aus der Mühle
Feines Vollkorn-Weizenmehl
3–4 EL Zitronensaft
2 EL Crème fraîche

FLEISCH

Steaks in Senf-Sauce

Hefefrei

Zutaten

Für 2 Portionen

- 2 Schweinerückensteaks (à 200 g)
- Salz
- Pfeffer aus der Mühle
- 1 EL Rapsöl
- 2 Schalotten
- 2 TL Pflanzencreme
- 2 EL Senfgurkenflüssigkeit
- 2 EL Schlagsahne
- 1 Stück Senfgurke (ca. 60 g)
- ½ EL Senf

1 Steaks abspülen und trockentupfen. Salzen und pfeffern. Im heißen Öl in einer Pfanne scharf anbraten. Dann bei mittlerer Hitze von beiden Seiten jeweils ca. 6–8 Minuten weiterbraten, bis sie durch sind.

2 Schalotten abziehen, fein würfeln und in der Pflanzencreme glasig dünsten. Gurkenflüssigkeit und Sahne angießen; cremig einkochen lassen. Das kleine Stück Senfgurke sehr fein würfeln, mit dem Senf zusammen unterrühren.

3 Steaks in die Sauce geben, auf vorgewärmten Tellern anrichten und servieren.

Tipp Dazu schmecken Pellkartoffeln und frischer Blattspinat.

Koteletts mit Schalotten-Sauce

Zutaten

Für 2 Portionen

- 200 g Schalotten
- 1 ½ EL Rapsöl
- ⅛ l Gemüsebrühe (Instant)
- ½ TL Senf
- ½ Becher Schmant (100 g)
- 2 Schweinekoteletts (à 150–200 g)
- Salz
- Pfeffer aus der Mühle
- 3 EL gehackter Schnittlauch

1 Schalotten abziehen und in dünne Ringe schneiden. In ½ EL heißem Öl glasig andünsten. Brühe angießen, Senf und Schmant unterrühren. Einen Deckel auflegen und die Mischung bei kleiner Hitze 15 Minuten garen.

2 Inzwischen die Koteletts abspülen, trockentupfen, salzen und pfeffern. Im restlichen heißen Öl in einer Pfanne bei mittlerer Hitze 10–12 Minuten braun anbraten.

3 Schalotten-Mischung mit Salz und Pfeffer abschmecken. Mit einem Mixstab fein pürieren. Über die Koteletts gießen und mit Schnittlauch bestreuen.

Tipp Dazu passen gepellte Kartoffeln und grüner Salat. Wer nicht so auf seinen Fettverzehr achten muss, kann sich auch leckere Bratkartoffeln machen. Ebenfalls vorzüglich schmeckt dazu das Kartoffelpüree mit Nussbutter (→ Seite 176).

Zwiebeln mit Hackfüllung

1 Zwiebeln abziehen und jeweils einen Deckel abschneiden. Das Innere vorsichtig herauslösen und hacken.

2 Hackfleisch mit Quark, Ei, Senf, Haferflocken, Crème fraîche und den Gewürzen in eine Schüssel geben. Alles durchkneten, bis sich die Zutaten gut verbunden haben, und die Zwiebeln mit der Masse füllen.

3 Öl in einer feuerfesten Form erhitzen. Gefüllte Zwiebeln hineinsetzen, Brühe angießen und gehackte Zwiebeln zufügen.

4 Im auf 175–200 Grad (Gasherd: Stufe 3/Umluft: 180 Grad) vorgeheizten Backofen ca. 55 Minuten garen.

Tipp Dazu schmeckt Kartoffelpüree.

Zutaten

Für 2 Portionen

2 große Zwiebeln
100 g Beefsteakhack
½ EL Speisequark (20 %)
1 kleines Ei
½ TL Senf
1 ½ EL Haferflocken
1 EL Crème fraîche mit Kräutern
Majoran
Paprikapulver scharf
Salz
Pfeffer aus der Mühle
1 EL Rapsöl
150 ml Gemüsebrühe (Instant)

Putengulasch mit Zwiebeln

1 Fleisch abspülen, trockentupfen und würfeln. Tomaten waschen und klein würfeln. Knoblauch abziehen und fein hacken oder durchpressen. Zwiebeln abziehen.

2 Das Öl in einem weiten Topf erhitzen und die Fleischwürfel darin rundum scharf anbraten. Tomaten, Knoblauch, Zwiebeln und Rosmarin zufügen.

3 Einen Deckel auflegen und alles bei kleiner Hitze 20 Minuten schmoren. Brühe zugießen, salzen und pfeffern. Nochmals etwa 35–40 Minuten bei kleinster Hitze schmoren. Mit Salz und Pfeffer abschmecken und servieren.

Tipp Dazu schmecken Kartoffelklöße oder Pellkartoffeln.

Zutaten

Für 2 Portionen

300 g Putenbrustfilet
2 Tomaten
1–2 Knoblauchzehen
500 g kleine Zwiebelchen
2 EL Olivenöl
1 TL Rosmarin
⅛ l Fleischbrühe (Instant)
Salz
Pfeffer aus der Mühle

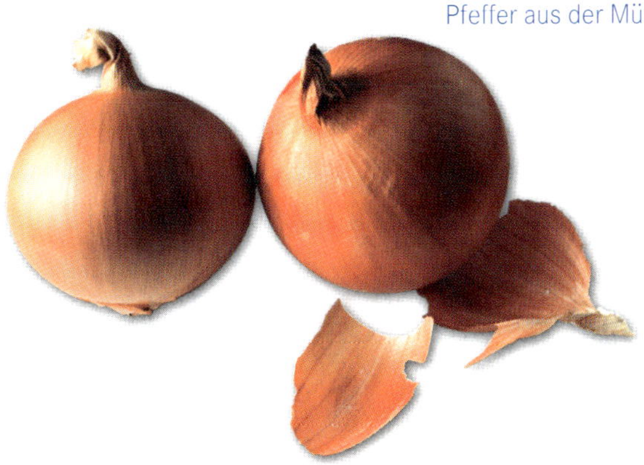

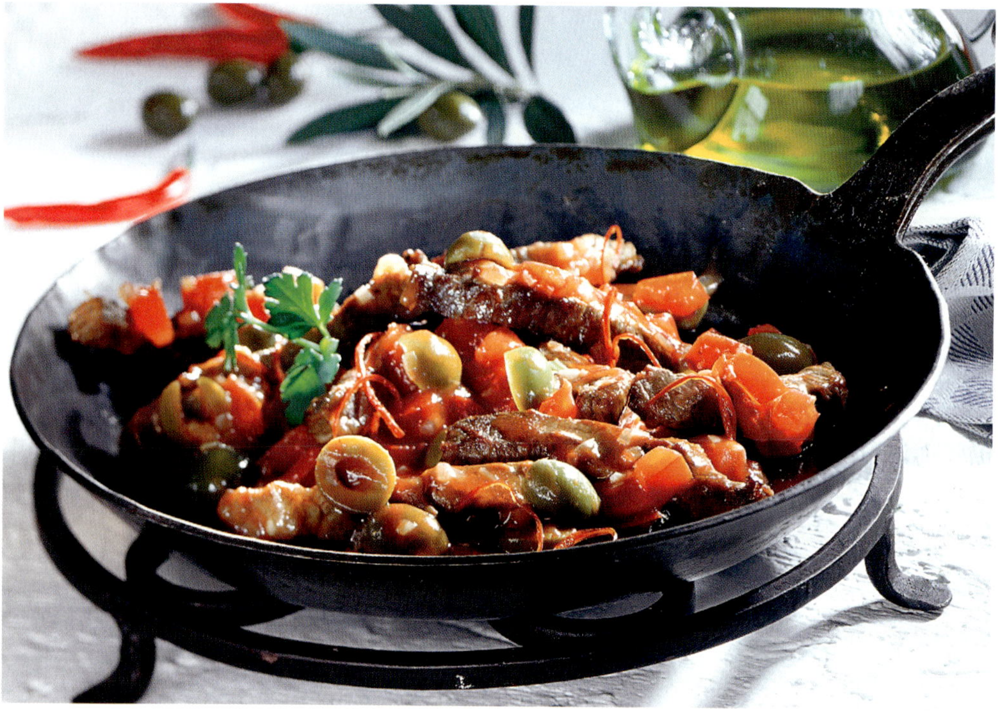

Scharfe Steak-Pfanne mit Oliven

Hefefrei

Zutaten

Für 2 Portionen

300 g Rumpsteak
100 g Schalotten
50 g grüne Oliven
1 kleine rote Chilischote
2 kleine Tomaten
2 EL Olivenöl
Salz

1 Fleisch abspülen und trockentupfen. Erst in ½ cm dicke Scheiben, dann in schmale Streifen schneiden.

2 Schalotten abziehen und würfeln, Oliven halbieren und entsteinen. Die Chilischote halbieren, entkernen und in feine Streifen schneiden. Tomaten waschen und würfeln.

3 Öl in einer Pfanne stark erhitzen. Steakstreifen darin ca. 4 Minuten scharf anbraten. Salzen, herausnehmen und warm stellen.

4 Schalotten im Bratfett glasig dünsten. Oliven, Tomatenstücke und Chilistreifen zufügen und 4–5 Minuten schmoren. Das Fleisch zurück in die Pfanne geben, kurz erwärmen und servieren.

Tipp Dazu schmeckt Kidneybohnen-Salat (→ Seite 132) besonders lecker.

Knoblauch-Frikadellen Hefefrei

1 Zwiebel abziehen und hacken. Knoblauch abziehen und durchpressen. Zusammen mit Oregano bei kleiner Hitze in 1 EL Öl glasig dünsten.

2 Das Hackfleisch mit Ei, Quark und Haferflocken in eine Schüssel geben. Zwiebelmischung, Schmant und Gewürze dazugeben und alles zu einem Teig verkneten.

3 Mit angefeuchteten Händen daraus Frikadellen formen. Restliches Öl in einer Pfanne erhitzen. Frikadellen darin bei großer Hitze von beiden Seiten scharf anbraten.

4 Die Hitze herunterschalten und die Frikadellen bei kleiner Hitze noch etwa 12–15 Minuten weiter braten. Heiß oder kalt servieren.

Tipp Dazu schmecken gebratene Zucchini mit Knoblauch-Jogurt (→ Seite 126).
Wer keinen Fleischwolf hat, kann Lammhack in türkischen Lebensmittelgeschäften kaufen oder beim Fleischer bestellen.

Zutaten

Für 2 Portionen

1 Zwiebel
3 Knoblauchzehen
1 TL Oregano
2–3 EL Olivenöl
250 g Lamm- oder Rinderhack
1 kleines Ei
1 EL Magerquark
3 EL Haferflocken
1 EL Schmant oder Crème fraîche
Salz
Pfeffer aus der Mühle
Paprikapulver scharf

Schweinefilet mit grünem Pfeffer Hefefrei

1 Pfefferkörner mit einer breiten Messerklinge zerdrücken. Fleisch abspülen, trockentupfen und in vier Medaillons schneiden. In Pfeffer wälzen, dabei die zerdrückten Körner gut andrücken.

2 Butterschmalz erhitzen. Medaillons darin bei großer Hitze 2–3 Minuten braten. Dann Hitze herunterschalten und das Fleisch wenden. Weitere 3–4 Minuten braten.

3 Medaillons herausnehmen und warm stellen. Den Bratensatz mit 2 EL Wasser ablöschen. Crème fraîche unterrühren und aufkochen. Sauce mit Salz abschmecken und zu den Medaillons reichen.

Tipp Dazu schmeckt Sahne-Spitzkohl (→ Seite 70), und Salzkartoffeln oder Kartoffelpüree. Experimentierfreudige probieren gekochte Hirse.

Zutaten

Für 2 Portionen

2 TL grüne Pfefferkörner
300–400 g Schweinefilet
2 EL Butterschmalz
2 EL Crème fraîche mit Kräutern
Salz

Putenschnitzel mit Nuss-Panade

Hefefrei

Zutaten

Für 2 Portionen

300 g Putenbrustfilet
Salz
Pfeffer aus der Mühle
Muskatnuss, gemahlen
1 kleines Ei
50 g fein gehackte Nüsse nach Geschmack
2 EL Butterschmalz

1 Das Fleisch waschen, trockentupfen und in ca. 3 Zentimeter dünne Schnitzelscheiben schneiden. Mit Salz, Pfeffer und Muskat würzen.

2 Das Ei verquirlen. Schnitzel zunächst in Ei, dann in den gehackten Nüssen wenden und die Panade gut andrücken.

3 Butterschmalz in einer großen Pfanne erhitzen. Die Schnitzel darin bei mittlerer Hitze von jeder Seite ca. 4 Minuten braten. Auf Küchenpapier abtropfen lassen und sofort servieren.

Tipp Dazu schmecken Bratkartoffeln und Erbsen-Zwiebel-Gemüse (→ Seite 180). Wer es leichter mag, macht sich einen Rohkostsalat dazu.

Schweinerouladen mit Porree-Füllung

Zutaten

Für 2 Portionen

1 lange, dünne Stange Porree (Lauch)
Salz
2 große, dünne Schweineschnitzel (à 200 g)
Pfeffer aus der Mühle
½ EL Senf
2 Zwiebeln
1 EL Rapsöl
2 kleine Tomaten
200 ml Gemüsebrühe (Instant)
1 EL Crème double

1 Porree putzen, waschen und das Weiße in zwei gleich lange Stücke teilen. In kochendem Salzwasser 2–3 Minuten garen. Abgießen und abtropfen lassen.

2 Schnitzel abspülen und trockentupfen. Salzen, pfeffern und mit Senf bestreichen. Zwiebeln abziehen und fein hacken. Auf dem Fleisch verteilen.

3 Jede Roulade mit einem Porreestück belegen, aufrollen und mit Zahnstochern oder Küchengarn verschließen.

4 Das Öl in einem Topf erhitzen, die Rouladen darin rundum braun anbraten. Tomaten waschen, würfeln und zufügen. Brühe angießen. Einen Deckel auflegen und alles bei kleinster Hitze ca. 55–60 Minuten schmoren.

5 Rouladen herausnehmen und warm stellen. Den Schmorsud etwas einkochen lassen. Crème double unterrühren, mit Salz und Pfeffer abschmecken und zu den Rouladen reichen.

Tipp Dazu schmeckt Rosenkohl in Kümmel-Sahne (→ Seite 182) und Salzkartoffeln oder Kartoffelpüree.

Hähnchen-Schmorpfanne mit Gemüse

Zutaten

Für 2 Portionen

2 Hähnchenschenkel (à 250 g)
2 EL Olivenöl
1 kleine Zucchini
1 rote Paprikaschote
2–3 Knoblauchzehen
1 kleine Zwiebel
25 g grüne Oliven
25 g schwarze Oliven
200 ml Hühnerbrühe (Instant)
2 EL Crème fraiche
Salz
Pfeffer aus der Mühle

1 Hähnchenschenkel kalt abspülen, trockentupfen und im heißen Öl rundum kräftig anbraten. Zucchini und Paprika waschen. Zucchini in Scheiben und Paprika in kleine Würfel schneiden.

2 Knoblauch und Zwiebel abziehen und fein hacken. Mit Paprika, Zucchini und Oliven zum Fleisch geben. Brühe angießen, einen Deckel auflegen und bei kleiner Hitze etwa 30 Minuten schmoren.

3 Hähnchenschenkel aus der Pfanne nehmen und warm stellen. Crème fraîche unter den Schmorsud rühren. Mit Salz und Pfeffer abschmecken und cremig einkochen lassen. Hähnchenschenkel mit der Sauce servieren.

Überbackene Filet-Medaillons

Hefefrei

Zutaten

Für 2 Portionen

300 g Schweinefilet
Salz
Pfeffer aus der Mühle
1 EL Olivenöl
1 Knoblauchzehe
1 Fleischtomate
½ Bund Basilikum
60 g Mozzarella

1 Fleisch waschen, trockentupfen und in 4 Medaillons schneiden. Mit Salz und Pfeffer würzen. Medaillons von jeder Seite jeweils 5 Minuten im heißen Öl anbraten. Knoblauch abziehen, in Scheiben schneiden, zugeben und glasig dünsten.

2 Tomate waschen und in Scheiben schneiden. Basilikum waschen, trockentupfen und die Blätter abzupfen. Mozzarella abtropfen lassen und ebenfalls in Scheiben schneiden.

3 Medaillons in eine flache feuerfeste Form legen. Jeweils mit Tomate, Basilikum und Mozzarella belegen. Salzen, pfeffern und im Backofen bei 200 Grad (Gasherd: Stufe 3-4/Umluft: 180 Grad) überbacken, bis der Käse zerläuft.

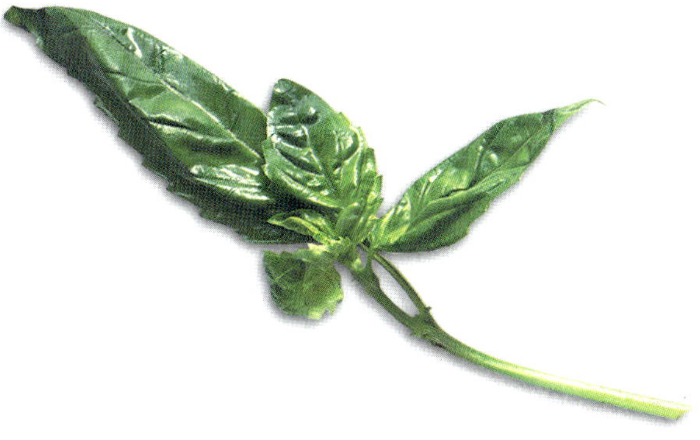

Scharfes Hähnchencurry

Hefefrei

Zutaten

Für 2 Portionen

400 g Hähnchenbrustfilet
250 g Tomaten
2 kleine Zwiebeln
1–2 Knoblauchzehen
1 kleine grüne Chilischote
1 ½ EL Butterschmalz
Currypulver, mild
1 Dose Kokosmilch (ungesüßt)
Saft von 1 Limette
Salz

1 Fleisch abspülen und trockentupfen. In kleine Würfel schneiden. Tomaten kurz in kochendes Wasser tauchen, kalt abschrecken und häuten. Dann vierteln, entkernen und würfeln.

2 Zwiebeln und Knoblauch abziehen und fein hacken oder durchpressen. Chilischote halbieren, entkernen, waschen und sehr fein würfeln.

3 Fleisch im heißen Fett rundum kräftig anbraten. Zwiebeln zufügen und glasig dünsten. Topf vom Herd nehmen und das Currypulver unterrühren. Knoblauch, Chili und Tomaten zufügen.

4 Kokosmilch angießen und einen Deckel auflegen. Bei kleiner Hitze 25–30 Minuten garen, dabei öfter umrühren und eventuell etwas Wasser zugießen, wenn die Sauce zu dick wird. Limettensaft unterrühren und mit Salz abschmecken.

Tipp Dazu schmecken Hirse und Broccoli-Zucchini-Salat (→ Seite 129).
Der Curry darf nicht zu stark angebraten werden – er wird sonst bitter.

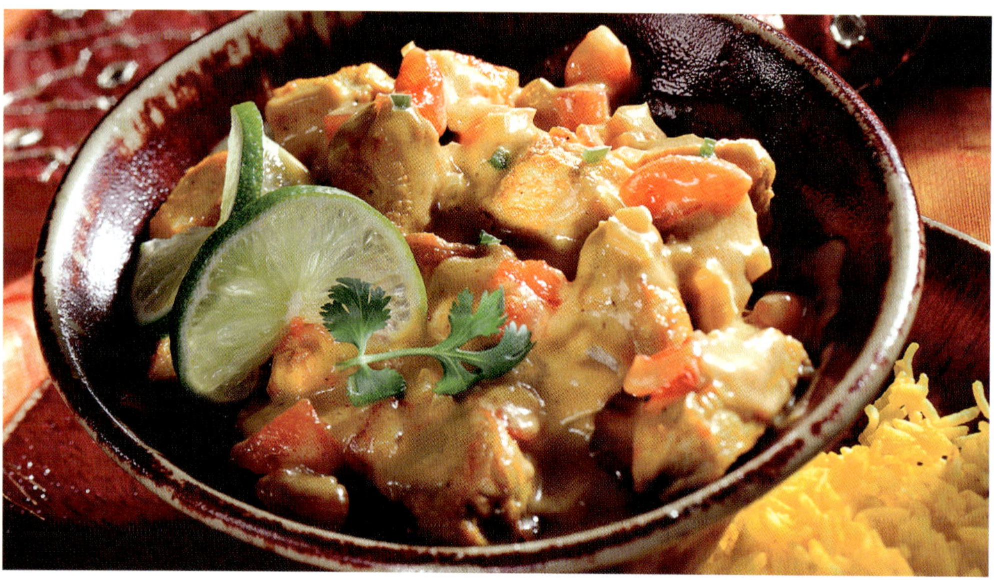

MENÜVORSCHLÄGE FÜR JEDE GELEGENHEIT

Sie suchen nach Anregungen für gelungene Menüs während Ihrer Candida-Immundiät? Dann sind Sie hier genau richtig! Für jeden Geschmack ist etwas dabei. Die Menüvorschläge enthalten – außer bei dem hefefreien – sowohl eine Vorspeise als auch eine Suppe. Wählen Sie aus, was besser zur Gelegenheit passt.

VEGETARISCH

Kopfsalat mit Kapernsauce → Seite 132 · Feine Brunnenkresse-Suppe → Seite 137 · Kartoffel-Tomatenauflauf mit Mozzarella → Seite 169 · Kokosquark → Seite 202

HEFEFREI

Rucolasalat mit Ricotta → Seite 130 · Schwertfisch in Dill-Creme mit Salzkartoffeln → Seite 151 oder · Steaks in Senf-Sauce, Blattspinat und Vollkornnudeln → Seite 152 · Mascarpone-Mandel-Creme → Seite 202

FÜR DEN FESTLICHEN ANLASS

Chicoréesalat mit Walnüssen → Seite 127 · Kalte Gurkensuppe mit Krabbenfleisch → Seite 140 · Lachsfilet auf Schaum-Sauce mit Blattspinat → Seite 148 oder Kräutergratin mit Amaranth und Fenchel-Zwiebel-Gemüse → Seite 162 · Schoko-Zimt-Crêpes mit Vanilleeis → Seite 201

FÜR DEN ABEND MIT FREUNDEN

Radicchio-Salat mit Avocadocreme → Seite 133 · Kürbis-Cremesuppe mit Pistazien → Seite 144 · Bunte Vollkornpizza mit Hack → Seite 195 · Cappuccino-Creme → Seite 203

MIT FLEISCH

Möhren-Kohlrabi-Salat → Seite 130 · Bohnen-Suppe mit Paprika → Seite 139 · Schweinefilet mit grünem Pfeffer, Sahne-Wirsing und Kartoffeln → Seite 155 · Ingwermousse → Seite 202

MIT FISCH

Chicorée-Salat mit Lachs → Seite 131 · Gurken-Cremesuppe → Seite 144 · Thunfisch-Tomaten-Spieße → Seite 149 · Schoko-Eiscreme → Seite 201

Genießen nicht vergessen! Ein liebevoll zubereitetes Menü, mit guten Freunden genossen und von angeregten Gesprächen begleitet, steigert die Lebensfreude, hilft Stress abzubauen und versetzt Sie, regelmäßig genossen, in einen Zustand, bei dem Pilze einfach keine Chance mehr haben.

Vegetarisches: Grüne Welle für Gourmets

Wer häufig fleischlose Genüsse auftischt, verbindet das Angenehme mit dem Nützlichen: Erstens schmecken Gemüse, Körner und Co. auf leichte Art gut. Zweitens liefert die pflanzliche Kost wichtige Ballaststoffe, immunfördernde Vitamine und Mineralstoffe, um Pilzerkrankungen nachhaltig Paroli zu bieten.
Bei den Zutaten ist angegeben, wenn ein Gericht keine Hefen enthält.

Vollkorn-Crêpes Hefefrei

Zutaten

Für 2 Portionen

2 gehäufte EL feines Weizenvollkornmehl
Salz
1 Löffelspitze Backpulver
1 Prise Ascorbinsäure (Vitamin-C-Pulver aus dem Drogeriemarkt)
200 ml Milch
2 Eier
2 EL Butter oder Margarine

1 Mehl in eine Schüssel sieben. Eine kräftige Prise Salz, Backpulver und Ascorbinsäure untermengen. Milch und Eier zufügen und alles mit dem Handrührgerät zu einem glatten Teig verrühren. 30 Minuten quellen lassen.

2 Den Teig nochmals durchrühren. Einen halben Esslöffel Fett in einer kleinen beschichteten Pfanne zerlassen. Eine kleine Schöpfkelle Teig hineingeben und einen dünnen Pfannkuchen backen. So weiter verfahren, bis alle Zutaten aufgebraucht sind.

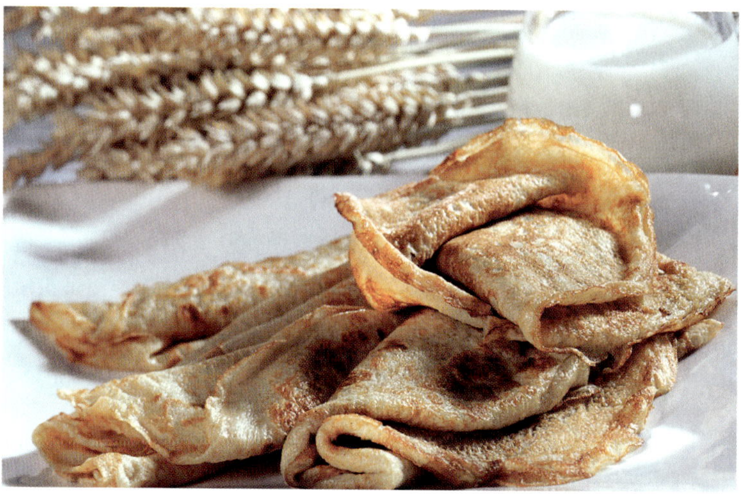

Quinoa-Risotto

1 Alle Gemüse putzen, waschen und fein würfeln. Im heißen Öl in einem Topf andünsten. Quinoa hineinstreuen und mit Brühe aufgießen.

2 Einen Deckel auflegen und bei kleiner Hitze 15 Minuten garen. Auf der abgeschalteten Kochstelle weitere 10 Minuten quellen lassen.

3 Butter oder Margarine untermischen und dabei das Risotto mit zwei Gabeln auflockern. Crème fraîche darauf geben und servieren.

Tipp Dazu schmeckt Lauch-Gemüse (→ Seite 180). Das Risotto ist auch eine gute Beilage zu Kurzgebratenem.

Zutaten

Für 2 Portionen

1 Möhre
1 Stange Porree (Lauch)
1 kleines Stück Knollensellerie
1 Zwiebel
1 Fleischtomate
1 EL Rapsöl
100 g Quinoa
¼ l Gemüsebrühe (Instant)
1 EL Butter oder Margarine
1 EL Crème fraîche mit Kräutern

Geschmortes Getreide

1 Die Getreidekörner gut abspülen und in einem Liter kaltem Wasser einige Stunden (am besten über Nacht) einweichen. Mit dem Einweichwasser und etwas Salz zum Kochen bringen.

2 Einen Deckel auflegen und bei kleiner Hitze ca. 40 Minuten garen. Auf der abgeschalteten Kochstelle weitere 30 Minuten quellen lassen, bis die Körner weich sind.

3 Inzwischen das Gemüse putzen und fein würfeln. In heißem Öl in einer großen Pfanne 5 Minuten dünsten.

4 Getreide abgießen und gut abtropfen lassen. Unter das Gemüse mischen und mit Brühe ablöschen. Schmant unterrühren und in der offenen Pfanne bei mittlerer Hitze schmoren, bis die Flüssigkeit fast verdampft ist. Mit Salz und Pfeffer nachwürzen.

Tipp Dazu schmeckt Radicchio-Salat (→ Seite 133).
Statt Grünkern und Weizen können Sie das Gericht auch mit anderen Getreidekörnern zubereiten. Besonders schmackhaft ist geschmorter Buchweizen.

Zutaten

Für 2 Portionen

40 g Grünkern
40 g Weizenkörner
Salz
1 Möhre
1 Stange Porree (Lauch)
1 kleines Stück Knollensellerie
1 EL Rapsöl
80 ml Gemüsebrühe (Instant)
50 g Schmant
Pfeffer aus der Mühle

Buchweizen-Curry mit Paprika

Zutaten

Für 2 Portionen

50 g Buchweizen
Salz
1 Knoblauchzehe
1 Zwiebel
2 dünne Stangen Porree (Lauch)
1 gelbe Paprikaschote
1 grüne Paprikaschote
1 rote Paprikaschote
1 EL Rapsöl
Pfeffer aus der Mühle
1 EL Madrascurry
1/8 l Gemüsebrühe
1/2 Becher Crème fraîche (75 g)

1 Buchweizen über Nacht in reichlich Wasser einweichen. Salzen. Knoblauchzehe abziehen und zufügen. Aufkochen und bei kleiner Hitze ca. 50-60 Minuten garen.

2 Inzwischen Zwiebel abziehen und hacken. Porree und Paprikaschoten putzen, waschen und in Ringe bzw. Streifen schneiden. Alles im heißen Öl 5-7 Minuten dünsten. Mit Salz, Pfeffer und Curry würzen.

3 Brühe angießen. Buchweizen abgießen, Knoblauchzehe entfernen und die Körner zum Gemüse geben. Crème fraîche unterrühren und bei mittlerer Hitze im offenen Topf noch ca. 5-8 Minuten garen.

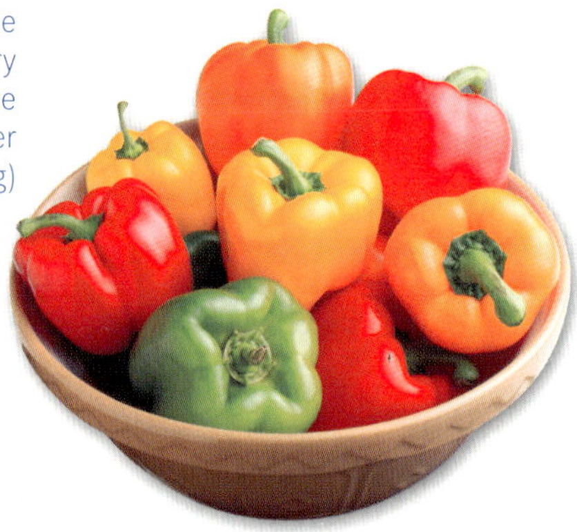

Kräutergratin mit Amaranth

Zutaten

Für 2 Portionen

75-80 g Amaranth
150-160 ml Gemüsebrühe (Instant)
2 kleine Tomaten
2 kleine Eier
1/2 EL gehackte Petersilie
1/2 EL gehackter Schnittlauch
1/2 EL gehackter Kerbel
2 EL Crème fraîche
2 EL geriebener Käse
Salz
Pfeffer aus der Mühle
2 TL Butter oder Margarine

1 Amaranth und Brühe in einen Topf geben, einen Deckel auflegen und aufkochen. Bei kleiner Hitze etwa 25 Minuten ausquellen lassen. Vom Herd nehmen, damit die Brühe etwas abkühlt.

2 Tomaten waschen und klein würfeln. Mit Eiern, Kräutern, Crème fraîche und 1 EL Käse unter die Körner rühren. Salzen und pfeffern. Eine feuerfeste Form leicht ausfetten. Amaranth einfüllen, glatt streichen und mit restlichem Fett in Flöckchen belegen.

3 In den auf 200 Grad (Gasherd: Stufe 3-4/Umluft: 180 Grad) vorgeheizten Backofen schieben und etwa 25 Minuten hellbraun backen. Mit dem restlichen Käse bestreuen und weiterbacken, bis der Käse zerflossen ist.

Tipp Dazu schmeckt Fenchel-Zwiebel-Gemüse (→ Seite 178).

Buchweizenrisotto

1 Zwiebel und Knoblauch abziehen und fein hacken bzw. durchpressen. Öl in einem Topf erhitzen. Zwiebel, Knoblauch und Buchweizen darin unter Rühren andünsten.

2 Kurkuma darüber streuen, umrühren und mit Brühe aufgießen. Aufkochen und bei kleinster Hitze 20 Minuten ausquellen lassen. Mit Pfeffer abschmecken. Eventuell noch nachsalzen.

Tipp Dazu schmecken gebratene Pilze oder Gemüse.

Zutaten

Für 2 Portionen

1 kleine Zwiebel
1 kleine Knoblauchzehe
1 EL Rapsöl
125 g Buchweizenkörner
1/4 TL Kurkuma (Gelbwurz)
1/2 l Gemüsebrühe (Instant)
Pfeffer aus der Mühle

Scharfer Kichererbsen-Schmortopf

1 Kartoffeln schälen, waschen und in dicke Scheiben schneiden. Zwiebeln und Knoblauch abziehen, den Ingwer schälen und alles grob zerkleinern. Die Stücke im Mixer fein pürieren.

2 Öl in einem großen Topf erhitzen und die Paste hineingeben. Vorsicht, es spritzt! Einige Minuten unter Rühren braten, dann die abgetropften Kichererbsen und die Kartoffelscheiben zugeben.

3 Koriander, Kurkuma, Garam Masala und eine Prise Cayennepfeffer darüber streuen und unter Rühren kurz andünsten. Mit Zitronensaft und Brühe ablöschen. Salzen und im geschlossenen Topf 15 Minuten schmoren, bis die Zutaten alle weich sind.

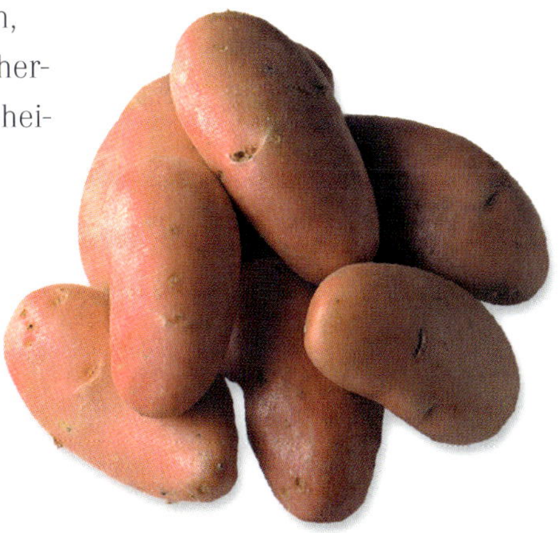

Zutaten

Für 3 Portionen

750 g Kartoffeln (vorwiegend festkochend)
2 Zwiebeln
2 Knoblauchzehen
6 cm frische Ingwerwurzel
3 EL Olivenöl
500 g gekochte Kichererbsen (Konserve)
1 1/2 TL gemahlener Koriander
1 1/2 TL Kurkuma (Gelbwurz)
1–2 TL Garam Masala (indische Gewürzmischung)
Cayennepfeffer
Saft von 1/2 Zitrone
300 ml Gemüsebrühe (Instant)
Salz

Gebackene Bohnen mit Schafskäse

Hefefrei

Zutaten

Für 2 Portionen

1 kleine Dose weiße Bohnen
150 g breite grüne Bohnen
2 Tomaten
2 Zwiebeln
1 EL Olivenöl
Salz
Pfeffer aus der Mühle
1 kleines Lorbeerblatt
Bohnenkraut, getrocknet
60 ml Tomatensaft
25 g schwarze Oliven
125 g Schafskäse

1 Weiße Bohnen auf einem Sieb abspülen und abtropfen lassen. Grüne Bohnen waschen, putzen und in Stücke schneiden. Tomaten überbrühen, häuten, entkernen und würfeln. Zwiebeln abziehen, würfeln und im heißen Öl bei kleiner Hitze glasig dünsten.

2 Grüne Bohnen mit Salz, Pfeffer, Lorbeerblatt und etwas Bohnenkraut dazugeben. Kurz anschmoren, mit Tomatensaft ablöschen. Bei mittlerer Hitze ganz langsam und sanft im geschlossenen Topf 10 Minuten garen.

3 Oliven entkernen. Mit weißen Bohnen unter das gegarte Gemüse mengen und die Masse in eine flache feuerfeste Form füllen. Schafskäse würfeln und darüber streuen. Im vorgeheizten Backofen bei 220 Grad (Gasherd: Stufe 5-6/Umluft: 200 Grad) ca. 15-20 Minuten überbacken.

Tipp Dazu schmeckt gekochte Hirse.

Buchweizen mit Kressedip

Zutaten

Für 2 Portionen

75 g Buchweizenkörner
1 EL Rapsöl
375 ml Gemüsebrühe (Instant)
2 Knoblauchzehen
100 g probiotischer Naturjogurt
100 g saure Sahne
Salz
Pfeffer aus der Mühle
Edelsüß-Paprika
1 Kästchen Gartenkresse
2 Tomaten

1 Buchweizen im Öl anrösten. Heiße Brühe unterrühren und aufkochen lassen. Einen Deckel auflegen und bei kleiner Hitze 15-17 Minuten garen. Vom Herd nehmen und 10 Minuten nachquellen lassen.

2 Während das Getreide gart, Knoblauch abziehen und durchpressen. Mit Jogurt und saurer Sahne verrühren. Mit Salz, Pfeffer und Paprika abschmecken. Kresse untermischen.

3 Tomaten waschen und achteln. Buchweizen mit Salz und Pfeffer abschmecken. Tomaten darauf anrichten und den Dip dazu reichen.

Tipp Sie können den Dip auch mit anderen Kräutern anrichten und diese auch mischen. Gut schmeckt er zum Beispiel mit unseren Standardküchenkräutern Schnittlauch, Dill und Petersilie.

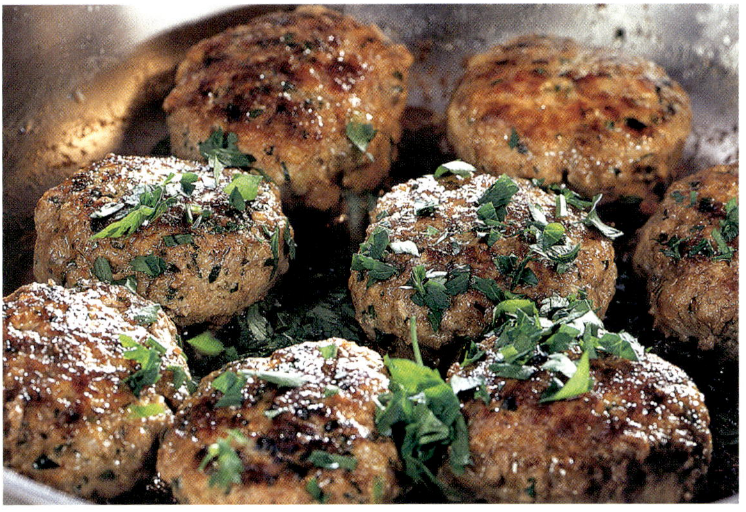

Herzhafte Kartoffelpuffer

Hefefrei

1 Kartoffeln schälen und waschen, Zwiebeln abziehen und beides fein reiben. Mit Eiern und Haferkleieflocken mischen. Salzen und pfeffern und erst einmal beiseite stellen.

2 In einer beschichteten Pfanne wenig Öl erhitzen. Für jeden Puffer jeweils 1 EL Kartoffelmasse hineingeben, verstreichen und die Puffer von beiden Seiten goldbraun braten.

Zutaten

Für 3-4 Portionen

750 g Kartoffeln
3 Zwiebeln
3 Eier
2 EL Haferkleieflocken
Salz
Pfeffer aus der Mühle
Öl zum Braten

Vegetarische Frikadellen

1 Grünkernschrot mit Brühe aufkochen. Bei kleiner Hitze unter ständigem Rühren zu einem dicken Brei aufquellen und abkühlen lassen.

2 Knoblauch abziehen und durchpressen. Mit Petersilie, Ei, Mehl, Quark und Haferflocken zum Getreidebrei geben. Pfeffern und zu einem geschmeidigen Teig verkneten.

3 Das Öl in einer großen Pfanne erhitzen. Mit angefeuchteten Händen flache Frikadellen formen und bei mittlerer Hitze 20-25 Minuten braten.

Zutaten

Für 2 Portionen

125 g Grünkernschrot
200 ml Gemüsebrühe
1 Knoblauchzehe
1 EL gehackte Petersilie
1 großes Ei
1 EL Weizenvollkornmehl
50 g Magerquark
1 EL Haferflocken
Pfeffer aus der Mühle
2 EL Rapsöl

Dinkel-Pfannkuchen mit Schnittlauch-Creme

Hefefrei

Zutaten

Für 6 Stück

5 Eier
200 g feines Dinkelmehl
1 EL Haferkleieflocken
½ l Milch
1 Prise Natron
1 Prise Ascorbinsäure
½ TL Salz
Pfeffer aus der Mühle
200 g Möhren
2–3 EL Rapsöl
1 Becher Schmant (200 g)
2 EL zuckerfreier Senf
Flüssigsüßstoff
2 Bund Schnittlauch

1 Die Eier trennen. Mehl mit Haferkleieflocken, Milch, Eigelb, Natron, Ascorbinsäure, Salz und Pfeffer verquirlen. Den Teig 30 Minuten quellen lassen.

2 Inzwischen Möhren schälen und raspeln. Unter den Teig mischen. Eiweiß zu steifem Schnee schlagen und unterheben. Öl in einer beschichteten Pfanne erhitzen. Nacheinander sechs Pfannkuchen darin backen und warm stellen.

3 Schmant mit Senf verrühren. Mit Süßstoff und Salz abschmecken. Schnittlauch waschen, trockentupfen und in Röllchen schneiden. Die Hälfte unter den Schmant rühren, den Rest über die Pfannkuchen streuen.

Linsen-Gemüse mit Feta

Hefefrei

Zutaten

Für 2 Portionen

1 große Dose Linsen
½ Bund Lauchzwiebeln
2 Knoblauchzehen
3 hellgrüne Spitzpaprika
2 ½ EL Olivenöl
Cayennepfeffer
100 g Feta (Schafskäse)
Salz

1 Linsen auf einem Sieb abtropfen lassen. Lauchzwiebeln putzen, waschen und fein hacken. Knoblauchzehen abziehen und fein hacken bzw. durchpressen.

2 Paprikaschoten putzen, waschen und würfeln. Im heißen Öl 2–3 Minuten andünsten.

3 Linsen dazugeben und alles gut verrühren. Mit Cayennepfeffer würzen. Den Feta klein würfeln, unterheben und kurz erhitzen. Mit wenig Salz abschmecken und servieren.

Linsen-Spinat-Gemüse

Zutaten

Für 2–3 Portionen

½ P. TK-Blattspinat (150 g)
1 große Dose Linsen
3 Schalotten
2 EL Rapsöl
50 ml Gemüsebrühe
4 EL Crème fraîche
2 TL zuckerfreier Senf
Salz, Pfeffer, Süßstoff

1 Spinat auftauen lassen. Linsen auf einem Sieb abtropfen lassen. Schalotten abziehen und würfeln. In heißem Öl glasig dünsten.

2 Brühe, Crème fraîche, Senf, Salz und Pfeffer zufügen. Mit einem Spritzer Flüssigsüßstoff abschmecken. Spinat ausdrücken, grob hacken und unterrühren. Etwa 3–4 Minuten garen. Die Linsen untermengen, erhitzen und auf vorgewärmten Tellern servieren.

Linsen-Schalotten-Curry

1 Schalotten abziehen, halbieren und in Ringe schneiden. Knoblauch abziehen und grob hacken. Linsen auf einem Sieb abtropfen lassen. Zwiebeln und Knoblauch im heißen Butterschmalz bei mittlerer Hitze glasig dünsten.

2 Currypulver unterrühren und kurz ziehen lassen. Die Brühe angießen und im geschlossenen Topf 10 Minuten bei kleinster Hitze dünsten. Linsen zufügen und kurz durchschmoren. Mit Salz und Inulin abschmecken. Jogurt darüber geben.

Zutaten

Für 2–3 Portionen

10 Schalotten (ca. 250 g)
2 Knoblauchzehen
400 g gekochte Linsen (Konserve)
4 EL Butterschmalz
2 EL Madras-Curry
150 ml Gemüsebrühe
Salz
1 Prise Inulin
1 Becher probiotischer Jogurt (150 g)

Sesam-Bratkartoffeln mit Ei Hefefrei

1 Kartoffeln pellen und klein schneiden. Im heißen Öl bei mittlerer Hitze unter gelegentlichem Wenden goldbraun braten. Salzen und pfeffern.

2 Lauchzwiebeln putzen, waschen und in Ringe schneiden. Zu den Kartoffeln geben und kurz mitbraten.

3 Fett in einer zweiten Pfanne zerlassen und die Eier darin als Spiegelei braten. Sesam über die Bratkartoffeln streuen und alles servieren.

Zutaten

Für 2 Portionen

400 g gekochte Pellkartoffeln (vom Vortag)
3 EL Rapsöl
Salz, Pfeffer
1 Bund Lauchzwiebeln
20 g Butter oder Margarine
4 Eier
1 EL Sesamsaat

Kartoffel-Kräuter-Püree mit Rührei Hefefrei

1 Kartoffeln schälen, waschen, in Stücke schneiden und weich kochen. Tomate in kochendes Wasser tauchen, abschrecken, häuten, entkernen und würfeln.

2 Eier mit Salz und Pfeffer verquirlen. Fett zerlassen und die Eier bei kleiner Hitze in der Pfanne stocken lassen. Tomaten einstreuen und kurz erhitzen.

3 Kartoffeln abgießen und durch die Kartoffelpresse drücken oder zerstampfen. Kerbel und Crème fraîche untermischen. Mit Salz und Pfeffer abschmecken. Mit Sonnenblumenkernen bestreuen und mit dem Rührei servieren.

Zutaten

Für 2 Portionen

2 mittelgroße mehlige Kartoffeln
1 Tomate
4 Eier
Salz
Pfeffer aus der Mühle
1 EL Butter oder Margarine
4 EL gehackter Kerbel
100 g Crème fraîche mit Kräutern
1 EL Sonnenblumenkerne

Überbackene Kartoffel-Rösti Hefefrei

Zutaten

Für 2 Portionen

400 g Kartoffeln
½ Bund glatte Petersilie
½ Bund Schnittlauch
1 Prise getrockneter Thymian
Salz
2 EL Sonnenblumenöl
1 EL gehackte Cashewkerne
50 g geriebener Emmentaler
Pfeffer aus der Mühle

1 Die Kartoffeln schälen, waschen, grob raspeln und auf einem Sieb abtropfen lassen. Petersilie und Schnittlauch waschen, trockentupfen und fein hacken. Unter die Kartoffelraspeln mischen.

2 Den Thymian in der Handfläche zerreiben und unterrühren. Leicht salzen. Das Öl in einer großen Pfanne erhitzen und die Kartoffelmischung hineingeben. Mit dem Löffelrücken festdrücken und knusprig braten.

3 Die Rösti mit Hilfe eines flachen Topfdeckels wenden und die Unterseite bräunen. Die Oberseite mit Cashewkernen und Käse bestreuen und einen Deckel auflegen. Nach etwa 1 Minute, wenn der Käse geschmolzen ist, die Rösti mit etwas grobem Pfeffer bestreut servieren.

Tipp Dazu schmeckt ein Karotten-Kohlrabi-Salat (→ Seite 130) sehr gut.

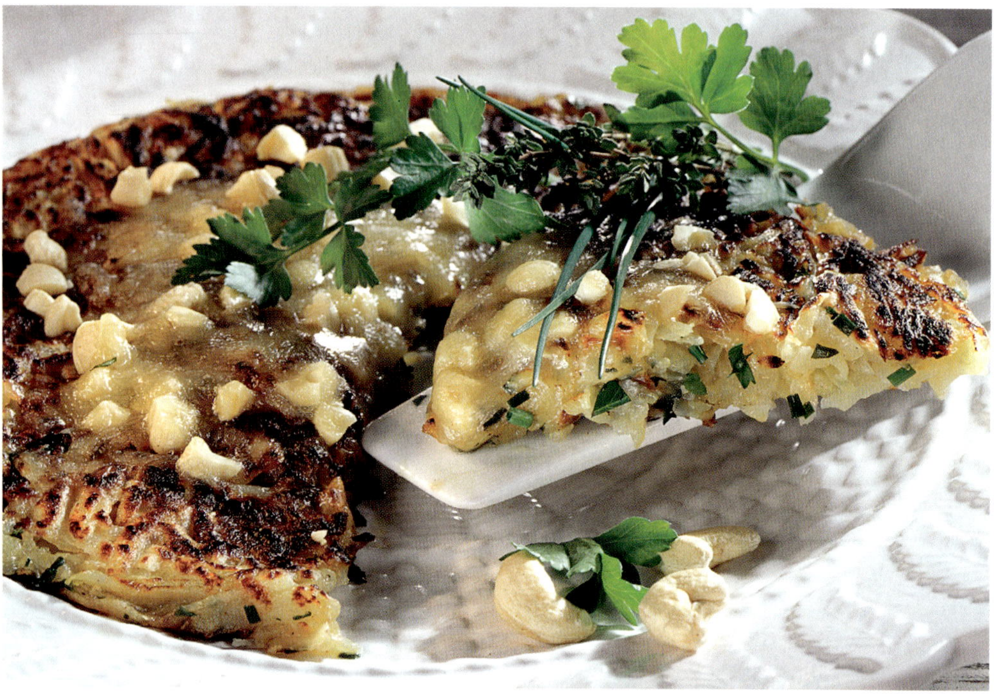

Kartoffel-Tomaten-Auflauf mit Mozzarella Hefefrei

Zutaten

Für 2–3 Portionen

400 g Tomaten
1 Gemüsezwiebel
1-2 Knoblauchzehen
3 EL Olivenöl
1 Bund Basilikum
Salz
Pfeffer aus der Mühle
400 g Kartoffeln
1 EL Butter oder Margarine
1 P. Mozzarella (125 g)

1 Tomaten waschen und würfeln. Zwiebel und Knoblauchzehen abziehen und in feine Streifen schneiden bzw. durchpressen. Zwiebel und Knoblauch im heißen Öl glasig dünsten. Basilikum waschen, trockentupfen und die Blätter abzupfen.

2 Tomaten in die Pfanne geben. Salzen, pfeffern und bei mittlerer Hitze etwa 5–7 Minuten schmoren. Kartoffeln schälen, waschen und in hauchdünne Scheiben schneiden. Eine feuerfeste Form einfetten.

3 Abwechselnd Kartoffeln, Tomatensauce und Basilikum einschichten, dabei mit Sauce abschließen. Den Mozzarella abtropfen lassen, in Scheiben schneiden und über dem Auflauf verteilen. Im auf 200 Grad (Gasherd: Stufe 3/Umluft: 180 Grad) vorgeheizten Backofen ca. 45 Minuten backen.

Kartoffel-Klößchen mit Kräuterquark Hefefrei

Zutaten

Für 2 Portionen

500 g mehlige Kartoffeln
Salz
1-2 Knoblauchzehen
½ Bund Schnittlauch
½ Bund Petersilie
200 g Magerquark
2 EL Schlagsahne
1 ½ EL Milch
1 kleines Ei
30 g ungehärtete Pflanzenmargarine
50 g feines Vollkornmehl
Etwas Muskatnuss

1 Die Kartoffeln schälen und in Salzwasser ca. 20 Minuten weich kochen. Inzwischen Knoblauch abziehen und durchpressen. Petersilie und Schnittlauch waschen, trockentupfen und fein hacken. Beides mit Quark, Sahne, Milch und etwas Salz cremig rühren.

2 Kartoffeln abgießen, abkühlen lassen und durch die Kartoffelpresse drücken. Mit dem Ei vermengen. Margarine, Vollkornmehl, Salz und Muskat zufügen und alles gut verkneten.

3 Mit einem Löffel kleine Klößchen abstechen und in leicht siedendem Salzwasser etwa 10–12 Minuten garen, bis sie auf der Oberfläche schwimmen.

4 Die Klößchen mit einem Schaumlöffel herausheben, gut abtropfen lassen, auf eine vorgewärmte Platte geben. Mit dem Kräuterquark anrichten.

Tipp Auch eine Pilz- oder Tomatensauce statt des Kräuterquarks schmeckt gut zu diesen Kartoffel-Klößchen.

Sahne-Spitzkohl

Zutaten

Für 2 Portionen

500 g Spitzkohl
2 EL Butter
1/8 l Gemüsebrühe (Instant)
1/2 Becher Schlagsahne (100 g)
1 Bund glatte Petersilie
Salz
Pfeffer aus der Mühle

1 Den Kohl putzen, waschen und in Streifen schneiden. Butter in einem weiten Topf zerlassen, Kohlstreifen darin andünsten. Gemüsebrühe und Sahne angießen, einen Deckel auflegen und bei mittlerer Hitze etwa 10–12 Minuten dünsten, bis die Kohlstreifen weich, aber noch bissfest sind.

2 Petersilie waschen, trockentupfen und hacken. Den gegarten Spitzkohl leicht salzen und pfeffern. Petersilie über das Gemüse streuen und servieren.

Tipp Der Sahne-Spitzkohl ist mit Pellkartoffeln ein komplettes Gericht. Er passt aber auch zu vielen Fleischgerichten.

Pellkartoffeln mit Erbsenpüree Hefefrei

Zutaten

Für 2 Portionen

150 g Trockenerbsen
1 Zwiebel
1/2 TL getrockneter Majoran
1/2 TL getrockneter Thymian
300–400 g Kartoffeln
40 g Butter
1 Eigelb
Muskatnuss
Salz
Pfeffer aus der Mühle

1 Erbsen gründlich abspülen und einige Stunden – am besten über Nacht – in reichlich kaltem Wasser einweichen. Zwiebel abziehen und halbieren. Erbsen abgießen und in einen Topf geben. Eine Zwiebelhälfte, Majoran und Thymian zufügen.

2 So viel kaltes Wasser angießen, dass alles gut bedeckt ist. Zum Kochen bringen, Hitze herunterschalten und bei kleiner Hitze ca. 50–60 Minuten garen, bis die Erbsen weich sind.

3 Inzwischen Kartoffeln waschen und mit der Schale je nach Größe in ca. 25 Minuten kochen. Weiche Erbsen auf einem Sieb abtropfen lassen, zurück in den Topf geben und mit dem Mixstab fein pürieren.

4 Die Hälfte der Butter in Stückchen sowie das Eigelb einrühren. Mit Muskat, Salz und Pfeffer abschmecken.
Restliches Fett zerlassen, übrige Zwiebel in dünne Ringe schneiden und darin goldbraun braten. Auf dem Püree verteilen. Kartoffeln abgießen, abschrecken, pellen und dazu reichen.

Tipp Nach diesem Rezept wird auch aus Linsen ein leckeres Püree.

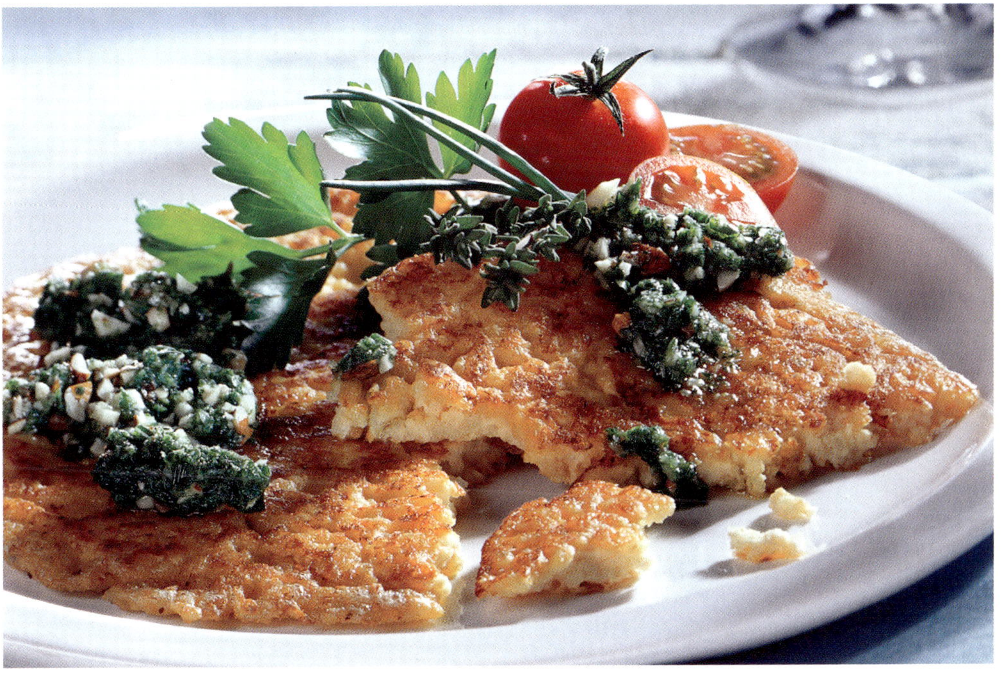

Hirsepfannkuchen mit Kräuter-Pesto

1 Hirse mit der Brühe aufkochen. Einen Deckel auflegen und bei kleinster Hitze 20 Minuten ausquellen lassen. Vom Herd nehmen und im geschlossenen Topf weitere 15 Minuten quellen lassen.

2 Petersilie und Schnittlauch waschen, trockentupfen und hacken. Mit Thymian, Salz, Mandeln, 25 g Käse und Öl im Mixer zu einer glatten Paste pürieren. Mit wenig Salz nachwürzen.

3 Sahne, passierte Tomaten, Eier und restlichen Käse mit der Hirse mischen. Öl in der Pfanne erhitzen und je 2 EL von der Mischung zu flachen Eierkuchen darin verstreichen und hellbraun braten. Die Pfannkuchen mit dem Kräuter-Pesto anrichten.

Tipp Wer etwas Frisches dazu möchte, bereitet einen grünen Salat mit einem Dressing aus Zitrone und Olivenöl zu.

Zutaten

Für 2 Portionen

100 g Hirse
1/4 l Gemüsebrühe
1 Bund glatte Petersilie
1 Bund Schnittlauch
1/4 TL getrockneter Thymian
Salz
25 g Mandeln
50 g frisch geriebener Parmesan
75 ml Kürbiskern- oder kaltgepresstes Sonnenblumenöl
50 g Schlagsahne
2 EL passierte Tomaten (Fertigprodukt)
2 kleine Eier
2 EL Rapsöl

Zucchini mit Frischkäse-Füllung Hefefrei

Zutaten

Für 2 Portionen

2 Zucchini
Salz
2 Lauchzwiebeln
1 EL Rapsöl
½ TL Haferkleieflocken
½ EL fein gehackte Mandeln
1 ½ EL Milch
Pfeffer aus der Mühle
2 EL Frischkäse mit Kräutern
1 EL Butter oder Margarine
1-2 EL geriebener Käse

1 Zucchini waschen, längs halbieren, aushöhlen und für 4-5 Minuten in kochendes Salzwasser geben. Herausheben und abtropfen lassen. Zwiebeln putzen, waschen und fein hacken.
2 Mit dem ausgelösten, zerkleinerten Zucchinifleisch in heißem Öl 5 Minuten dünsten. Kleieflocken, Mandeln und Milch unterrühren. Salzen, pfeffern und weitere 5 Minuten garen. Die Masse etwas abkühlen lassen und den Frischkäse unterrühren.
3 Eine feuerfeste Form ausfetten, Zucchini mit der Mischung füllen und nebeneinander hineinsetzen. Käse überstreuen und im auf 200 Grad (Gasherd: Stufe 3-4/Umluft: 180 Grad) vorgeheizten Backofen 20 Minuten goldgelb überbacken.

Tipp Dazu schmecken gekochter Buchweizen oder Polenta.

Bunte Gemüseplatte mit Mohn-Sauce Hefefrei

Zutaten

Für 2 Portionen

50 g Mohn
200 g Möhren
200 g Kohlrabi
200 g grüne Bohnen
200 g Porree (Lauch)
Salz
1-2 Knoblauchzehen
5 EL Rapsöl
Etwas Zitronensaft
Pfeffer aus der Mühle
½ Bund Kerbel oder glatte Petersilie

1 Den Mohn ohne Fett unter Rühren erhitzen, bis er duftet. Abkühlen lassen. Gemüse putzen, in große Stücke teilen und getrennt in kochendem Salzwasser blanchieren: Möhren, Kohlrabi und Bohnen jeweils etwa 8 Minuten, Porree 3 bis 4 Minuten garen.
2 Knoblauch abziehen und zusammen mit dem Mohn im Blitzhacker zerkleinern. Das Öl nach und nach tropfenweise zufügen und weitermixen, bis die Mischung heller wird.
3 Die Sauce mit Salz, Zitronensaft und Pfeffer abschmecken. In eine Schale geben. Kerbel waschen, trockentupfen, fein hacken und über die Sauce streuen. Das blanchierte Gemüse auf einer Platte anrichten und die Sauce dazu reichen.

Tipp Wer mag, kann statt des gekochten auch rohes Gemüse nehmen. Ersetzen Sie dann bitte die Bohnen und den Porree, die roh ungenießbar sind, durch Zucchini und Staudensellerie.

Kartoffel-Kohlrabi-Auflauf

Hefefrei

1 Kartoffeln schälen, waschen und in 2–3 mm dicke Scheiben schneiden. Kohlrabi schälen, halbieren und in dünne Scheiben schneiden. Knoblauch abziehen und fein hacken bzw. durchpressen.

2 Eine große feuerfeste Form mit etwas Fett ausstreichen, Kartoffeln und Kohlrabi hineinschichten. Dabei jede Schicht mit etwas Salz, Pfeffer und wenig Käse würzen. Milch und Sahne mit Knoblauch und Kleie mischen und über das Gemüse gießen.

3 Den restlichen Käse darüber streuen, das restliche Fett in Flöckchen darauf setzen. Im auf 200 Grad (Gasherd: Stufe 3–4/Umluft: 180 Grad) vorgeheizten Backofen etwa 50–60 Minuten goldbraun backen.

Tipp Dazu schmeckt ein gemischter Salat.

Zutaten

Für 2 Portionen

200 g Kartoffeln
200 g Kohlrabi
1 Knoblauchzehe
20 g Butter oder Margarine
Salz
Pfeffer aus der Mühle
60 g geriebener Emmentaler
1/8 l Milch
1/8 l Schlagsahne
1/2 EL Weizenkleie

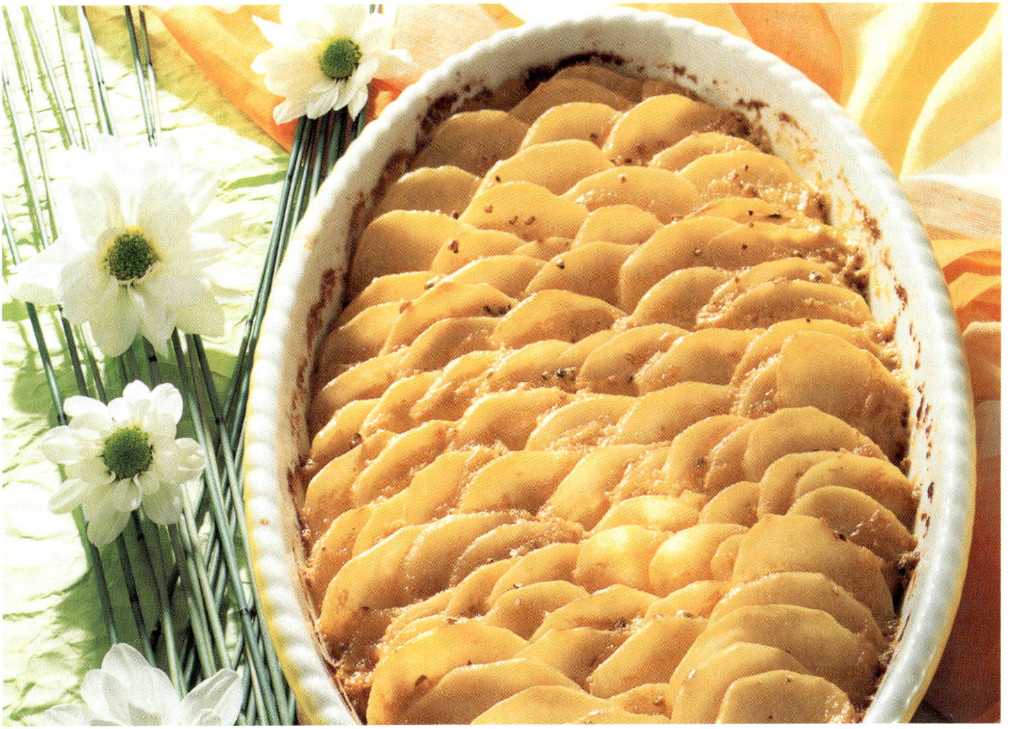

Beilagen & Saucen: Unverzichtbare Begleiter

Raus aus der Nebenrolle, rein ins Rampenlicht: Vitaminreiches Gemüse, raffinierte Kartoffelgerichte schmecken toll und machen ein gutes Essen erst reif für mindestens drei Sterne. Sie runden ein leckeres Hauptgericht ab und machen gesundes Essen ausgewogen. Raffinierte Saucen zaubern aus einfachen Zutaten ein Festessen.
Bei den Zutaten ist immer angegeben, wenn ein Gericht keine Hefen enthält.

BEILAGEN

Grüne Bohnen mit Thymian-Creme

Hefefrei

Zutaten

Für 2 Portionen

400 g grüne Bohnen
Salz
50 g Schalotten
1 EL Butter
1 Stiel Bohnenkraut
½ Bund Thymian
Etwas abgeriebene Zitronenschale (unbehandelt)
½ Becher Crème double (75 g)
Pfeffer aus der Mühle

1 Bohnen waschen, putzen und in mundgerechte Stücke schneiden. In reichlich sprudelndem Salzwasser 10–12 Minuten garen. Mit einem Schaumlöffel in eine Schüssel mit Eiswasser geben, abgießen, abtropfen lassen.

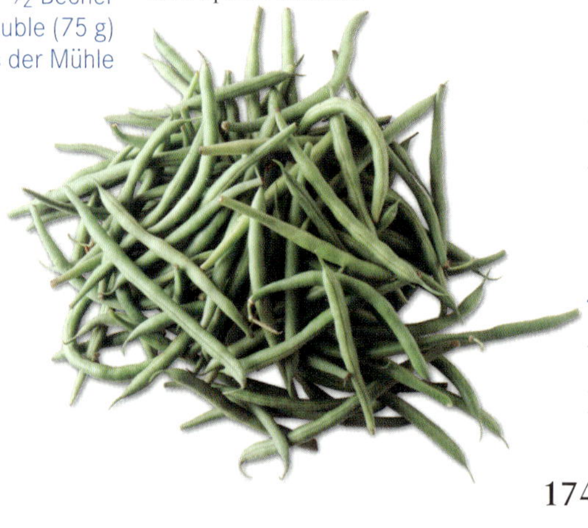

2 Schalotten abziehen und würfeln. In heißer Butter glasig dünsten. Abgezupfte Bohnenkraut- und Thymianblätter fein hacken, mit Zitronenschale mischen und zu den Schalotten geben. 1–2 Minuten ziehen lassen.

3 Crème double zugeben und unter Rühren kurz erhitzen. Die Bohnen in die Pfanne geben und unter ständigem Rühren wieder erwärmen. Mit Salz und Pfeffer würzen und servieren.

Tipp Dazu schmeckt kurz gebratenes Fleisch und Geflügel, Rührei oder gekochtes Getreide.

Kartoffel-Zucchini-Rösti Hefefrei

Zutaten

Für 2–3 Portionen

200 g Zucchini
250 g Kartoffeln
Salz
Pfeffer aus der Mühle
Muskatnuss
1 ½ EL Rapsöl

1 Die Zucchini waschen und raspeln. Kartoffeln schälen, waschen, ebenfalls raspeln und mit den Händen oder in einem sauberen Küchentuch gut ausdrücken. Dabei den Kartoffelsaft auffangen und stehen lassen, bis sich die Stärke abgesetzt hat.

2 Das ausgepresste Kartoffelwasser vorsichtig abgießen. Die Stärke, die sich unten abgesetzt hat, wieder zu den Kartoffeln geben. Zucchini untermischen; mit Salz, Pfeffer und Muskatnuss würzen. Öl in einer Pfanne erhitzen. Aus dem Teig 6 kleine Rösti backen und servieren.

Rosmarin-Kartoffeln vom Blech Hefefrei

Zutaten

Für 2 Portionen

750 g ovale Kartoffeln
1 Knoblauchzehe
25 g Butter oder Margarine
Salz
Pfeffer aus der Mühle
1 Zweig frischer Rosmarin
1–2 EL geriebener Käse

1 Kartoffeln schälen, waschen und auf einer Seite in kurzen gleichmäßigen Abständen so einschneiden, dass sie unten gerade noch zusammenhängen. Es entsteht eine Art Fächer aus dünnen Kartoffelscheiben. Mit Küchenpapier trockentupfen.

2 Knoblauch abziehen und durchpressen. Mit der Hälfte des zerlassenen Fetts mischen. Kartoffeln mit der Mischung bestreichen und mit den Einschnitten nach oben nebeneinander in eine flache feuerfeste Form setzen.

3 Mit Salz, Pfeffer und fein gehacktem Rosmarin würzen und in den auf 220 Grad (Gasherd: Stufe 4–5/Umluft: 200 Grad) vorgeheizten Backofen schieben. Etwa 40 Minuten backen.

3 Kartoffeln mit dem restlichen flüssigen Fett bestreichen und mit Käse bestreuen. Weiterbacken, bis sie goldbraun sind.

Tipp Rosmarin-Kartoffeln passen fast überall! Ob zu kurz gebratenem oder gegrilltem Fleisch, zu paniertem Fischfilet, zu Salat und Gemüse ist diese Beilage ein passender Begleiter. Zu Bohnengerichten tauschen Sie einfach den Rosmarin gegen Thymian oder Bohnenkraut. Wer Fett sparen muss, kann den Käse weglassen.

Kartoffelpüree mit Nussbutter

Hefefrei

Zutaten

Für 2 Portionen

500 g Kartoffeln
Salz
150 ml Milch
1 Prise Muskatnuss
1 EL Butter
1 EL fein gehackte Haselnüsse
1 TL Haferkleieflocken
½ EL Weizenkleie

1 Kartoffeln schälen und mit Salzwasser bedeckt 20–25 Minuten kochen. Milch mit Muskat erhitzen. Butter zerlassen, Haselnüsse darin anrösten. Leicht salzen.

2 Kartoffeln abgießen und zerstampfen. Heiße Milch, Kleieflocken und Weizenkleie untermischen. Mit Salz abschmecken, mit Nussbutter begießen und servieren.

Tipp Dazu schmecken Frikadellen, gebratener Fisch oder Geflügel.
Schlagen Sie die Zutaten für wirklich lockeres Kartoffelpüree nicht mit dem Handrührer oder Pürierstab auf, sondern mit einem ganz normalen Schneebesen. Der Brei wird sonst zäh und glasig, weil durch zu kräftiges Schlagen die Kartoffelstärke austritt.

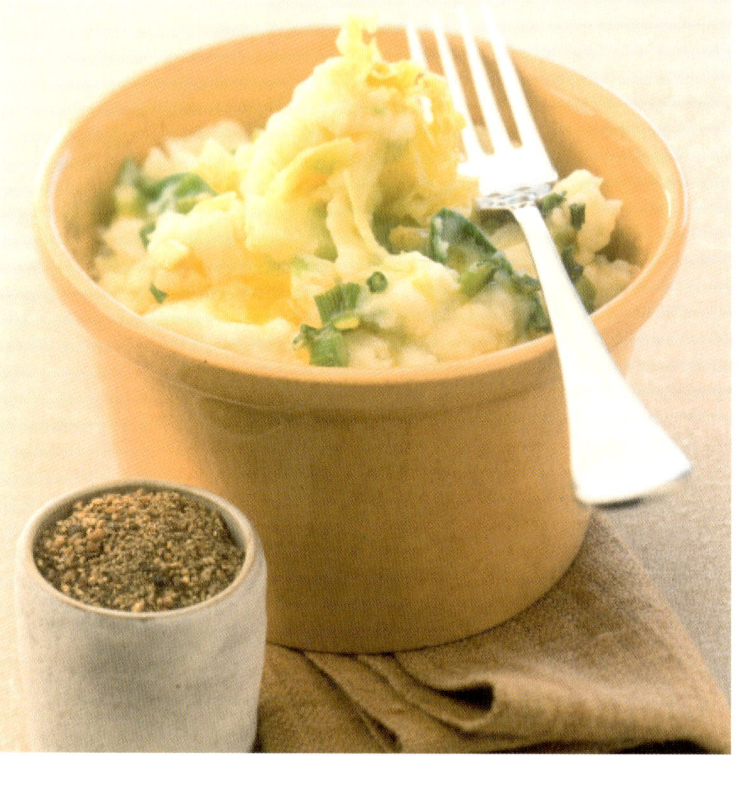

Weiße Bohnen mit Sardellen Hefefrei

1 Bohnen über Nacht in kaltem Wasser einweichen. Abgießen, mit kaltem Wasser bedecken und aufkochen. Thymian und Lorbeer zufügen und ca. 50–60 Minuten weiterkochen, bis die Bohnen gar sind.
2 Inzwischen Zwiebeln und Knoblauch abziehen und fein hacken bzw. durchpressen. Im heißen Öl andünsten. Sardellenfilets fein hacken, Tomaten waschen und würfeln. Beides kurz zusammen mit der Knoblauch-Zwiebel-Mischung durchschmoren.
3 Bohnen abgießen und gut abtropfen lassen. Zur Gemüse-Sardellen-Mischung in den Topf geben. Salzen und pfeffern. Alles gut umrühren und noch 8–10 Minuten ziehen lassen. Mit Kapern bestreuen und servieren.

Tipp Dazu schmeckt gekochtes Getreide.

Zutaten

Für 2 Portionen

250 g getrocknete weiße Bohnen
1 TL getrockneter Thymian
½ Lorbeerblatt
125 g Zwiebeln
1 Knoblauchzehe
5 EL Olivenöl
2–3 Sardellenfilets
350 g Tomaten
Salz
Pfeffer aus der Mühle
½ EL Kapern

Perlzwiebel-Gemüse

1 Die Perlzwiebeln in kochendem Wasser einmal aufkochen, abgießen, kalt abschrecken und den Wurzelansatz abschneiden. Das Zwiebelinnere dann von der Spitze her aus der Schale drücken.
2 Öl in einem Topf erhitzen. Perlzwiebeln darin unter Wenden goldbraun dünsten. Brühe angießen. Mit etwas Zitronensaft und -schale, Salz und Pfeffer würzen.
3 Einen Deckel auflegen und bei kleiner Hitze 20 Minuten schmoren. Deckel abnehmen und die Brühe bei großer Hitze auf etwa die Hälfte einkochen. Die Butter unter das Gemüse rühren und servieren.

Tipp Zu diesem leichten Gemüse schmecken alle gekochten Getreidegerichte und gedünstetes Fischfilet sehr gut. Wenn Sie keine kleine Zwiebelchen bekommen, versuchen Sie es mit den etwas länglichen Schalotten. Der Geschmack ist dann etwas milder.

Zutaten

Für 2 Portionen

300 g kleine Zwiebelchen (Perlzwiebeln)
1 EL Rapsöl
300 ml Fleischbrühe (Instant)
½ unbehandelte Zitrone
Salz
Pfeffer aus der Mühle
1 EL Butter oder Margarine

Fenchel-Zwiebel-Gemüse

Zutaten

Für 2-3 Portionen

500 g Fenchel mit Grün
1 Zwiebel
15 g Butter
Salz
Pfeffer aus der Mühle
60 ml Gemüsebrühe (Instant)

1 Fenchel putzen, waschen und das Grün beiseite legen. In ½ cm dicke Ringe schneiden. Zwiebel abziehen, fein würfeln und in heißer Butter glasig dünsten. Fenchel zugeben und unter Rühren leicht anbraten. Kräftig salzen und pfeffern.

2 Einen Deckel auflegen und das Gemüse bei kleiner Hitze 10-12 Minuten dünsten. Den Deckel abnehmen, die Flüssigkeit verdampfen lassen und die Brühe zugießen. Weitere 10 Minuten garen. Fenchelgrün sehr fein hacken und kurz vor dem Servieren zum Gemüse geben.

Tipp Dazu schmeckt Fisch oder Kartoffelpüree.

Ingwer-Rotkohl

Zutaten

Für 2 Portionen

500 g Rotkohl
1 große Zwiebel
1 ½ EL Rapsöl
1 unbehandelte Zitrone
5 cm Ingwerwurzel
2 Pimentkörner
Salz
60 ml Gemüsebrühe (Instant)
Flüssigsüßstoff

1 Rotkohl waschen und hobeln oder fein schneiden. Zwiebel abziehen und hacken. Öl in einem großen Topf erhitzen und die Zwiebel darin glasig dünsten. Zitrone heiß abwaschen, halbieren und eine Hälfte auspressen.

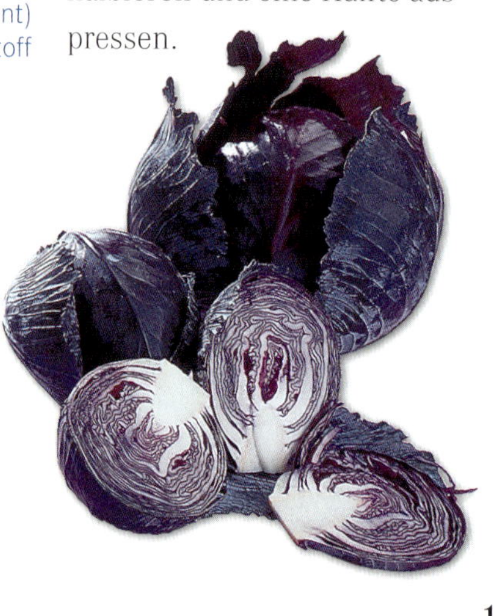

2 Rotkohl und Zitronensaft zur Zwiebel geben. Die Schale der Zitrone hauchdünn abschälen und ebenfalls dazugeben. Ingwer schälen, fein reiben oder hacken und mit den Pimentkörnern zum Kohl geben. Leicht salzen und die Brühe angießen.

3 Einen Deckel auflegen und bei kleiner Hitze ca. 50-60 Minuten garen. Eventuell nachsalzen und mit Süßstoff abschmecken.

Tipp Rotkohl können Sie gut bereits am Vortag zubereiten, denn er lässt sich gut wieder aufwärmen.

Schwarzwurzel-Gemüse

1 Schwarzwurzeln gut waschen und in Salzwasser ca. 20 Minuten kochen. Mit kaltem Wasser abschrecken und schälen.

2 Schalotten abziehen und fein würfeln. Im zerlassenen Fett glasig dünsten. Brühe angießen und 3 Minuten kochen. Crème double unterrühren.

3 Die Sauce mit Muskat, Salz und Pfeffer abschmecken. Mit dem Mixstab pürieren. Schwarzwurzeln kurz in der Sauce erhitzen, mit Petersilie bestreuen und servieren.

Tipp Schwarzwurzeln sind reich an Inulin.

Zutaten

Für 2 Portionen

400 g Schwarzwurzeln
Salz
2 Schalotten
1 EL Butter oder Margarine
50 ml Gemüsebrühe
½ Becher Crème double
Muskatnuss
Pfeffer aus der Mühle
1–2 EL fein gehackte Petersilie

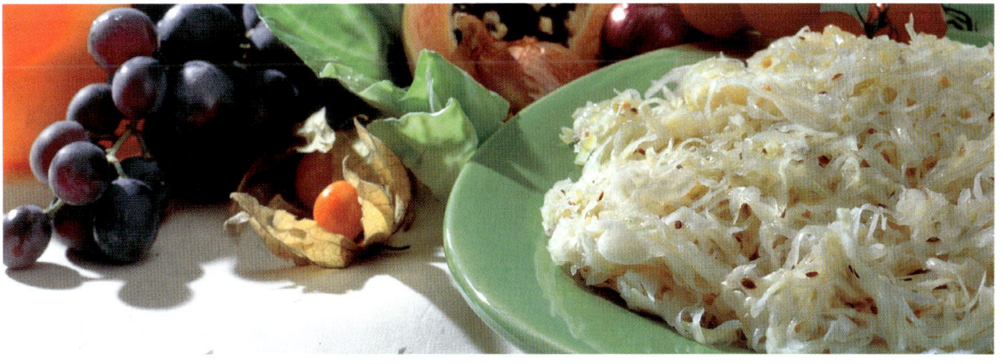

Pikantes Sauerkraut

1 Zwiebeln abziehen, halbieren und in dünne Scheiben schneiden. Zwiebelscheiben in heißem Fett glasig dünsten. Sauerkraut zufügen und unter Wenden kurz mitdünsten. Brühe zugießen. Lorbeer und zerdrückte Wacholderbeeren zufügen. Mit Paprikapulver kräftig würzen.

2 Einen Deckel auflegen und das Kraut ca. 25–35 Minuten bei mittlerer Hitze schmoren. Die Kartoffel schälen, roh in das Kraut reiben, durchrühren und einmal aufkochen. Mit Salz und Süßstoff abschmecken und servieren.

Tipp Sauerkraut schmeckt aufgewärmt besonders gut und verliert, wenn es gut gekühlt aufgehoben wurde, kaum an Vitaminen.

Zutaten

Für 2–3 Portionen

200 g Zwiebeln
1 EL Butterschmalz
500 g fassfrisches Sauerkraut
75 ml Fleischbrühe
1 Lorbeerblatt
1–2 Wacholderbeeren
Edelsüß-Paprika
Rosenpaprika
1 kleine Kartoffel
Salz
Flüssigsüßstoff

Porree-Gemüse

Hefefrei

Zutaten

Für 2 Portionen

500 g Porree (Lauch)
1 EL Rapsöl
Salz
Pfeffer aus der Mühle
Muskatnuss
½ Becher
Crème fraiche (75 g)

1 Porree putzen, waschen und in dünne, schräge Ringe schneiden. Im heißen Öl andünsten. 2 EL Wasser zugießen. Mit Salz, Pfeffer und Muskat würzen.

2 Einen Deckel auflegen und bei kleiner Hitze ca. 4–5 Minuten dünsten. Crème fraiche unterrühren, nochmals erhitzen und servieren.

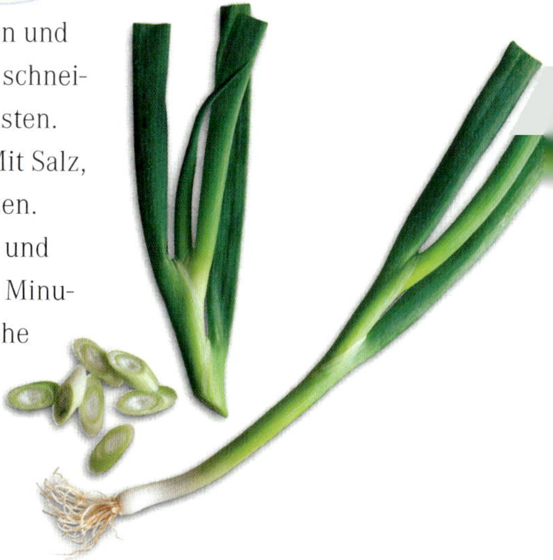

Sahne-Wirsing

Zutaten

Für 2 Portionen

½ kleiner Wirsingkopf
Salz
½ Becher Schlagsahne
50 ml Gemüsebrühe (Instant)
Pfeffer aus der Mühle
Muskatnuss

1 Wirsing putzen, waschen und in breite Streifen schneiden. In kochendes Salzwasser geben, einmal aufkochen, abgießen, gut abtropfen lassen und leicht ausdrücken.

2 Wirsing mit Sahne und Brühe vermengen, das Ganze noch einmal kurz aufkochen und 5–7 Minuten garen. Salzen, pfeffern und mit ein wenig geriebenem Muskat abschmecken.

Erbsen-Zwiebel-Gemüse

Zutaten

Für 2 Portionen

½ Bund Lauchzwiebeln
½ EL Butter oder Margarine
200 g tiefgekühlte Erbsen
2 EL Gemüsebrühe (Instant)
2 EL Crème fraîche
Salz
Pfeffer aus der Mühle

1 Lauchzwiebeln putzen, waschen und mit dem grünen Teil in dünne Ringe scheiden. Im heißen Fett andünsten, aber aufpassen, dass die Ringe nicht zu weich werden.

2 Erbsen, Brühe und Crème fraîche zufügen. Alles einmal kurz aufkochen, dann 5 Minuten bei kleiner Hitze garen. Salzen, pfeffern und sofort servieren.

Tipp Schmeckt sehr gut zu gekochtem Getreide, das während der Diät den Reis ersetzt.

Champignons in Zitronen-Sauce

Hefefrei

1 Pilze putzen und in dicke Scheiben schneiden. Petersilienblätter von den Stielen zupfen. Große Blätter zerkleinern. Schalotten und Knoblauch abziehen und in Scheiben schneiden. Zitrone auspressen. Die Schale abreiben.

2 4 Esslöffel Öl in einer großen Pfanne erhitzen. Schalotten und Knoblauch darin hellbraun anbraten und herausheben. Eine Hälfte der Champignons in dem Fett kräftig anbraten. Herausnehmen, wieder 4 EL Öl zugeben und erhitzen. Die restlichen Pilze anbraten.

3 Pilze mit Schalotten, Knoblauch und Petersilienblättern auf einer Platte anrichten. Salzen und pfeffern.

4 Zitronensaft mit restlichem Olivenöl kräftig aufschlagen. Das geht am besten mit dem Schneebesen oder mit dem Pürierstab. Die Sauce über die Pilze gießen und mindestens 10 Minuten durchziehen lassen. Mit etwas Zitronenschale bestreut servieren.

Zutaten

Für 2–3 Portionen

400 g große Champignons
1/2 Bund glatte Petersilie
100 g Schalotten
1–2 Knoblauchzehen
1 kleine unbehandelte Zitrone
10 EL Olivenöl
Salz
Pfeffer aus der Mühle, grob gemahlen

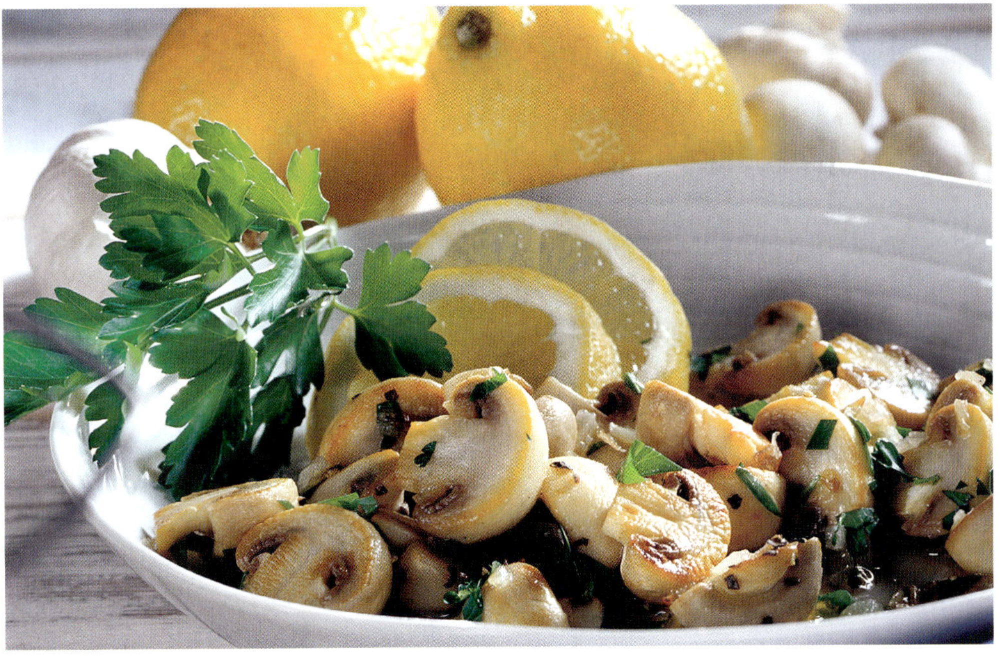

Rosenkohl-Schalotten-Gemüse

Zutaten

Für 2 Portionen

300 g Rosenkohl
Salz
125 g Schalotten
20 g Butter oder Margarine
¼ l Fleischbrühe (Instant)
Pfeffer aus der Mühle
50 g gekochter Schinken

1 Rosenkohl putzen und in kochendem Salzwasser 3 Minuten garen. In Eiswasser abschrecken.

2 Schalotten abziehen und fein würfeln. Mit dem Rosenkohl im heißen Fett andünsten. Die Hälfte der Brühe angießen und im offenen Topf bis auf einen kleinen Rest Flüssigkeit einkochen lassen.

3 Restliche Brühe dazugeben und bei kleiner Hitze köcheln lassen, bis das Gemüse gar und die Flüssigkeit auf etwa die Hälfte reduziert ist. Mit Pfeffer würzen. Schinken in Streifen schneiden und untermischen.

Rosenkohl in Kümmel-Sahne

Zutaten

Für 2 Portionen

300 g Rosenkohl
2 kleine Zwiebeln
1 Löffelspitze gemahlener Kümmel
2 TL Butter oder Margarine
Zitronensaft
Salz
Pfeffer aus der Mühle
50 ml Gemüsebrühe (Instant)
100 g Créme double

1 Rosenkohl putzen und die großen Röschen halbieren. Zwiebeln abziehen und fein hacken. Mit Kümmel im heißen Fett glasig andünsten. Rosenkohl zugeben.

2 Mit etwas Zitronensaft, Salz und Pfeffer würzen und kurz anschmoren. Brühe angießen, Crème double unterrühren. Bei kleiner Hitze ca. 15 Minuten weich garen.

HEISSGELIEBTER ROSENKOHL

Rosenkohl, auch Sprossenkohl oder Brüsseler Kohl genannt, wird vor allem in den küstennahen Gebieten des Atlantiks angebaut. Es handelt sich eigentlich um Triebknospen des Grünkohls, die einen Durchmesser von bis zu drei Zentimetern erreichen. Der Rosenkohl wurde Anfang des 19. Jahrhunderts in der Nähe von Brüssel »erfunden«, es handelt sich also um eine relativ junge Züchtung. Rosenkohl ist wie der Grünkohl frostbeständig. Er schmeckt sogar noch besser, wenn er ein bisschen Frost bekommen hat, weil dann der Zuckergehalt in den Röschen steigt. Rosenkohl gibt es erntefrisch von September bis Februar. Bei jeder Art von Immunschwäche, aber auch bei grippalen Infekten, sollte er häufig auf dem Speiseplan stehen.

Kartoffelgratin Savoyard

1 Kartoffeln schälen, waschen, trockentupfen und in 2 bis 3 mm dicke Scheiben schneiden. Zwiebeln abziehen und fein würfeln. Eine flache feuerfeste Form mit wenig Butter einfetten.

2 Zwiebeln in die Form geben. Kartoffeln darüber verteilen. Mit Salz und Pfeffer würzen und mit Brühe bedecken. Parmesan darüber streuen. Restliche Butter in Flöckchen obenauf setzen.

3 Die Gratinform in den Backofen schieben und die Kartoffeln bei 200 Grad (Gasherd: Stufe 3-4/Umluft: 180 Grad) so lange garen, bis die Brühe aufgesogen und der Gratin goldbraun überbacken ist.

Tipp Savoyard-Kartoffeln passen gut zu kurz gebratenem Fleisch oder Fisch ohne Sauce. Das Kartoffelgratin lässt sich im Voraus zubereiten und später in der Mikrowelle erwärmen.

Zutaten

Für 2-3 Portionen

400 g mehlige Kartoffeln
2 kleine Zwiebeln
20 g Butter
Salz
Pfeffer aus der Mühle
200 ml Rindfleischbrühe (frisch oder Instant)
25 g geriebener Parmesan

Gurken in Fenchel-Creme

1 Gurke schälen, längs halbieren, mit einem Löffel entkernen und in gleichmäßige Streifen schneiden. Fenchel putzen, waschen, halbieren, wenn die Knolle größer ist, und in dünne Ringe schneiden.

2 Zwiebel und Knoblauch abziehen und fein hacken. Im heißen Fett glasig dünsten. Fenchelscheibchen zufügen und 5 Minuten dünsten. Dann Gurkenstreifen dazugeben und kurz mitgaren.

3 Die Brühe dazugießen und alles 2-3 Minuten garen. Mit Salz, Pfeffer und Zitronensaft abschmecken. Einen Deckel auflegen und weitere 10 Minuten schmoren. Crème fraîche und fein geschnittenen Dill unterrühren.

Tipp Dazu schmecken Frikadellen (→ Seite 155), vegetarische Frikadellen (→ Seite 165) oder einfach Pellkartoffeln in der Schale.

Zutaten

Für 2 Portionen

1 Salatgurke (ca. 500 g)
1 kleine Fenchelknolle
1 große Zwiebel
1 Knoblauchzehe
1 EL Butter oder Margarine
3-4 EL Gemüsebrühe (Instant)
Salz
Pfeffer aus der Mühle
Etwas Zitronensaft
50 g Crème fraîche
½ Bund Dill

Bohnen-Tomaten-Gemüse

Zutaten

Für 2 Portionen

300 g grüne Bohnen
250 g Cocktailtomaten
1 Schalotte
1–2 Knoblauchzehen
1 Zweig Thymian
1 EL Rapsöl
Salz, Pfeffer
3 EL Gemüsebrühe (Instant)

1 Bohnen waschen, putzen und in Stücke schneiden. Tomaten waschen und halbieren. Schalotte und Knoblauch abziehen und fein würfeln. Thymian waschen, trockentupfen und die Blättchen abzupfen.

2 Schalotte und Knoblauch in heißem Öl glasig dünsten. Bohnen, Tomaten und Thymian zufügen. Mit Salz und Pfeffer würzen. Die Brühe dazugeben und zugedeckt 10–15 Minuten bei kleiner Hitze schmoren.

Erbsen-Kohlrabi-Gemüse

Zutaten

Für 2 Portionen

1 Kohlrabi
1 EL Rapsöl
75 ml Gemüsebrühe (Instant)
Salz, Pfeffer
½ P. tiefgekühlte Erbsen (150 g)
½ Becher Crème double (75 g)
2 EL gehackter Kerbel oder Petersilie

1 Kohlrabi schälen und würfeln oder in Stifte schneiden. Öl in einem Topf erhitzen und Kohlrabi darin andünsten.

2 Brühe angießen, salzen und pfeffern. Einen Deckel auflegen und bei mittlerer Hitze 10 Minuten garen. Nach 5 Minuten Erbsen und Crème double unterrühren und fertig garen. Mit gehacktem Kerbel oder Petersilie servieren.

Tipp Dieses feine Gemüse passt zu hellem Fleisch und Geflügel oder zu Rührei.

Feines Paprika-Gemüse

Zutaten

Für 2–3 Portionen

150 g Zwiebeln
1–2 Knoblauchzehen
2 EL Olivenöl
200 g reife Tomaten
2 Paprikaschoten
Frische Kräuter
Edelsüß-Paprika
Salz

1 Zwiebeln und Knoblauch fein hacken, in heißem Öl glasig dünsten. Tomaten kurz in kochendes Wasser tauchen, häuten und grob würfeln.
Paprikaschoten entkernen und klein würfeln. Kräuter hacken.

2 Tomaten- und Paprikawürfel, die körnige Brühe und den Rosmarin zu der Knoblauch-Zwiebelmischung geben und bei starker Hitze garen, bis das Gemüse sämig und die Paprika weich sind.

3 Gehackte Kräuter untermengen, mit Paprikapulver und Salz abschmecken und servieren.

SAUCEN

Knoblauch-Jogurt Hefefrei

1 Knoblauch abziehen und durchpressen. Mit dem Jogurt verrühren. Salzen, pfeffern und mit Zitronensaft abschmecken.

2 Etwa 20 Minuten durchziehen lassen. Kühl aufbewahrt, kann die Sauce auch noch am nächsten Tag serviert werden.

Tipp Dazu schmecken Kartoffel- und Getreidegerichte sowie gegrilltes Fleisch.
Und wenn Sie eine halbe geraspelte Gurke untermischen und 100 g Jogurt durch Quark ersetzen, haben Sie Tsatsiki, den griechischen Salat.

Zutaten

Für 2 Portionen

2–3 Knoblauchzehen
250 g probiotischer Jogurt
Salz
Pfeffer aus der Mühle
Etwas Zitronensaft

Minz-Sauce Hefefrei

1 Jogurt mit Mayonnaise und Crème fraîche mit dem Mixstab oder Schneebesen glatt rühren. Mit Salz und Pfeffer würzen. Zitrone waschen, etwas Schale abreiben und den Saft auspressen.

2 Minze waschen, trockentupfen und fein hacken. Alles unter die Sauce rühren und servieren.

Tipp Die Sauce schmeckt zu gegrilltem Fleisch, Gemüse oder Pellkartoffeln.

Zutaten

Für 2–3 Portionen

150 g probiotischer Jogurt
50 g Salat-Mayonnaise (ohne Zucker)
100 g Crème fraîche
Salz
Pfeffer aus der Mühle
½ unbehandelte Zitrone
½ Bund frische Minze

Knoblauch-Butter Hefefrei

1 Zwiebel putzen, waschen und das Weiße sehr fein hacken. Knoblauch abziehen und durchpressen. Beides in 2 TL zerlassener Butter glasig dünsten und abkühlen lassen.

2 Unter die restliche weiche Butter rühren. Salzen und pfeffern. Das Zwiebelgrün ebenfalls ganz fein hacken und untermengen. In ein Schüsselchen füllen und gekühlt servieren.

Zutaten

Für 3–4 Portionen

1 Lauchzwiebel
1–2 Knoblauchzehen
60 g weiche Butter
Salz
Pfeffer aus der Mühle

Rauke-Pesto Hefefrei

Zutaten

Für 2 Portionen

10 g Pinienkerne
40 g Rauke (Rucola)
1 große Knoblauchzehe
40 g frisch geriebener Parmesan
2–3 EL Olivenöl
Pfeffer aus der Mühle
Salz

1 Pinienkerne in einer Pfanne ohne Fett leicht anrösten, bis sie anfangen braun zu werden. Rauke waschen, trockentupfen und grob hacken. Knoblauch abziehen und durchpressen.

2 Alle Zutaten im Mörser oder Mixer fein pürieren. Nach und nach Parmesan und Olivenöl unterrühren. Zum Schluss noch mit Salz und Pfeffer abschmecken und servieren.

Schnelle Senf-Sauce

Zutaten

Für 2 Portionen

1 Becher Schlagsahne (200 g)
50 ml Gemüsebrühe (Instant)
2 EL Senf
Etwas Zitronensaft
Salz
Pfeffer aus der Mühle

Sahne und Brühe erhitzen und etwas einkochen lassen. Senf und Zitronensaft mit dem Schneebesen unterrühren. So lange rühren, bis die Sauce glatt und cremig ist. Salzen, pfeffern und servieren.

Tipp Noch mal zur Erinnerung: Achten Sie während der Candida-Immundiät darauf, dass der verwendete Senf keinen Zucker enthält. Das ist wichtig, auch wenn das Studium der Zutatenlisten oft etwas Mühe macht.

Zitronenthymian-Sauce Hefefrei

Zutaten

Für 2–3 Portionen

300 ml Kalbsfond (Glas)
1 Limette
2 Schalotten
½ Bund Zitronenthymian
Salz
Pfeffer aus der Mühle
50 g eiskalte Butter

1 Den Fond langsam zum Kochen bringen. Limettenschale abreiben, den Saft auspressen. Schalotten abziehen und fein hacken. Mit etwas Limettenschale zum Fond geben und die Flüssigkeit um etwa zwei Drittel einkochen lassen.

2 Zitronenthymian waschen, trockentupfen und fein hacken. Unter den Fond rühren. Salzen und pfeffern, durch ein feines Sieb gießen und nochmals aufkochen.

3 Eiskalte Butter in Stückchen mit dem Schneebesen unterschlagen. Mit Zitronensaft, Salz und Pfeffer abschmecken.

Tipp Die Sauce ist ein guter Begleiter für Fisch, Geflügel, helles Fleisch und Gemüse.

Tomaten-Knoblauch-Sauce

Hefefrei

1 Tomaten waschen, halbieren, entkernen und mit dem Mixstab pürieren. Knoblauch abziehen und dazupressen. Salzen und pfeffern. Unter ständigem Schlagen mit dem Pürierstab das Öl tropfenweise untermixen.

2 Oregano waschen, trockentupfen und die Blättchen abzupfen. Mit Tomatenmark unter die Sauce rühren und alles bei kleiner Hitze erhitzen. Mit Salz und Pfeffer abschmecken und servieren.

Tipp Die Sauce ist ein ausgezeichneter Begleiter zu Nudeln, Getreide, Fisch, gebratenem Fleisch oder südländischem Gemüse.
Für den Geschmack ist es wichtig, dass die Tomaten wirklich reif sind.

Zutaten

Für 2 Portionen

400 g reife Fleischtomaten
1–2 Knoblauchzehen
Salz
Pfeffer aus der Mühle
10 EL Olivenöl
½ Bund frischer Oregano
1–2 TL Tomatenmark

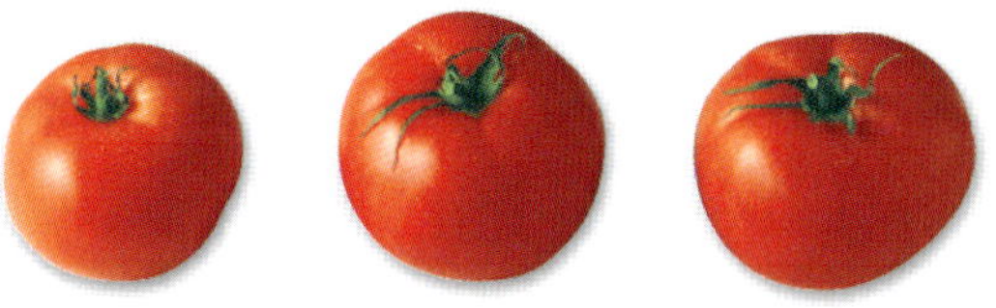

Sauce Béarnaise

1 Schalotten abziehen und fein hacken. Butter in einem Topf zerlassen, nicht bräunen! Eigelb in einer Metallschüssel mit Salz und Pfeffer verrühren.

2 Brühe und Zitronensaft mit den Schalotten aufkochen und um etwa zwei Drittel einkochen lassen. Durch ein feines Sieb zum Eigelb gießen. Die Schüssel in ein heißes Wasserbad setzen und die Eigelb-Mischung cremig schlagen.

3 Zerlassene Butter tropfenweise nach und nach unter ständigem Rühren unterschlagen. Estragon unterrühren und sofort servieren.

Tipp Diese Sauce ist der Klassiker schlechthin, kommt aus Frankreich und schmeckt zu feinem Gemüse wie Spargel, zu Fischfilet – besonders zu Lachs –, zu Geflügel, Kalbfleisch oder Krustentieren.

Zutaten

Für 4 Portionen

2 Schalotten
150 g Butter
3 Eigelb
Salz
Weißer Pfeffer aus der Mühle
100 ml Hühner- oder Gemüsebrühe
Saft von ½ Zitrone
1–2 EL fein gehackter Estragon

Senf-Mousseline Hefefrei

Zutaten

Für 2-3 Portionen

2 kleine Eigelb
Saft von ½ Limette
Salz
Pfeffer aus der Mühle
90 g eiskalte Butter
1 EL Senf

1 Eigelb mit ½ TL kaltem Wasser, Limettensaft, Salz und Pfeffer in einer Schüssel kräftig aufschlagen. Die Butter in Würfel schneiden.

2 Senf und Butter zum Eigelb geben und im heißen Wasserbad mit den Quirlen des Handrührers gleichmäßig aufschlagen, bis die Sauce cremig wird.

Chili-Knoblauch-Sauce Hefefrei

Zutaten

Für 2 Portionen

3 Knoblauchzehen
½ Bund glatte Petersilie
½ rote Chilischote
4-5 EL Olivenöl
Abgeriebene Zitronenschale
Salz

1 Knoblauchzehen abziehen. Petersilie waschen, trockentupfen und hacken. Chilischote halbieren, entkernen und in feine Streifen schneiden.

2 Öl erhitzen und den Knoblauch darin bei kleiner Hitze hellbraun braten. Anschließend herausnehmen und mit einer Gabel zerdrücken.

3 Mit Chili, Petersilie und etwas Zitronenschale zum Öl geben und gut verrühren. Salzen und sofort servieren.

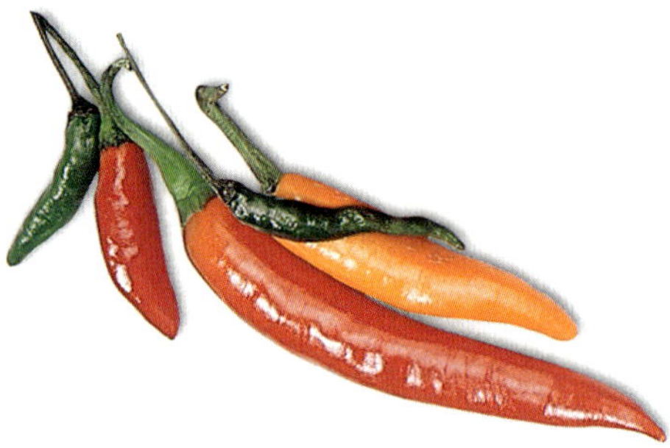

Kerbel-Butter Hefefrei

Zutaten

Für 3-4 Portionen

60 g weiche Butter
½ Bund Kerbel
½ unbehandelte Zitrone
Salz
Pfeffer aus der Mühle

1 Butter mit dem Elektroquirl oder dem Schneebesen cremig rühren. Kerbel waschen, trockentupfen und fein hacken. Zitrone waschen und die Schale abreiben.

2 Die Mischung unter die Butter rühren. Mit Salz und Pfeffer abschmecken. Zitrone auspressen und so viel vom Saft unter die Butter schlagen, dass eine glatte Creme entsteht.

Zitronen-Schaumsauce

Hefefrei

Zutaten

Für 2 Portionen

2 Eigelb
Salz
2 EL Zitronensaft
Pfeffer aus der Mühle

1 Eigelb in einen Topf geben. Salz einstreuen und bei kleinster Hitze langsam erwärmen. Dabei ständig mit dem Schneebesen schlagen, so dass die Masse hell, cremig und schaumig wird.

2 Unter ständigem Weiterschlagen löffelweise den Zitronensaft zugeben. So lange schlagen, bis der Schaum feinporig und leicht dicklich wird. Mit Salz und Pfeffer abschmecken und sofort servieren.

Scharfe Walnuss-Creme

Hefefrei

Zutaten

Für 3-4 Portionen

50 g gehackte Walnusskerne
1-2 EL passierte Tomaten (Fertigprodukt)
2-3 Knoblauchzehen
1-2 getrocknete Chilischoten
Salz
3 EL Limettensaft
10 EL Olivenöl

1 Gehackte Walnusskerne in einer Pfanne ohne Fett kurz anrösten. Anschließend im Blitzhacker fein mahlen. Passierte Tomaten unterrühren. Knoblauchzehen abziehen und dazupressen.

2 Chilischoten fein zerbröseln, mit Salz und Limettensaft unter die Nüsse rühren. Das Öl nach und nach tropfenweise mit dem Pürierstab unterarbeiten. Frisch servieren.

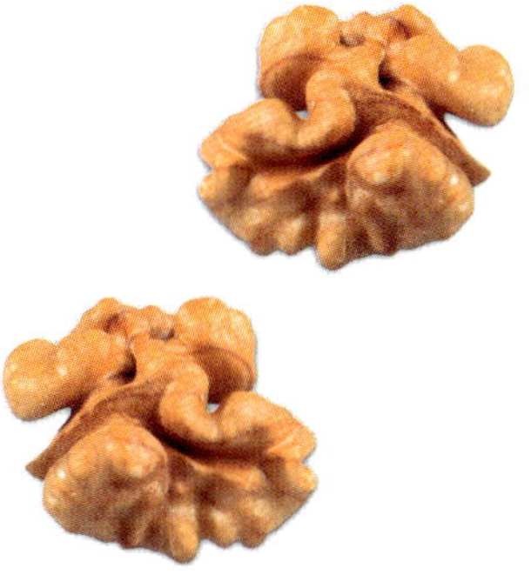

Persillade

Hefefrei

Zutaten

Für 2 Portionen

½ Bund glatte Petersilie
1 Knoblauchzehe
Abgeriebene Schale von ½ kleinen unbehandelten Zitrone

Petersilie waschen, trockentupfen und fein hacken. Knoblauchzehe abziehen und sehr fein hacken. Beides mit der Zitronenschale gut vermischen und ganz frisch zu Gemüse-, Fisch- und hellen Fleischgerichten reichen.

Tipp Zu Fisch passt diese Mischung auch mit Kerbel statt Petersilie sehr gut.

Backen: Knusperspaß mit Biss

Lust auf würzige Pizza, saftiges Brot und andere herzhafte Leckereien aus dem Ofen? Bei diesen Rezepten gucken Sie nicht in die Röhre. Gebacken wird mit nussig schmeckendem Vollkornmehl – das schreckt schmarotzende Pilze ab, und der Backwarenfan kommt trotzdem voll auf seine Kosten.
Bei den Rezepten ist angegeben, wenn ein Gericht keine Hefen enthält.

DIE RICHTIGE BACKTEMPERATUR

Wer einen Elektrobackofen mit Thermostat hat, ist fein raus – in der Regel stimmen die eingestellten Temperaturen. Etwas schwieriger kann es bei Gasherden werden. Die jeweiligen Stufen entsprechen immer der angegebenen Temperatur. Speziell bei älteren Geräten kann es nötig sein, den Ofen eine Stufe höher zu stellen. Wer genau wissen möchte, ob die Hitze stimmt, kauft sich ein Backofenthermometer (Kaufhaus) und prüft nach.

Pikante Haferflockenwaffeln

Zutaten

Für 6–8 Waffeln

- 350 g feines Dinkelvollkornmehl
- 125 g kernige Haferflocken
- 1 EL Inulin
- 1 gehäufter TL Salz
- 20 g frische Hefe
- 300 ml Milch
- 70 g Butter

1 Mehl mit Haferflocken, Inulin und Salz in einer Schüssel mischen. Hefe zerbröckeln. In lauwarmer Milch und 125 ml lauwarmem Wasser auflösen.

2 Etwa 50 Gramm Butter zerlassen und mit der Hefemilch zum Mehl geben. Mit den Knethaken des Handrührgerätes in etwa 3 Minuten zu einem halbflüssigen Teig verkneten. An einem warmen Ort aufgehen lassen.

3 Das Waffeleisen vorheizen und buttern. Je zwei bis drei Esslöffel Teig auf dem Eisen verteilen und in etwa 3 Minuten knusprig braun backen.

Tipp Haferflockenwaffeln, noch warm serviert zu einem frischen Salat, sind ein originelles Essen, über das sich auch verwöhnte Gäste freuen. Machen Sie ihnen die Freude!

Rhabarberkuchen vom Blech

Zutaten

Für 12 Stücke

250 g feines Weizenvollkornmehl
15 g frische Hefe
150 ml Milch
2 TL Flüssigsüßstoff
½ TL Vanille-Extrakt
3 EL Rapsöl
1,3 kg Rhabarber
Mehl zum Ausrollen
2–3 EL Streusüße

1 Mehl in eine Schüssel geben. Die Hefe in lauwarmer Milch auflösen, mit Süßstoff und Vanille mischen.

2 Hefemilch und Öl zum Mehl geben und alles mit den Knethaken des Handrührers zu einem geschmeidigen Teig vermengen. So lange kneten, bis der Teig sich zu einem Ball formt und vom Schüsselrand löst.

3 Den Teig mit Klarsichtfolie zudecken und an einem warmen Ort aufgehen lassen, bis er sich im Volumen etwa verdoppelt hat. In der Zwischenzeit den Rhabarber putzen und in Stücke schneiden.

4 Backofen auf 200 Grad (Gas: Stufe 3–4/Umluft: 180 Grad) vorheizen. Ein Backblech mit Backpapier auslegen.

5 Den Teig auf einer bemehlten Arbeitsfläche ausrollen und aufs Blech legen. Mit den Händen in Form drücken, dabei am vorderen Rand des Blechs eine Erhöhung formen, damit der Rhabarbersaft nicht ausläuft.

6 Den Teig auf dem Backblech mit den geputzten und klein geschnittenen Rhabarberstücken belegen und das Backblech in den Backofen schieben. Etwa 25 bis 30 Minuten backen. Den Kuchen vom Blech auf ein Kuchengitter ziehen, etwas abkühlen lassen und mit Streusüße bestäuben. Ofenfrisch servieren.

Tipp Wer in der ersten Zeit der Candida-Immundiät zuckerfrei leben möchte und deshalb auf süße Früchte verzichtet, kann bei diesem Kuchen ruhig zugreifen.
Familie und Freunde, die keine Diät einhalten, bestreuen den Kuchen mit Zucker und essen gesüßte Sahne dazu.
Was nicht frisch aus dem Ofen verspeist wird, am besten sofort verpacken und einfrieren. Das lohnt sich auch, wenn man am nächsten Tag wieder davon essen möchte, denn ein Hefekuchen wie dieser schmeckt frisch unübertroffen.
Die Kuchenstücke lassen sich auf dem Brötchenaufsatz des Toasters innerhalb von Minuten wieder auftauen.

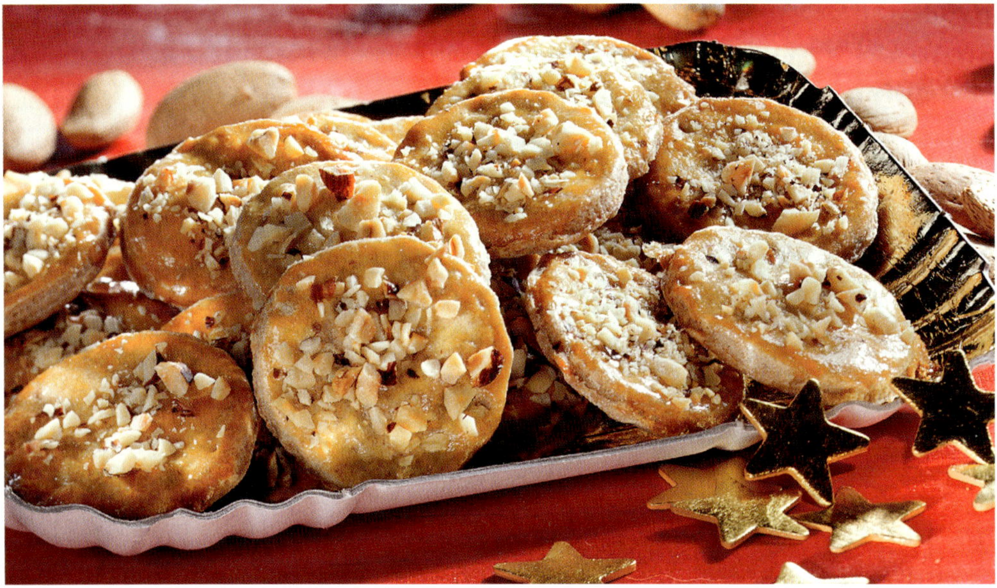

Mandelplätzchen Hefefrei

Zutaten

Für etwa 40 Stück

125 g ungeschälte Mandeln
250 g Vollkornmehl
1 Prise Salz
125 g Butter
1 Ei
1 TL flüssiger Vanilleextrakt oder einige Tropfen Bittermandelaroma
1 EL Schmant oder saure Sahne
Flüssigsüßstoff
1 Eigelb zum Bestreichen

1 Die Mandeln hacken. Vollkornmehl, Salz, kalte Butter in Stückchen, Ei, 50 Gramm gehackte Mandeln und Vanilleextrakt oder Bittermandelaroma in eine Schüssel geben. Schmant oder saure Sahne mit Süßstoff mischen und zufügen. Alles zu einem glatten Teig verkneten. In Folie wickeln und eine halbe Stunde kalt stellen.

2 Ein Backblech mit Backpapier auslegen. Den Teig etwa 3 mm dick ausrollen. Kreise ausstechen und auf das Backblech legen.

3 Eigelb mit etwas Süßstoff und 1 EL Wasser verquirlen und die Kekse damit bestreichen. Die Kekse mit den restlichen Mandeln bestreuen. Im vorgeheizten Backofen bei 225 Grad (Gasherd: Stufe 4–5/Umluft 200 Grad) etwa 12–15 Minuten goldbraun backen. Danach die Plätzchen auf einem Gitter abkühlen lassen.

Tipp Ungeschälte Mandeln schmecken kräftiger und liefern mehr wertvolle Ballaststoffe als geschälte Exemplare.

Walnussfladen Hefefrei

1 Mehl, Ei, Salz, Crème fraîche und Milch in eine Schüssel geben. Öl dazugießen. Mit dem Handrührer gründlich 15 Minuten durchkneten, bis ein geschmeidiger Teig entstanden ist. Eine Kugel formen und in Folie gewickelt 2 Stunden liegen lassen.

2 Den Teig nochmals durchkneten, zu einer Rolle formen, in 8 Portionen teilen und auf einer bemehlten Arbeitsfläche jeweils zu Kreisen von 18 bis 20 cm Ø ausrollen.

3 Ein Backblech mit Backpapier auslegen. Je drei Fladen darauf legen, dünn mit Wasser bestreichen, mit Walnusskernen bestreuen und etwas andrücken.

4 Die Fladen portionsweise in den Backofen schieben und jeweils bei 200 Grad (Gas: Stufe 3-4/Umluft: 180 Grad) ca. 15 Minuten backen, bis der Teig Blasen wirft und hellbraun geworden ist.

Tipp Dazu schmecken gebratene Zucchini (→ Seite 126).

Zutaten

Für 8 Stück

250 g feines Vollkornmehl
1 Ei
1 TL Salz
1 EL Crème fraîche
100 ml Milch
2 EL Walnussöl
Vollkornmehl zum Ausrollen
Fett für das Blech
50 g gehackte Walnusskerne

Gewürz-Knäckebrot Hefefrei

1 Beide Mehlsorten mit Salz und Backpulver mischen. Je nach Geschmack bis zu ¼ TL Kreuzkümmel und Kurkuma sowie eine kräftige Prise Cayennepfeffer mit dem Mehl vermischen. Das weiche Fett zufügen.

2 Die Zutaten erst mit einer Gabel durchmischen, dann mit den Händen zu Bröseln zerreiben. Nach und nach 5 EL eiskaltes Wasser untermischen und die Brösel zu einem festen Teig zusammenkneten.

3 Den Teig zwischen zwei Lagen Klarsichtfolie oder Backpapier etwa ½ cm dick ausrollen und in schmale Rechtecke schneiden. Auf ein mit Backpapier ausgelegtes Blech legen. Im vorgeheizten Backofen bei 200 Grad (Gasherd: Stufe 3-4/Umluft: 180 Grad) etwa 20 Minuten backen.

Tipp Das Knäckebrot hält sich in Folie verpackt und kühl gelagert zwei bis drei Wochen.

Zutaten

Für 12 Stück

150 g Gerstenmehl
100 g Graham-Weizenmehl
½ TL Salz
1 Löffelspitze Backpulver
gemahlener Kreuzkümmel
Kurkuma (Gelbwurz)
Cayennepfeffer
100 g weiche Butter

Ricotta-Taschen *Hefefrei*

Zutaten

Für 16 Stück

300 g feines Vollkornmehl
½ TL Backpulver
75 g Margarine
Salz
2 Eier
125 g saure Sahne
1 EL Haferkleieflocken
200 g frischer Ricotta
2 EL Crème fraîche
1 Lauchzwiebel
½ TL getrockneter Thymian
1 Knoblauchzehe
Pfeffer aus der Mühle
1 kleine Fleischtomate
Vollkornmehl zum Ausrollen
1 Eigelb
1 EL Milch

1 Vollkornmehl, Backpulver, Margarine, eine kräftige Prise Salz, ein Ei und saure Sahne zu einem glatten Teig verkneten. Zu einer Kugel formen und in Folie gewickelt etwa 45 Minuten in den Kühlschrank stellen.

2 Für die Füllung Haferkleie mit Ricotta, Crème fraîche und restliches Ei verrühren. Mit Salz, fein geschnittener Lauchzwiebel, Thymian und zerdrücktem Knoblauch mischen. Mit Salz und Pfeffer würzen.

3 Die Tomate waschen, vierteln und die Kerne entfernen. Das Fruchtfleisch würfeln und unter die Käsefüllung mischen.

4 Den Teig auf einer bemehlten Arbeitsfläche dünn ausrollen. Mit einem Trinkglas Kreise von ca. 10 cm Ø ausstechen. Auf jeden Kreis einen gehäuften Teelöffel der Ricotta-Masse geben. Eigelb und Milch verquirlen und die Teigränder damit bestreichen.

5 Den Teig zu Halbkreisen zusammenklappen. Die Ränder andrücken und die Teigtaschen mit dem Rest der Eiermilch bestreichen.

6 Auf ein mit Backpapier ausgelegtes Blech legen und im vorgeheizten Backofen bei 200 Grad (Gas: Stufe 3-4/Umluft 180 Grad) etwa 20-25 Minuten backen.

Tipp Hefefreies Brot gibt es kaum zu kaufen, denn auch die mit Sauerteig gebackenen Sorten enthalten wilde Hefen als Bestandteil des Sauerteigs.
Die in diesem Buch enthaltenen Brotrezepte eignen sich nicht für den Brotbackautomaten. Anstelle von Buttermilch können Sie auch Molke nehmen.
Wenn Sie sicher gehen möchten, dass Sie keine Hefen zu sich nehmen, halten Sie sich an die hefefreien Brotrezepte in diesem Buch. Das Rezept für das Weizenvollkornbrot mit Kürbiskernen (→ Seite 196) können Sie für die Dauer der Candida-Immundiät beliebig abwandeln: ganz ohne Kerne, mit Sonnenblumenkernen, Sesam oder Mohn auf der Kruste, mit Zwiebeln, Speck oder Kräutern im Teig. Probieren Sie aus, was Ihnen am besten schmeckt.

Bunte Vollkornpizza mit Hack

1 Mehl mit Quark, 4 EL Öl und ½ TL Salz in eine Schüssel geben. Hefe in 250 ml lauwarmem Wasser auflösen, zufügen und alles zu einem glatten Teig verkneten. Zugedeckt an einem warmen Ort aufgehen lassen.

2 Für den Belag die Paprikaschoten entkernen und das Fruchtfleisch in Streifen schneiden. 1 EL Öl erhitzen. Hackfleisch mit den zerdrückten Knoblauchzehen krümelig anbraten, Paprikastreifen und Tomatenstücke zufügen. Einen Deckel auflegen und alles 5 Minuten garen. Mit Salz und Pfeffer würzen.

3 Backofen auf 220 Grad (Gas: Stufe 3–4/Umluft 200 Grad) vorheizen. Ein beschichtetes Backblech leicht ölen. Den Teig darauf ausrollen und ringsherum einen Rand formen. Die abgekühlte Fleisch-Gemüse-Mischung darauf verteilen. Restliches Öl darüber träufeln.

4 Den Teig 15 Minuten aufgehen lassen. Mozzarella in dünnen Scheiben auf der Pizza verteilen, mit geriebenem Käse bestreuen. Die Pizza in den Backofen schieben und bei 220 Grad (Gas: Stufe 3–4/Umluft 200 Grad) etwa 20 Minuten fertig backen.

Zutaten

Für 6 Portionen

400 g feines Vollkornweizenmehl
1 EL Magerquark
6 EL Olivenöl
Salz
30 g Hefe
700 g Paprikaschoten
250 g Hackfleisch
3 Knoblauchzehen
250 g Tomaten in Stücken
Pfeffer aus der Mühle
200 g Mozzarella
100 g Reibekäse

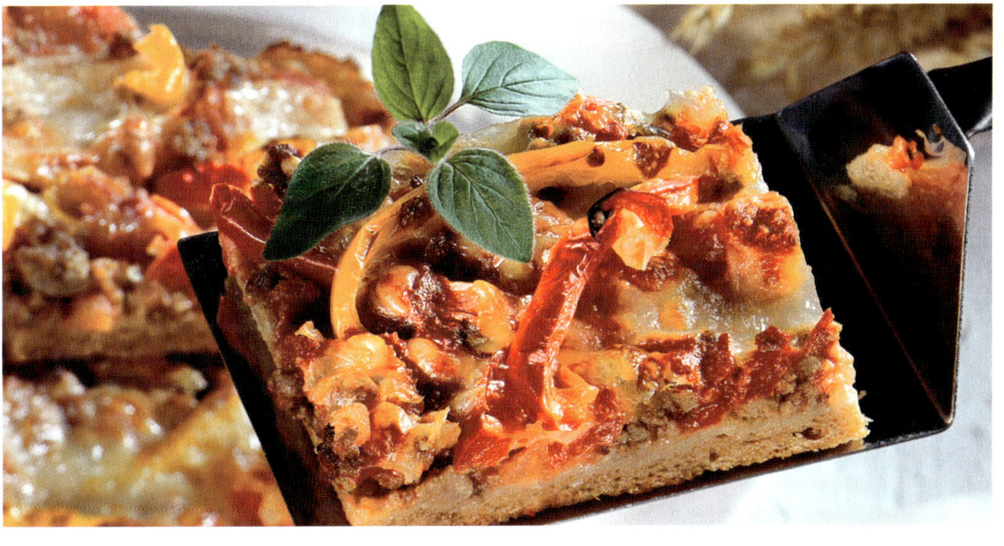

Weizenvollkornbrot mit Kürbiskernen Hefefrei

Zutaten

Für 1 Brot (etwa 16 Scheiben)

200 g Graham-Weizenmehl
250 g feines Weizenvollkornmehl
50 g feine Haferflocken
1 TL Natron
1 TL Salz
1 EL Zitronensaft
500 ml Buttermilch
30 g Kürbiskerne

1 In einer großen Schüssel beide Mehle, Flocken, Natron und Salz mischen. Zitronensaft in die Buttermilch rühren.

2 So viel von der Milchmischung zum Mehl geben, dass ein geschmeidiger Teig entsteht. Dafür die gesäuerte Milch portionsweise in die Mitte geben und mit einer Gabel nach und nach unter das Mehl rühren. Der Teig sollte feucht genug sein, dass er leicht zusammenhält und eine gleichmäßige Konsistenz bekommt. Bitte nicht wie übliche Brotteige durchkneten, sonst gerät der Teig zu fest.

3 Einen ovalen Laib formen. Kürbiskerne auf der Arbeitsfläche verteilen und den Laib darin wenden. Auf ein Blech setzen, der Länge nach einschneiden und in den vorgeheizten Backofen schieben. Bei 200 Grad (Gas: Stufe 3–4/Umluft: 180) 45–50 Minuten hellbraun backen.

Rosmarin-Schinken-Quiches Hefefrei

Zutaten

Für 4 Stück

200 g Weizenvollkornmehl
1 EL Sojamehl (Reformhaus)
100 g Butter
½ TL Salz
50 g Frühstücksspeck
100 g Schinkenwürfel
½ TL frischer Rosmarin
3 Eier
150 g saure Sahne
200 g Schmelzkäse
Weißer Pfeffer aus der Mühle

1 Für den Teig beide Mehlsorten mit der gewürfelten kalten Butter, Salz und etwa 3 EL eiskaltem Wasser zu einem glatten Teig verkneten. In Folie wickeln, 30 Minuten kalt stellen.

2 Für die Füllung den Speck würfeln und zusammen mit den Schinkenwürfeln in einer Pfanne unter Wenden anbraten, abkühlen lassen. Rosmarin fein hacken. Eier, saure Sahne und Rosmarin verquirlen. Mit Pfeffer würzen.

3 Den Teig in 4 Portionen teilen und zwischen zwei Lagen Klarsichtfolie zu Kreisen von etwa 20 cm Ø ausrollen. Quiche-Förmchen damit auslegen.

4 Schinken-Speck-Mischung auf den Teig geben. Schmelzkäse in Flöckchen darauf verteilen. Mit der Rosmarin-Eier-Sahne übergießen.

5 Im vorgeheizten Backofen bei 220 Grad (Gasherd: Stufe 4–5/Umluft: 200 Grad) etwa 35 Minuten backen.

Paprika-Knabbersnacks Hefefrei

Zutaten

Für 40 Stück

300 g Vollkornmehl
1 TL Backpulver
200 g Butter
2 EL Crème fraîche
Salz
1 Eigelb
75 g Sonnenblumenkerne
1–2 EL Edelsüß-Paprika

1 Vollkornmehl, Backpulver, kalte Butter, Crème fraîche und ½ TL Salz in eine Schüssel geben und zu einem glatten Teig verkneten. Bei Bedarf 1 EL eiskaltes Wasser unterkneten. In Folie wickeln und 30 Minuten kalt stellen.

2 Den Teig zwischen zwei Lagen Backpapier etwa 3 mm dick ausrollen. Schmale, etwa 5 cm lange Streifen ausschneiden und auf ein mit Backpapier belegtes Backblech legen.

3 Eigelb mit 1 Prise Salz und 1 EL kaltem Wasser verquirlen. Teigstreifen damit bestreichen und mit gehackten Sonnenblumenkernen bestreuen.

4 In den vorgeheizten Backofen schieben und bei 200 Grad (Gasherd: Stufe 3–4/Umluft: 180 Grad) in 12 bis 15 Minuten goldgelb backen. Die fertigen Streifen sofort mit Paprika bestäuben, vom Blech nehmen und auf einem Gitter abkühlen lassen.

Englische Haferkekse Hefefrei

Zutaten

Für 6 Portionen

500 g kernige Haferflocken
40 g Butter
1 TL Salz
Weißer Pfeffer
1 TL Backpulver
60 g feine Haferflocken

1 Haferflocken fein hacken. Butter flüssig werden lassen. Salz, eine Prise Pfeffer, Backpulver und Butter mit den gehackten Haferflocken mit dem Handrührer in einer Schüssel mischen.

2 Unter Rühren etwa 200 ml kochendes Wasser zufügen und dabei weiterkneten, bis der Teig formbar wird. Er darf jedoch ruhig noch etwas klebrig sein. Die feinen Haferflocken auf der Arbeitsfläche ausbreiten, den Teig darauf geben und etwa ½ cm dick ausrollen.

3 Die Teigplatte in Rechtecke schneiden und auf ein Blech legen. In den Backofen schieben und bei 175 Grad (Gasherd: Stufe 2–3/Umluft: 160 Grad) etwa 40 Minuten backen.

Tipp Diese englischen Haferkekse schmecken ähnlich wie Knäckebrot, nur etwas aromatischer. Sie halten sich in einer Blechdose etwa zwei Wochen.

Thymian-Grissini

Zutaten

Für etwa 50 Stück

1 Würfel Hefe
300 ml Milch
½ TL frisch gezupfte Thymianblättchen
450 g feines Weizenvollkornmehl
2 EL Sojamehl (Reformhaus)
1 EL Inulin
1 TL Salz
2 EL Olivenöl
Mehl zum Kneten

1 Hefe zerbröckeln. Milch mit Thymian erwärmen und die Hefe darin auflösen. Beiseite stellen, bis Luftblasen aufsteigen. Mehl, Sojamehl, Inulin und Salz in einer Schüssel mischen.

2 Milchmischung und Öl zum Mehl geben und alles mit der Küchenmaschine oder mit dem Handrührer zu einem glatten Teig verkneten. Zugedeckt an einem warmen Ort zur doppelten Größe aufgehen lassen.

3 Teig auf einer bemehlten Arbeitsfläche durchkneten. Eine Rolle formen, gleichmäßige Stücke abteilen. Mit den Händen etwa 20 cm lange und bleistiftdünne Rollen formen. Teigstangen auf ein mit Backpapier ausgelegtes Blech legen. Nochmals 10 Minuten gehen lassen.

4 Die Stangen mit Wasser bestreichen und im vorgeheizten Backofen bei 200 Grad (Gas: Stufe 3–4/Umluft: 180 Grad) in 12 bis 15 Minuten goldgelb backen.

Tipp Diese leckeren Grissini eignen sich gut als Beilage zu Salat und lassen sich problemlos einfrieren. Sie halten sich etwa 6 Monate.

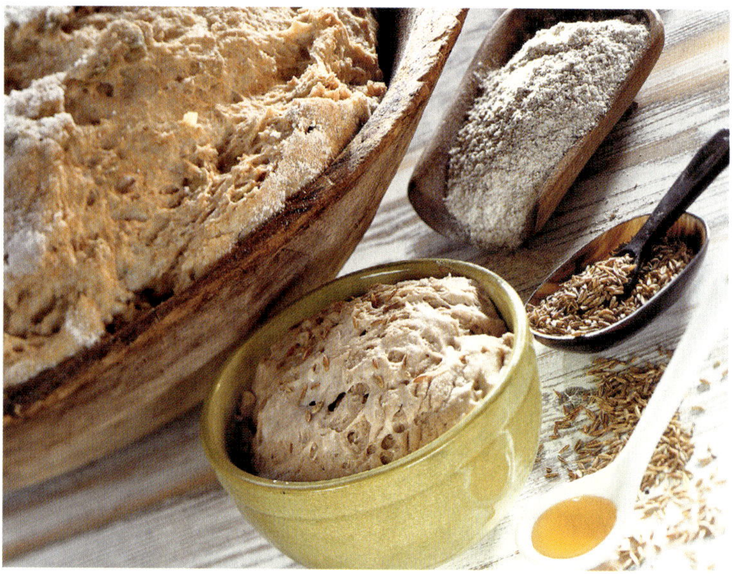

NÜTZLICHE KÜCHENHELFER

Im Küchenalltag ändert sich einiges, wenn Gemüse und Getreide auf einmal die Oberhand auf dem Speisezettel gewinnen. Vor allem, wenn Sie auch nach der Diätphase die Schmarotzerpilze fern halten und der ballaststoffreichen Ernährung treu bleiben möchten. Dann sollten sich die meisten der nachfolgenden Helfer in Ihrem Haushalt befinden.
Achten Sie darauf, dass alle Gerätschaften leicht zu reinigen sind, sonst verstauben sie nach kurzer Zeit im Küchenschrank!

Viele Küchengeräte, die auf dem Markt angeboten werden, sind nur für sehr spezielle Arbeiten einsetzbar. Überlegen Sie kritisch, ob Sie sie wirklich regelmäßig brauchen oder ob es nicht in vielen Fällen auch ohne geht. Nichts ist in Ihrer Küche so wichtig wie Platz!

Scharfe Messer in schwerer Profiqualität. Sie brauchen mindestens vier Messer Ein großes Kochmesser (etwa 25 cm Klingenlänge) zum Schneiden und Hacken, zwei kleinere Messer (etwa 15 und 10 cm Klingenlänge) zum Putzen, Schälen und Zerteilen sowie ein kurzes Wellenschliff-Messer für Tomaten und weiches Gemüse.

Blitzschäler für Gemüse und Kartoffeln

Wiegemesser für das Zerkleinern von Kräutern

Gemüseraffel Kombireibe mit auswechselbaren Zusätzen oder als Zusatzgerät für die Küchenmaschine

Blitzhacker für Zwiebeln, Knoblauch, Nüsse, Käse und so weiter

Mix- oder Purierstab Einzelgerät oder als Zusatz für den Handmixer

Großes Schneidebrett aus Kunststoff, Granit oder Holz. An Holz bleiben Verunreinigungen leicht haften, weswegen der Pflegeaufwand höher ist.

Getreidemühle/Flockenquetsche Die Anschaffung dieses Gerätes (Kombigerät) lohnt sich nur, wenn Sie mehrere Personen im Haushalt mit frischem Vollkornmehl und frischen Getreideflocken versorgen möchten. Es gibt Mahlwerksvorsätze für verschiedene Küchenmaschinen oder Kompaktgeräte ausschließlich zum Mahlen von Getreide. Welches Mahlwerk das Gerät hat, ist nicht so wichtig. Achten Sie lieber auf einfache Handhabung und Reinigung. Beratung bekommen Sie in Bioläden und Reformhäusern.

Desserts: Süße Wonnen ohne Reue

Süßes ist Seelenbalsam und muss ab und zu einfach sein. Warum auch nicht: Diese traumhaften Desserts sind ohne Zucker zubereitet und dürfen darum auch schon in den ersten zwei bis drei Wochen der Candida-Immundiät vernascht werden.
Es ist immer angegeben, wenn ein Rezept überhaupt keine Hefen enthält.

Vanille-Eiscreme Hefefrei

Zutaten

Für 2 Portionen

150 g probiotischer Jogurt
½ TL Vanilleextrakt (ersatzweise gemahlene Vanilleschote)
½ EL Inulin
100 g Schlagsahne
Flüssigsüßstoff
1 Eigelb
1 Prise Salz

1 Jogurt mit Vanille und Inulin glatt rühren. Sahne steif schlagen und mit flüssigem Süßstoff abschmecken.

2 Eigelb mit Salz und ½ EL Wasser im kochenden Wasserbad mit dem Handrührgerät aufschlagen, bis eine helle Creme entstanden ist. Aus dem Wasserbad nehmen und weiterrühren, bis die Mischung abgekühlt ist.

3 Die Eicreme mit der Jogurtmischung und der steif geschlagenen Schlagsahne vermengen. Die Creme mit Süßstoff abschmecken.

4 In eine Form füllen und für mindestens 3 Stunden ins Gefrierfach stellen.

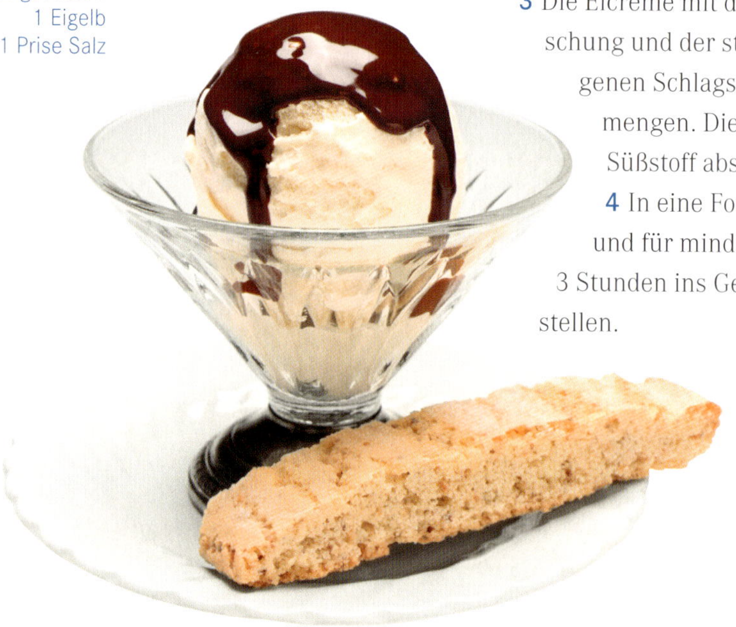

Schoko-Eiscreme Hefefrei

1 Sahne in einen Topf geben. Etwas davon abnehmen und den Kakao damit glatt rühren. Kakaosahne unter Rühren in die restliche Sahne gießen. Orangenschale zufügen.

2 Unter Rühren langsam erhitzen. Wenn die Sahne zu dampfen beginnt, aber noch keine Bläschen aufsteigen, den Topf sofort von der Kochstelle ziehen, abkühlen lassen und über Nacht gut abgedeckt oder im Schraubglas in den Kühlschrank stellen.

3 Das Ei trennen. Eigelb, Salz und ½ EL Wasser mit dem Handrührer kräftig aufschlagen, bis eine helle Creme entsteht.

4 Eiweiß steif schlagen. Schokosahne durch ein Sieb gießen und ebenfalls steif schlagen. Eischnee, Sahne, Jogurt und Eigelb mischen. Mit Süßstoff abschmecken.

5 Die Creme für mindestens 3 Stunden im Tiefkühlgerät gefrieren lassen. Vor dem Servieren im Kühlschrank etwas antauen lassen.

Zutaten

Für 2 Portionen

100 g Schlagsahne
½ EL Kakao
1 Stück unbehandelte Orangenschale
1 Ei
1 Prise Salz
100 g probiotischer Jogurt
Flüssigsüßstoff

Schoko-Zimt-Crêpes Hefefrei

1 Mehl, Inulin, Haferkleieflocken und Kakao mischen. Mit Milch, Eiern, Salz, Vanille und Zimt zu einem glatten dünnen Teig verrühren. Mit flüssigem Süßstoff abschmecken. 30 Minuten zum Quellen beiseite stellen.

2 Etwas Butter in einer beschichteten Pfanne erhitzen. So viel Teig in der Pfanne verlaufen lassen, dass ein dünner Crêpe entsteht. Von beiden Seiten braun braten. So weiter verfahren, bis alles aufgebraucht ist.

3 Fertige Crêpes aus der Pfanne nehmen, aufrollen, mit Streusüße bestäuben und bis zum Servieren warm stellen.

Tipp Dazu schmeckt das Vanilleeis von der gegenüberliegenden Seite. Für wirkliche Schokokolics darf es auch das Eis von oben sein!

Zutaten

Für 6–8 Stück

80 g Dinkelvollkornmehl
2 TL Inulin
1 TL Haferkleieflocken
2 TL Kakao
150 ml Milch
4 Eier
1 Prise Salz
1 Prise gemahlene Vanille (Reformhaus)
½ TL Zimt
Flüssigsüßstoff
50 g Butter zum Braten
Streusüße zum Bestäuben

Ingwermousse Hefefrei

Zutaten

Für 4 Portionen

1 Vanilleschote
5 cm frische Ingwerwurzel
250 g Schlagsahne
3 Blatt Gelatine
3 Eier
1 Prise Salz
Flüssigsüßstoff

1 Vanilleschote der Länge nach aufschlitzen. Ingwerwurzel schälen und in dünne Scheiben schneiden. Ingwer und Vanilleschote in die Sahne geben, erhitzen und auf der Kochstelle langsam etwas abkühlen lassen. Gelatine in kaltem Wasser einweichen. Eier trennen.

2 Eigelb mit Salz und 1 EL Wasser schaumig schlagen. Die Sahne durch ein Sieb gießen, die Gewürze entfernen. Ausgedrückte Gelatine in der heißen Sahne auflösen. Eigelb unterrühren. Mit flüssigem Süßstoff abschmecken.

3 Die Creme für 15 Minuten in den Kühlschrank stellen. Wenn sie zu gelieren beginnt, das zu steifem Schnee geschlagene Eiweiß unterheben, nochmals für 2 Stunden im Kühlschrank fest werden lassen.

Kokosquark Hefefrei

Zutaten

Für 2 Portionen

125 g Magerquark
½ Becher probiotischer Jogurt
½ TL Inulin
2 EL Milch
1 EL ungesüßte Kokosmilch (Dose)
Flüssigsüßstoff

1 Den Quark mit Jogurt, Inulin und Milch cremig rühren. Kokosmilch untermischen und mit Süßstoff abschmecken.

2 Die Creme mit dem Pürierstab schaumig aufschlagen, damit sie besonders locker gerät. In Dessertschälchen füllen.

Tipp Wer mag, streut noch Kokosflocken darüber. So wird das Dessert noch feiner.

Mascarpone-Mandel-Creme Hefefrei

Zutaten

Für 4 Portionen

1 Ei
Flüssigsüßstoff
75 g Mascarpone
2 Becher probiotischer Jogurt
1-2 EL Mandelmus (Reformhaus)

1 Das Ei trennen. Das Eigelb mit einem Teelöffel Wasser und einigen Spritzern Süßstoff schaumig schlagen. Das Eiweiß zu sehr festem Schnee schlagen.

2 Mascarpone mit Jogurt glatt rühren. Mit Eigelb und Mandelmus mischen und mit einem Pürierstab luftig aufschlagen. Eischnee unterheben. Mit Süßstoff abschmecken.

Schaum-Omelett Hefefrei

1 Eier trennen. Eigelb, Zitronenschale und Vanillemark verrühren. Eiweiß mit Salz und einem Spritzer Süßstoff zu festem Schnee schlagen. Eigelb zum Eischnee geben und vorsichtig unterziehen. Haferkleie darüber stäuben und untermischen.

2 Butter in der Pfanne schmelzen, die Omelettmasse hineingießen und bei kleiner Hitze auf dem Herd backen, bis die Unterseite leicht gebräunt ist. Mit Mandeln bestreuen und einen Deckel auflegen. Bei kleinster Hitze fertig backen.

3 Aus der Pfanne auf Teller gleiten lassen und zusammenklappen. Mit Streusüße bestäuben.

Tipp Köstlich dazu schmeckt Vanilleeis (→ Seite 200).

Zutaten

Für 2 Portionen

3 Eier
¼ TL geriebene Zitronenschale
Mark von 1 Vanilleschote
1 Prise Salz
Flüssigsüßstoff
1 EL Haferkleieflocken
1 EL Butter
20 g Mandelblättchen
Streusüße

Cappuccino-Creme Hefefrei

1 Gelatine in kaltem Wasser einweichen. Kakao mit ½ EL Milch glatt rühren. Restliche Milch erhitzen, den Kakao und 1 TL Espressopulver zufügen und gut verrühren. Die Gelatine ausdrücken und in der heißen Kaffee-Milch auflösen.

2 Die Mischung mit Süßstoff abschmecken und kalt stellen, bis nach dem Hindurchziehen eines Löffels eine Spur sichtbar bleibt.

3 Die Sahne steif schlagen und drei Viertel davon mit einem Schneebesen unter die leicht gelierte Creme heben.

4 Die Cappuccino-Creme in Portionsschalen füllen. Restliches Espressopulver mit Streusüße mischen. Creme mit je einem Klecks Sahne verzieren und mit gesüßtem Espressopulver bestäuben.

Zutaten

Für 2–3 Portionen

2 Blatt weiße Gelatine
1 TL Kakao
100 ml Milch
2 TL Espressopulver (Instant)
Flüssigsüßstoff
100 g Schlagsahne
Streusüße

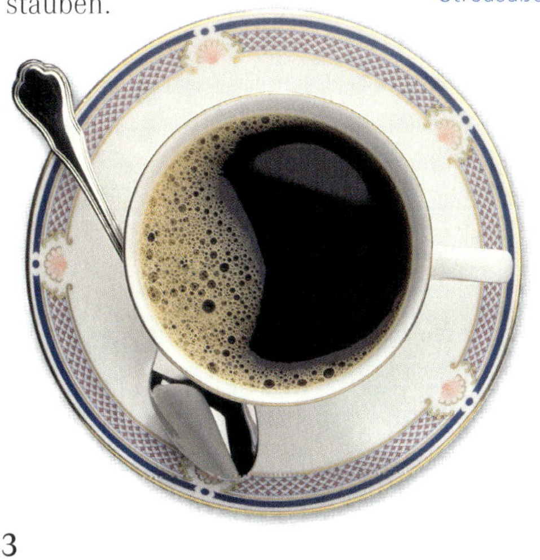

Getränke: Power ohne Prozente

Kein Alkohol? Das heißt noch lange nicht, dass Sie nur Wasser trinken sollen. Machen Sie aus Frust ein Stück Lebenslust, und genehmigen Sie sich öfter eines der folgenden wohlschmeckenden Getränke.

Molke-Drink mit grünem Tee

Hefefrei

Zutaten

Für 2 Portionen

1 Beutel aromatisierter grüner Tee nach Wahl
1 EL Molkepulver
Süßstoff

1 Den Tee mit ¼ l aufgekochtem, leicht abgekühltem Wasser überbrühen. Nach 3 Minuten die Teebeutel entfernen und den Tee kalt stellen.

2 Molkepulver zufügen. Das Getränk mit dem Pürierstab aufschäumen. Mit Süßstoff abschmecken.

Vanille-Schoko-Drink

Zutaten

Für 3 Portionen

3 TL Kakao
1 TL Inulin
1 Löffelspitze gemahlene Vanilleschote oder 1 kräftiger Spritzer Vanille-Extrakt
½ l Milch
1 Prise Salz
Süßstoff

1 Den Kakao erst mit Inulin und Vanille mischen, dann mit 3 EL kalter Milch glatt rühren. Die restliche Milch mit Salz erhitzen.

2 Das angerührte Kakaopulver in die Milch geben und unter ständigem Rühren aufkochen. Mit Süßstoff abschmecken und heiß oder eisgekühlt servieren.

Tipp Achten Sie beim Einkauf darauf, dass nur echter Kakao im Einkaufswagen landet. Trinkschokolade und Instantpulver für Schokomilch enthalten große Mengen Zucker und sind wenig aromatisch.

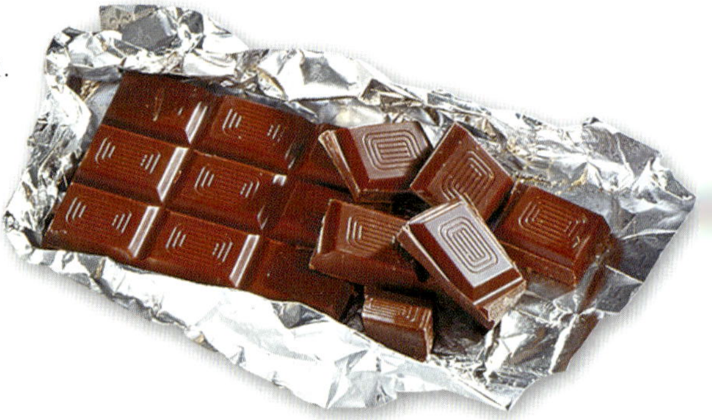

Molke-Avocado-Smoothie

Hefefrei

1 Avocado halbieren, den Kern entfernen. Das Fruchtfleisch aus der Schale lösen. Mit Zitronensaft, Molkepulver und Wasser oder Milch verrühren.

2 Die Masse im Mixer oder mit dem Pürierstab fein zerkleinern und kräftig aufschäumen. Mit Süßstoff abschmecken und in Cocktailschalen füllen.

Zutaten

Für 3 Portionen

1 weiche Avocado
½ Zitrone
1 EL Molkepulver
300 ml Mineralwasser oder Milch
Flüssigsüßstoff

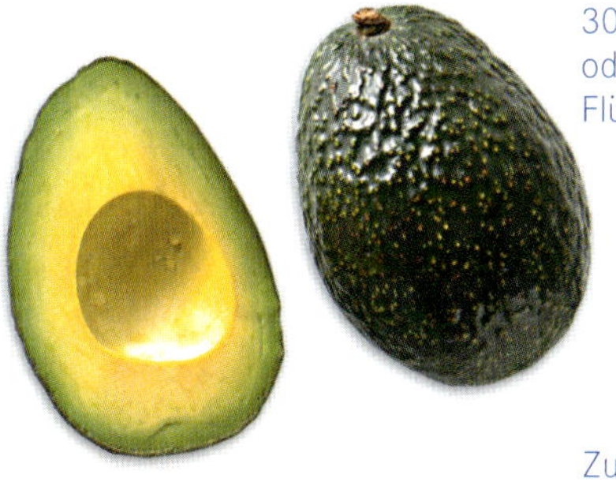

Vanille-Smoothie

Hefefrei

1 Jogurt in einen Mixbecher geben. Vanilleschote der Länge nach aufschneiden, das Mark herauskratzen und zum Jogurt geben. Einmal kurz und kräftig durchrühren.

2 Haferflocken, Molke und Mineralwasser zufügen und alles gründlich aufmixen. Kurz durchziehen lassen, mit Süßstoff abschmecken, nochmals durchmixen. Gekühlt servieren.

Zutaten

Für 3 Portionen

250 g probiotischer Jogurt
1 Vanilleschote
2 EL Instant-Haferflocken
2 EL Molke
¼ l Mineralwasser
Flüssigsüßstoff

Alsterwasser (Radler)

Gut gekühltes Bier in zwei große Biergläser verteilen. Mit der ebenfalls kalten Zitronenlimonade aufgießen. Die Mischung ist angenehm frisch und fruchtig herb.

Zutaten

Für 2 Portionen

1 Flasche alkoholfreies herbes Bier (0,33 l)
300 ml klare Zitronen-Diätlimonade (ohne Zucker)

Durstlöscher

Das gut gekühlte Alkoholfreie auf zwei große Biergläser verteilen. Mit kaltem Mineralwasser aufgießen. Wer es weniger »limonadig« mag, greift vielleicht gern zu dieser frischen Mischung, die ebenso gut den Durst löscht.

Zutaten

Für 2 Portionen

1 Flasche alkoholfreies herbes Bier (0,33 l)
300 ml kohlensäurereiches Mineralwasser

Gurken-Molke-Drink Hefefrei

Zutaten

Für 2 Portionen

½ Salatgurke
½ TL frischer Dill
1 EL Molkepulver
Zitronensaft
Salz
Pfeffer aus der Mühle

1 Salatgurke schälen und grob zerkleinern. Zusammen mit dem Dill im Mixer oder mit dem Pürierstab fein zerkleinern.

2 Molkepulver und etwa ⅛ l eiskaltes Wasser zufügen und kräftig aufschäumen. Mit Zitrone, Salz und Pfeffer würzen.

Ingwer-Verbenen-Tee Hefefrei

Zutaten

Für 2 Portionen

2 TL getrocknete Verbene (Eisenkraut; aus der Apotheke)
3 cm frische Ingwerwurzel
Süßstoff nach Geschmack

1 Verbene in eine Kanne geben. Ingwerwurzel schälen, in dünne Scheiben schneiden und hinzufügen.

2 Mit ¼ l kochendem Wasser aufgießen. 10 Minuten zugedeckt ziehen lassen und durch ein Sieb in zwei Tassen gießen. Süßstoff zufügen und heiß trinken.

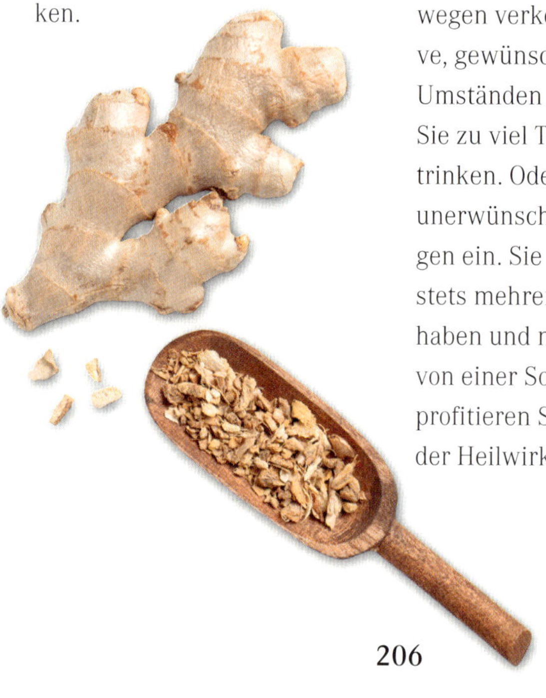

Tipp Die Franzosen schätzen Verbenentee auch als Digestif.

Tipp Neben den Schwarz- und Grüntees (→ Kasten Seite 207) gibt es unzählige Kräutertees und Teemischungen, mit denen Sie Ihren Durst löschen können. Nun enthalten Kräutertees aber wirksame Substanzen. Deswegen verkehrt sich eine positive, gewünschte Wirkung unter Umständen ins Gegenteil, wenn Sie zu viel Tee von einer Sorte trinken. Oder es stellen sich gar unerwünschte Nebenwirkungen ein. Sie sollten deshalb stets mehrere Sorten im Haus haben und nie zu lange Zeit nur von einer Sorte trinken. Dann profitieren Sie sicher nur von der Heilwirkung der Kräuter.

ABWARTEN UND TEE TRINKEN!

Trinken auch Sie den in China und Japan beliebten grünen Tee! Viele Naturheilkundler halten die unfermentierten grünen Blätter geradezu für ein Heilmittel gegen Zivilisationsschäden.

Grüner Tee soll durch seine Inhaltstoffe das Immunsystem stärken und bei Pilzerkrankungen helfen. Dafür spricht der hohe Anteil von gesundheitsfördernden und antibakteriellen Stoffen. Grüner Tee bringt reichlich Flavonoide in die Tasse, dazu die Vitamine B_1, B_2, C, E und K und beachtliche Mengen von Fluor, Kalium, Kalzium sowie Spuren von Zink.

Ähnlich Positives sagen manche Heilkundige dem Lapacho-Tee nach. Neben verschiedenen keimtötenden Substanzen enthält das aus der Rinde des südamerikanischen Lapachobaums hergestellte Getränk reichlich Saponine. Forscher vermuten, dass diese sekundären Pflanzenstoffe als natürliches Antipilzmittel wirken. Bewiesen ist das alles noch nicht. Fest steht aber, dass sowohl im grünen Tee wie im Lapacho-Tee wertvolle Stoffe stecken. Damit sie richtig wirken können, ist die Form der Zubereitung bedeutsam. Am besten gehen Sie so vor, wie im Folgenden beschrieben wird.

Kaufen Sie Tee aus biologischem Anbau. Er enthält weniger Schadstoffe als konventionell angebaute Ware. Leider wird in den Ländern der Dritten Welt, in denen Tee angebaut wird, noch sehr viel mit chemischen Schädlingsbekämpfungsmitteln gearbeitet.

Tee – die richtig Zubereitung:

- Bei Grüntee pro Tasse 1 TL Teeblätter oder einen Teebeutel mit etwa 70 Grad heißem Wasser übergießen. Diese Temperatur erreicht man am besten, wenn man das Wasser nach dem Aufkochen zuerst in ein Gefäß, danach erst auf die Teeblätter gießt. Eine Minute ziehen lassen und die Flüssigkeit weggießen. Nochmals mit 70 Grad heißem Wasser aufgießen, drei Minuten ziehen lassen. Durch diese Methode verflüchtigen sich das Koffein sowie die Bitterstoffe. Der Tee bekommt ein mildes Aroma.
- Für eine Tasse Lapacho-Tee einen Viertelliter Wasser in einem Topf aufkochen. Einen halben Esslöffel Lapacho-Tee zufügen, einen Deckelauflegen und fünf Minuten köcheln. Den Topf vom Herd nehmen und weitere 15 Minuten ziehen lassen. Durch ein sehr feines Sieb gießen.

Nützliche Adressen

- Wer Informationen über ausgewählte Krankheitsbilder oder einen Arzt naturheilkundlicher Richtung sucht, wendet sich an diese Organisationen der Ärzteschaft:

Bundesärztekammer
Arbeitsgemeinschaft der deutschen Ärztekammern
Herbert-Lewin-Str. 1
50931 Köln
Tel.: (02 21) 40 04-0
E-Mail: info@baek.de
Internet: www.baek.de

Die Suche nach einem geeignetem Therapeuten kann außerhalb der Großstädte schwierig sein. Diese Organisationen helfen weiter. Leider sind nämlich nur wenige Ärzte und Heilpraktiker auf die Erkennung und Behandlung von Pilzen spezialisiert. Und Sie werden einen Spezialisten brauchen, wenn Sie Ihre lästigen Mitbewohner wirklich dauerhaft loswerden wollen.

- Viele seriöse Heilpraktiker sind Mitglied in einem Verband. Dort können Sie gezielt nach einem geeigneten Therapeuten suchen:

Verband deutscher Heilpraktiker e.V.
Ernst-Grote-Straße 13
30916 Isernhagen
Tel.: (05 11) 61 69 8
Fax: (05 11) 61 69 820
E-Mail: info@heilpraktiker-vdh.de
Internet: www.heilpraktiker-vdh.de

BDH Bund Deutscher Heilpraktiker
Tel.: (0 25 81) 6 15 50
Fax: (0 25 81) 6 15 08
E-Mail: info@bdh-online.de
Internet: www.bdh-online.de

- Hier bekommen Ärzte und Patienten Informationen zum Thema »gesundheitsfördernde Eigenschaften ausgewählter Bakterienstämme«:

Arbeitskreis für Mikrobiologische Therapie e.V.
Postfach 1664
35745 Herborn
Tel.: (0 27 72) 58 25 95
Fax: (0 27 72) 58 25 96
E-Mail: info@amt-herborn.de
Internet: www.amt-herborn.de

Geteiltes Leid ist halbes Leid – Selbsthilfegruppen unterstützen bei der Überwindung von Schwierigkeiten. Die Mitglieder von Selbsthilfegruppen helfen einander, wenn es einmal schwer fällt, die Diät durchzuhalten. Sie sind auch besser als Außenstehende in der Lage, die seelischen Schwierigkeiten nachzuempfinden, die dem Pilzkranken das Leben schwer machen.

- Selbsthilfegruppen

Selbsthilfegruppe für Pilzerkrankungen und
Chronische Müdigkeit – CFS und MCS
Westkammstraße 11
12279 Berlin
Tel.: (0 30) 72 38 91
Fax: (0 30) 72 32 27 10
E-Mail: Pilze-CFS@www-pool.de
Internet: http://kunden.www-pool.de/cfs+mcs-berlin/

PANAP
Psoriasis-Allergien-Neurodermitis-Asthma-Pilze
Selbsthilfe e.V.
Rita und Peter Biel
Narzissenweg 18
26209 Hatten-Sandkrug
Tel.: (0 44 81) 2 12
E-Mail: panap@t-online.de
Internet: www.panap.de

Auch für Angehörige von Pilzkranken kann es wichtig sein, sich mit Leidensgenossen auszutauschen. Selbsthilfegruppen bieten auch hier gute Möglichkeiten, Gesprächspartner zu finden, die Verständnis für die schwierige Lage haben.

MCS + CFS - Initiative NRW e.V.
Postfach 160121
40564 Düsseldorf
Tel.: (02 11) 21 87 24
Fax: (02 11) 21 29 22
E-Mail: mcs-cfs-initiative.nrw@t-online.de
Internet: www.mcs-cfs-initiative.de
Der Verein bietet Hilfe für Betroffene und Angehörige. Einmal im Monat findet ein Mitgliedertreffen statt, an dem auch neue Interessenten teilnehmen können.

Allergieverein Europa (AVE) Selbsthilfegruppe Candida
AVE-Büro Fulda
c/o Institut für Umwelt und Gesundheit (IUG)
Petersgasse 27
36037 Fulda
Internet:
www.allergieverein-europa.de/sitemap/candida.htm
Hier können Sie schriftlich Therapeutenlisten und Informationsmaterial zum Thema Pilzinfektionen anfordern. Als Aufwandsentschädigung werden 5 Euro verlangt.

Wenn Ihr Arzt Ihnen helfen möchte, kann er für seine Diagnose auf verschiedene Labore zurückgreifen.

- Diese Labors haben sich unter anderem auf die Untersuchung von Stuhl- und Blutproben auf Candida spezialisiert:

IFU
Im Kurpark 1
34308 Bad Emstal
Tel.: (0 56 24) 80 61
Fax: (0 56 24) 86 95
E-Mail: info@ifu.org
Internet: www.ifu.org/15.htm

Labor Bayer
Bopserwaldstr.26
70184 Stuttgart
Telefon: (07 11) 1 64 18 -0
Telefax: (07 11) 1 64 18 18
E-Mail: info@labor-bayer.de
Internet: www.labor-bayer.de

Labor Dres. Hauss
Postfach 1207
24332 Eckernförde
Tel.: (0 43 51) 71 26 81
Fax: (0 43 51) 71 26 83
E-Mail: Laborinfo@t-online.de
Internet: www.hauss.de

Institut für Mikroökologie
Auf den Lüppen 8
35745 Herborn
Tel. (0 27 72) 9 81 - 0
Fax (0 27 72) 9 81-1 51
Internet: www.mikrooek.de

- Inulin und ballaststoffreiche Müslis kommen auf Bestellung per Post. Einfach Preisliste anfordern:

Siegrid Harbach Vertrieb
Eppendorfer Landstraße 156
20251 Hamburg
Tel.: (0 40) 24 18 36 00
Fax: (0 40) 24 18 36 01

Das Internet ist ein wichtiges Informationsmedium rund um das Thema »Pilzerkrankungen«. Seien Sie aber vorsichtig, wenn Ihnen über das Internet oder per E-Mail Angebote über wahre Wundermittel begegnen. Solche Mittel werden von Scharlatanen nur zu gern über das Internet angeboten. Sie kosten unter Umständen sehr viel Geld und helfen so gut wie gar nicht.

- Internetseiten

www.candida.de
Informative Website mit medizinischem Hintergrund.

www.candida-info.de
Diese Homepage hat sich zum Ziel gesetzt, Aufklärungsarbeit über Candida und deren Folgen/Probleme zu leisten. Hier kann man sich auch im Forum mit anderen Betroffenen austauschen.

www.pilz-infektion.de
Die Website bietet Informationen zum Thema Ernährung und interessante Links.

www.hautstadt.de
Interessantes zum Thema Hautpilze.

Fachbegriffe von A bis Z

Unsere Hinweise und Ernährungsvorschläge können und dürfen eine eventuell notwendige medizinische Behandlung auf keinen Fall ersetzen oder auch nur verzögern. Grundsätzlich gilt: Bitte gehen Sie zum Arzt oder Heilpraktiker, wenn Sie sich krank fühlen, und befolgen Sie unbedingt die Anweisungen Ihres Therapeuten.

Acetylsalicylsäure Arzneimittelwirkstoff, kommt unter anderem im Aspirin vor, wird in der Apotheke auch unter dem Kürzel ASS angeboten.

Adenom Bezeichnung für einen gutartigen Tumor.

Adrenalin In der Nebenniere gebildetes Hormon, dass unter anderem den Blutdruck erhöht und die Herzfrequenz steigert.

Aflatoxin Bezeichnung für das krebserzeugende Gift des Schimmelpilzes Aspergillus flavus.

Allicin Schwefelhaltiger Hauptwirkstoff von Knoblauch, nachweislich gegen Bakterien wirksam.

Alpha-Liponsäure Vitaminähnlicher Wirkstoff, der für das Funktionieren von Nerven und Gehirn sehr bedeutsam ist.

Amphotericin B Gegen Pilze wirksame Substanz, die in Anti-Pilzmedikamenten zum Einsatz kommt.

Anamnese Die vom Therapeuten erfasste Krankengeschichte eines Patienten.

Angiogenin Körpereigenes Protein, das unter anderem Darmbakterien abtöten kann.

Antibiotika Oberbegriff für Substanzen oder Medikamente, die krankheitserregende Mikroorganismen abtöten oder im Wachstum hemmen. Penicillin ist das bekannteste Antibiotikum.

Antimykotisch bedeutet »gegen Pilze wirkend«.

Arthritis Gelenkentzündung.

Arthrose Degenerative Gelenkerkrankung, die verschiedene Ursachen haben kann.

Aspergillus flavus Schimmelpilz, siehe auch Aflatoxin.

Azole Gegen Pilze wirksame Substanzen in Medikamenten, die die Darmwand durchdringen und im gesamten Körper wirken.

Bifidobakterien Milch- und Essigsäure erzeugende Bakterien, auch kurz Bifidus genannt.

Bifonazol Breitspektrum-Antimykotikum, siehe auch unter Antimykotikum.

Candida Sammelbegriff für pathogene (krank machende) Hefepilze.

Candida albicans Der am häufigsten vorkommende pathogene Hefepilz – Experten schätzen, dass er für etwa 80 Prozent aller Pilzerkrankungen durch Hefen verantwortlich zeichnet.

Candida glabrata Eng verwandt mit Candida albicans, kommt aber seltener vor.

Candida krusei Pathogener Hefepilz, der an Bedeutung gewinnt und häufig langwierig in der Behandlung ist.

Candida tropicalis In unseren Breiten relativ neue und zum Glück noch seltene Hefe, die besonders aggressiv und schwierig zu bekämpfen ist.

Candidid So nennt man eine Hautreaktion bei Pilzbefall.

Candidose Oberbegriff für eine Pilzerkrankung durch Hefepilze im Darm.

Capsaicin Geruchs- und geschmacksloser Stoff, der Chili und Paprika die typische Schärfe verleiht.

Carotinoide Bezeichnung für gelbe und rötliche Pflanzenfarbstoffe.

Clotrimazol Gegen Haut- und Vaginalpilze wirksame Substanz in Arzneimitteln.

Darmflora So nennt man die Gesamtheit der im Dickdarm siedelnden Mikroorganismen.

Dermatophyten Hautpilze.

Dysbiose Bezeichnung für ein Ungleichgewicht der Darmflora.

Echinacea Botanischer Name für den Roten Sonnenhut.

Eicosanoide Sammelbegriff für Hormone (Prostaglandine, Thromboxane und Leukotriene).

Eicosapentaensäure Ausgangsprodukt für die Bildung von Hormonen (Prostaglandine).

Enterokokken Zur normalen Darmflora zählende Bakterien, die zur Familie der Streptokokken gehören.

Eubakterien Sammelbegriff für die Mehrzahl der heute bekannten Bakterien.

Flavonoide Wasserlösliche Pflanzenfarbstoffe, die zum Teil gegen Viren wirken können.

Fluconazol Antipilzmittel.

Echinacea ist seit langer Zeit ein bewährtes Naturheilmittel zur Steigerung der Abwehrkräfte. Bereits in der indianischen Medizin wurde es angewendet. Heute bekommen Sie Echinacea-Präparate in großer Vielfalt in Ihrer Apotheke. Lassen Sie sich am besten dort beraten.

Glucosinolate kommen vor allem in Kohl vor. Wer seiner Gesundheit und vor allem seinem Immunsystem etwas Gutes tun will, sollte regelmäßig und häufig Kohlgerichte auf den Speiseplan setzen.

Frühkarzinome Krebsgeschwulste beziehungsweise Tumore im Anfangsstadium.

Glucosinolate Sekundäre Pflanzenstoffe, die besonders in allen Kohlsorten vorkommen.

Gluten Klebereiweiß in Getreide oder Mehl.

Glykämischer Index Klassifizierung von kohlenhydrathaltigen Lebensmitteln nach ihrer Wirkung auf den Blutzuckerspiegel. Kohlenhydrathaltige Lebensmittel, die einen schnellen und/oder hohen Blutzuckeranstieg auslösen, haben einen hohen glykämischen Index. Lebensmittel, nach deren Verzehr sich der Blutzuckerspiegel geringfügig oder nur langsam erhöht, haben einen niedrigen glykämischen Index.

Homocystein Schwefelhaltige Aminosäure.

Hypericin Stimmungsaufhellender Wirkstoff des Johanniskrauts.

Immunsystem Umfasst die Gesamtheit aller krankheitsabwehrenden Körperorgane.

Inulin Löslicher Ballaststoff mit prebiotischer Wirkung.

Itraconazol Antipilzmittel.

Kortisol Bezeichnung für ein in der Nebennierenrinde gebildetes Hormon.

Lactobacillus acidophilus Besonders widerstandsfähiges Milchsäurebakterium, das häufig probiotischen Lebensmitteln zugesetzt wird.

Lactobacillus bulgaricus Milchsäurebakterium, das bei der Jogurtherstellung eine wichtige Rolle spielt.

Lactobacillus casei Besonders widerstandsfähiges Milchsäurebakterien, das häufig probiotischen Lebensmitteln zugesetzt wird.

Lactobazillen Milchsäurebakterien.

Lymphsystem Sammelbegriff für Lymphgefäße, Lymphgefäßstämme, Milchbrustgang, regionale Lymphknoten und lymphatisches Gewebe.

Mikroben Mit bloßen Augen nicht sichtbare tierische oder pflanzliche Kleinstlebewesen.

Morbus Crohn Entzündliche Darmerkrankung.

Mykologie Wissenschaft von den Pilzen.

Natamycin Sehr wirksame Substanz in Medikamenten zur Pilzbekämpfung.
Neuropeptide Nervenhormone.
Neurotransmitter Substanz, die auf chemischem oder motorischem Weg Nervenimpulse überträgt.
Nystatin Gegen Haut-, Schleimhaut- und Darmpilze wirksame Substanz in Arzneimitteln.

Oligofructose Natürlicher Mehrfachzucker aus Pflanzen, für Darmpilze praktisch nicht verwertbar.
Osteoporose Bezeichnung für eine krankhafte Verminderung der Knochenmasse mit dadurch erhöhter Bruchgefahr.

Pathogen Krank machend.
Peptide Kurzkettige Eiweiße.
Phytonzide Bezeichnung für antibiotisch wirksame Pflanzenstoffe, zum Beispiel Senföle und ätherische Öle.
Phytoöstrogene (Isoflavonoide) Fettlösliche sekundäre Pflanzenschutzstoffe, die ähnlich wie Östrogene wirken und besonders in Sojabohnen vorkommen.
Phytosterine Pflanzliche Sterine.
Pneumokokken Bakterien, krankheitserregende Art der Streptokokken
Prebiotics Unverdauliche Lebensmittelbestandteile, wie zum Beispiel Oligofructose, die das Wachstum probiotischer Bakterien und damit deren Aktivität im Darm fördern.
Probiotics Lebensmittel, die lebende Mikroorganismen – meist Milchsäurebakterien – enthalten.
Purine Organische Verbindungen aus Harnstoffen

Resistente Stärke Weitgehend unverdauliche und ähnlich wie Ballaststoffe wirkende Stärke, beispielweise in gekochten, abgekühlten Kartoffeln.

Salicin Vorstufe der Acetylsalicylsäure, siehe dort.
Saponine Bitter schmeckende, sekundäre Pflanzenstoffe.
Sekundäre Pflanzenstoffe Allgemeine Bezeichnung für in Pflanzen vorkommende Wirkstoffe.

Probiotische und prebiotische Lebensmittel oder Lebensmittelbestandteile sollten in Ihrer Nahrung vorkommen. Sie helfen Ihrem Immunsystem, beim Aufbau der Abwehrkräfte und unterstützen so Ihre Gesundheit.

Zytostatika, also Medikamente, die das Wachstum von Krebszellen hemmen oder stoppen, haben leider neben ihrer heilenden Wirkung auch schädliche Nebenwirkungen: Sie zerstören die natürliche Darmflora.

Serotoninspiegel Bezeichnung für die Konzentration des Hormons Serotonin im Blut, das für Gehirn, Nerven und Darm eine bedeutende Rolle spielt.

Solanin Pflanzengift, das in Nachtschattengewächsen vorkommt.

Sonnengeflecht Nervengeflecht im Bauchraum, auch Solarplexus genannt.

Sprue Entzündliche Darmerkrankung bei Erwachsenen, deren Ursache eine Unverträglichkeit von Gluten (Klebereiweiß in Getreiden) ist.

SPS Abkürzung für »sekundäre Pflanzeninhaltsstoffe«.

Streptococcus Bakterium, das ein natürlicher Bestandteil der Darmflora ist, kann auch krank machen.

Sulfide Schwefelstoffe.

Symbiose Das Zusammenleben verschiedener Arten zum gegenseitigen Vorteil. Zum Teil wird unter diesem Begriff jede Art von Wechselwirkung verschiedener Arten zusammengefasst.

Symbiotics Bezeichnung für Lebensmittel, die sowohl Probiotics (siehe dort) als auch Prebiotics (siehe dort) enthalten.

Systemische Mykose Pilzerkrankung, die mehrere Organe oder sogar den gesamten Körper befallen hat.

Terpene Pflanzenwirkstoffe.

Ubiquinone Für den Zellstoffwechsel wichtige, so genannte Co-Enzyme.

Vegetatives Nervensystem Der Teil des gesamten Nervensystems, der Atmung, Verdauung, Stoffwechsel sowie einige Organe steuert. Hauptmerkmal: Das vegetative Nervensystem ist nicht bewusst beeinflussbar, sondern arbeitet unabhängig vom Denken.

Zeaxanthin Ein Carotinoid (siehe dort).

Zellulose Unverdaulicher Bestandteil von Pflanzen und einer der Haupt-Ballaststoffe.

Zöliakie Darmschleimhauterkrankung von Kindern auf Grund einer Klebereiweißunverträglichkeit.

Zytostatika Substanzen, die das Wachstum von Krebszellen hemmen oder stoppen.

Über dieses Buch

Die Autorinnen Dr. med. Christiane Lentz ist Ärztin und Medizinjournalistin. Sie leitete viele Jahre lang die Gesundheitsredaktion in einem renommierten Verlag und hat bereits mehrere Fachbücher und Gesundheitsbücher veröffentlicht. Katrin Koelle hat sich nach dem Studium in Publizistik auf Ernährungsthemen spezialisiert und sowohl ein eigenes Diätbuch veröffentlicht als auch an verschiedenen Fachbüchern mitgearbeitet. Sie arbeitet heute in Hamburg als freie Journalistin.

Haftungsausschluss Die Inhalte dieses Buches sind sorgfältig recherchiert und erarbeitet worden. Dennoch können weder die Autorinnen noch der Verlag für die Angaben in diesem Buch eine Haftung übernehmen.

Bildnachweis Helga Florian, Weiden: 138, 164, 178, 179, 184, 203; FOCUS Photo- und Presseagentur GmbH, Hamburg (Eye of Science/Meckes): 8, 20; MEV Verlag GmbH, Augsburg: 27, 86, 94, 118, 123; Karl Newedel, München: 57, 124, 129, 135, 138, 140, 148, 151, 154, 158, 160, 165, 168, 171, 192, 195, 198; PhotoDisc, Hamburg/Seattle: 6, 24, 34, 38, 42, 44, 50, 53, 66, 69, 73, 76, 80, 82, 84, 93, 99, 102, 114, 126, 131, 143, 162, 174, 175, 177, 180, 181, 182, 184, 189, 200, 206; Rozenbaum & Cirou, Paris: 142, 153, 157, 163, 185, 186, 187, 188, 204, 205; Stockfood (Drool Ltd, William Lingwood): 176

Unsere Rezepte werden von erfahrenen Fachautoren kreiert und erprobt. Wir freuen uns jedoch über Anregungen, Tipps oder Kritik und helfen bei Fragen gern weiter. Bitte wenden Sie sich an:
Weltbild Buchverlag
Steinerne Furt 67
86167 Augsburg
oder schicken Sie uns eine E-Mail an:
gabriele.beck@weltbild.com

Weltbild Buchverlag -Originalausgaben-

Projektleitung: Dr. Ulrike Strerath-Bolz
Redaktion: Claudia Krader
Umschlaggestaltung: Anke Kiederle
Innenlayout: X-Design, München
Satz: Lydia Koch, Augsburg
Reproduktion: Point of Media GmbH, Augsburg
Druck und Bindung: TYPOS-Digital Print, spol. r.o., Kovarska 328/7, CZ-30526 Pilsen

Printed in Czech Republic

Gedruckt auf chlorfrei gebleichtem Papier

ISBN 3-89897-010-8

Rezepteregister

Sachregister